W0380163

Frank Plate
David Lindner
Zoran Prosic-Götte

Praxisbuch Klangmassage

Klangmassage mit Klangschalen
Schritt-für-Schritt erlernen
und umsetzen

Traumzeit-Verlag

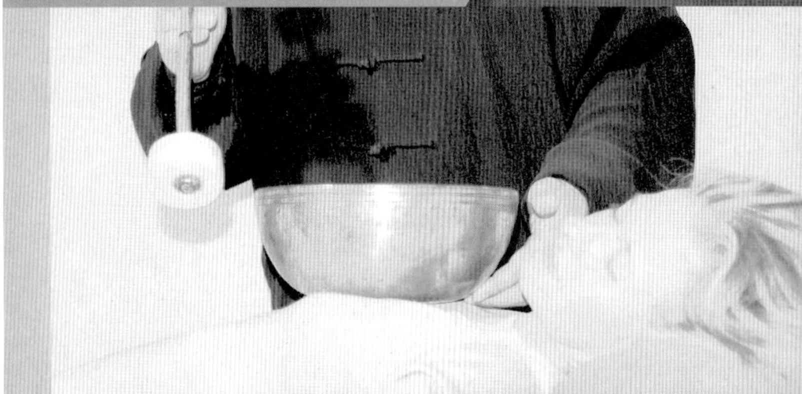

Frank Plate
David Lindner
Zoran Prosic-Götte

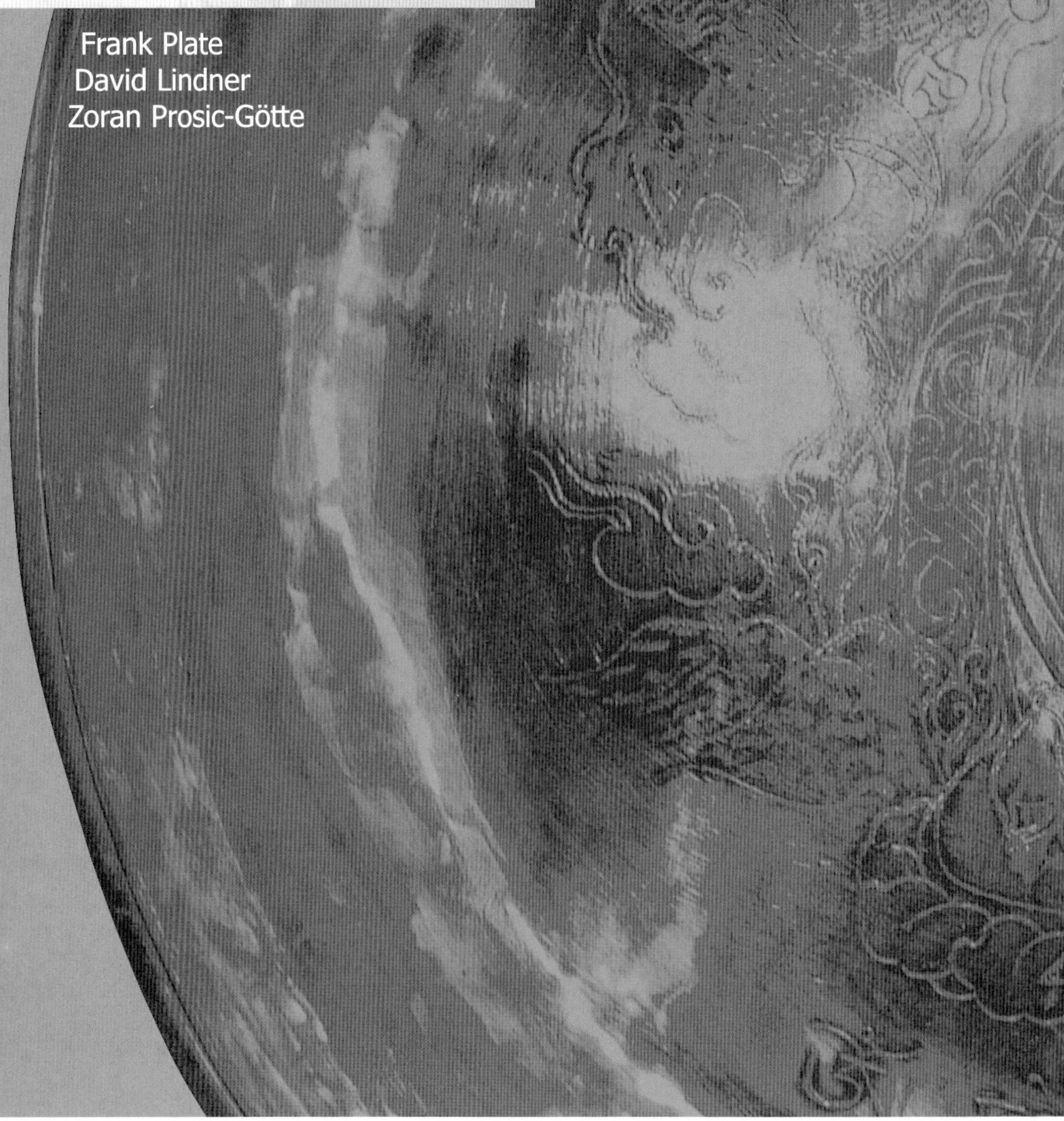

Praxisbuch Klangmassage

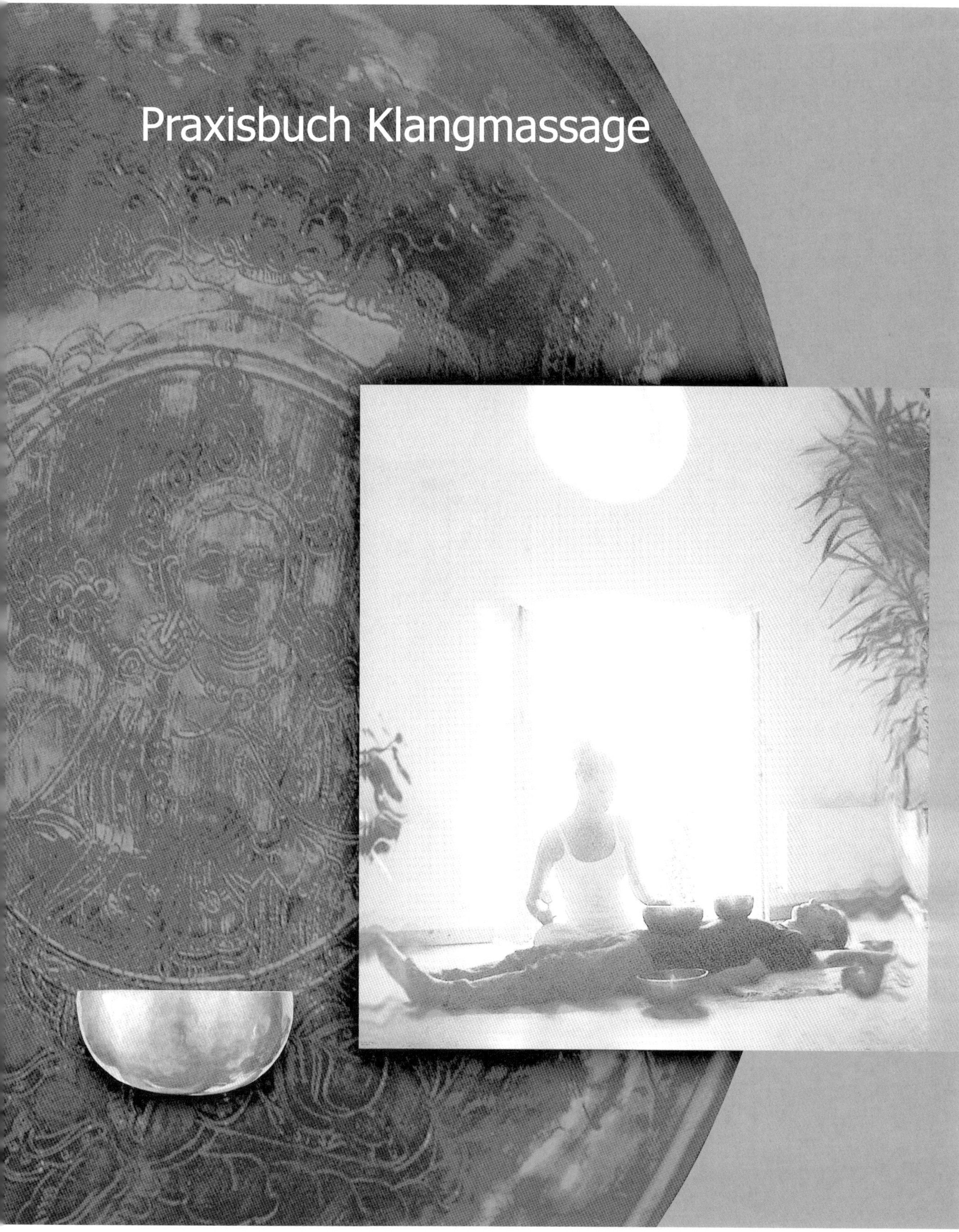

Alle Angaben in diesem Buch erfolgen nach bestem Wissen und Gewissen. Sorgfalt bei der Umsetzung der Übungen und Abläufe ist dennoch geboten. Der Verlag und die Autoren übernehmen keinerlei Haftung für Personen-, Sach- oder Vermögensschäden, die aus der Anwendung der vorgestellten Methoden und Materialien entstehen können.

Bibliographische Information der Deutschen Bibliothek
Die Deutsche Bibliothek verzeichnet diese Publikation in der Deutschen Nationalbibliographie.
Detaillierte bibliographische Daten sind im Internet über http://dnb.ddb.de abrufbar

ISBN 3-933825-37-7

Copyright © 2004 Traumzeit-Verlag David Lindner, Schönau.
Das Werk einschließlich aller seiner Teile ist urheberrechtlich geschützt. Jede Verwertung ist ohne Zustimmung des Verlages unzulässig. Das gilt insbesondere für Vervielfältigungen, Übersetzungen, Mikroverfilmungen und die Einspeicherung und Verarbeitung in elektronischen Systemen.

Layout: David Lindner, Schönau

Cover: Kay Reimer, Hamburg

Korrektorat: Rena Umland, Helmste

Besuchen Sie uns im Internet: **www.traumzeit-verlag.de**

Inhaltsverzeichnis

Impressum....4
Inhaltsverzeichnis....5

Einleitung

Die Klangmassage - Ein ganz besonderes Erlebnis: 11
Die Vereinigung der Disziplinen. Wie es zu diesem Buch kam....11
Zur Methodik dieses Buches....13
Handle verantwortungsvoll....14
Am Anfang: Die Klangmassage erleben....14

Kapitel Eins - Der Weg zur Klangmassage

Am Anfang war der Klang....17
Kultur und Klang....17
Die Klangmassage in der christlichen Baukunst....19
Definition Klangmassage....21
Die Evolution der Klangkultur....23
Die Wirkung von Klängen....24
Singende Zellen....25
Heilung heißt heile werden....28
Klangmassage ist nicht gleich Klangmassage Die verschiedenen Ansätze....29
Die schlechte Klangmassage....29
Die Wellness-Klangmassage....30
Die therapeutische Klangschalen-Klangmassage....30
Die Planetenschalen-Klangmassage....30
Die Klangmassage zur Tiefenentspannung.... 31
Die schamanisch geprägte Klangmassage....31
Mögliche Einsatzgebiete der Klangmassage....31
Die Grenzen der Klangmassage....32
Erstverschlimmerung....33
Klangschalen und Zubehör....34
Welche sind die richtigen Klangschalen für die Klangmassage?....34
Kristallklangschalen....34
Japanische Rin-Klangschalen....35
Tempelglocken....35
Klassische Klangschalen aus Tibet, Nepal und Indien....35
Was ist beim Kauf der Klangschalen zu beachten?....37
Wie kannst du die Wirkung einer Klangschalen überprüfen?....38
Erde und Äther....39
Das Geheimnis der Metalle....40
Metalle und Planeten....41
Das Geheimnis der Planetentöne....43
Klangschalen transformieren....44
Zubehör für die Klangmassage....45
Klöppel statt Schlegel....45
Ausstattung für die Klangmassage
Der Einsteiger....46
Die ambitionierte Amateurin....46
Selbstständig machen mit Klangmassage: Der professionelle Klangmasseur....47
Der Umgang mit Klangschalen
Erfahrungen sammeln....49
Übung Eins: Die Klangschalen auf der eigenen Hand....50

Übung Zwei: Alle Ankling-Möglichkeiten....51
Übung Drei:Wo stehen die Klangschalen am besten 52
Übung Vier: Das Anspiel an unebener Stelle 54
Übung Fünf: Mit verbundenen Augen....56
Übung Sechs: Verschiedene Räume, Tage, Wetterlagen....56
Übungserfahrung: Blockade und Überschuß....57
Auflösung eines Ungleichgewichtes....57
Die lauschenden Finger....57
Partnerübung: Wohin geht die Anspielenergie 58
Übung Sieben: Klingende Schalen absetzen....58
Übung Acht: Die Klangschalen auf dem Partner bewegen....60
Das Setting - Nichts ist ohne Bedeutung
Trinken und ... Entleeren....61
Die Massageliege/Liegemöglichkeit....61
Der Klangmasseur....63
Der Behandlungsraum....65
Spiegel....67
Elektroanlagen....67
Neue Einrichtung....67
Farben....67
Hölzer & Pflanzen....67
Energetische Raumreinigung....68
Reinigung von Massageliege und Möbeln....68
Feng Gong oder Rahmentrommel....68
Räucherungen und Duftlampen....69
Decken, Kissen und Taschentücher....69
Die Instrumente....70
Reinigung der Instrumente....70
Vor- und Nachbereitungen für die Klangmassage....70
Vollendete Klangmassage - Das „Drei-Säulen“Prinzip
Der Klangraum ist das Ziel....71
Erste Säule: Die Klangraum-Anspieltechnik....71
Übungen zur ersten Säule....72
Wahrnehmung zur Kraft der Gedanken....74
Blindes Spiel....76
Klangschalen neben dem eigenen Ohr....77
Die zweite Säule: Rhythmik und Fluß....77
Übung: Das Ausschwingen der Schalen....79
Geschehenlassen im Tun....80
Die dritte Säule: Klangwellen....80
Der Umgang mit dir selbst
Das Prinzip Freude....82
Das Prinzip Liebe....82
Das Prinzip Resonanz....83
Lebe deine Wahrnehmungen....85
Partnerübungen: Wahrnehmung....87
Beobachtungen zur Wahrnehmungsübung....88
Klangmassage und Tiere 90
Kapitel Zwei - Die Klangmassage
Die Aura-Klangmassage
Unser Energiefeld 93
Übung: Das Energiefeld der Aura tasten 93

Eine Partnerübung zur Wahrnehmung der Aurafelder....95
Die Klangmassage - Schritt für Schritt umgesetzt
Erster Schritt: Das Setting....98
Zweiter Schritt: Orientierungsgespräch....99
Dritter Schritt: Clearen und focussieren....100
Vierter Schritt: Auswahl der Schalen für die jeweilige Klangmassage....101
Fünfter Schritt: Liegepositionen....103
Unterstützung beim Liegen....104
Ausnahmen von der Bauchlage....104
Schritt Fünf plus Eins: Ankündigung....104
Sechster Schritt: Positionieren der Klangschalen....104
Siebter Schritt: Erstes Anspiel der Schalen Kontaktaufnahme....105
Achter Schritt: Ablauf einer Klangmassage....106
Neunter Schritt: Ausklang und Erweckung....111
Zehnter Schritt: Nachgespräch und Aufzeichnungen....112
Erweiterter Ablauf Klangmassage....113
Wiederholte Behandlungen unabdingbar für den Behandlungserfolg....114
Selbsthilfe mit Klangschalen
Eigen-Klangmassage....115
Das Klangschalen-Bad....119
Das Klangschalen-Vollbad....120
Die Chakren in der Klangmassage....138
Das Wurzel- oder Basischakra....138
Das Sakral- oder Nabel- oder Sexualchakra....139
Das Solarplexuschakra....139
Das Herzchakra....139
Das Kehl- oder Halschakra....139
Das Stirn- oder Drittes Auge-Chakra....140
Das Scheitel- oder Kronenchakra....140
Die Meridiane in der Klangmassage....141
Chirurgie in der Klangmassage - Die Planetenstimmgabeln....142
Nicht das Kranke bekämpfen, sondern das Gesunde stärken....143
Das erste Prinzip der TCM - Jede Behandlung individuell abstimmen....144
Das zweite Prinzip - Nicht die Störzone behandeln....144
Die Reflexzonen in der Klangmassage
Die Fußreflexzonen-Klangmassage....145
Die Reflexzonen in der Hand....146
Meridianzonen-Sequenz im Hara....146

Kapitel Drei - Planetentöne

Planetenumlaufbahnen oktaviert in den hörbaren Bereich
Das simple Wunder des Cousto....123
Das Geheimnis der neuen Klangkultur: Wissenschaft, die wirkt....124
Planeten und Zuordnungen nach Hans Cousto....125
Kombinationen der Planetentöne miteinander (Von Zoran Prosic-Götte)....126
Hopi Herzton -Mond....126
Sonnenton-Jupiter....127
Jahreston (Om)-Tageston....127
Platonischer Jahreston-Mond....127
Sonnenton-Mond Kulmination....127
Chiron-Lilith....128
Venus-Eros....129
Alphawelle-Thetawelle....129

Bio Körper-Bio Geist....129
Bio Seele-Eros....130
Mars-Uranus....130
Jahreston (Om)-Mond Kulmination....130
Uranus-Saturn....130
Neptun -Alphawelle....131
Thetawelle-Hopi Herzton....131
Chiron-Mond....131
Saturn-Venus....131
Venus - Hopi Herzton....132
Alphawelle-Mond....132
Sonnenton-Platonischer Jahreston....132
Tageston-Bio Körper....132
Neptun-Eros....133
Merkur-Mond synodisch....133
Chiron-Sonnenton....133
Pluto-Uranus....133
Jupiter-Mond sid., Lilith, Aps....133
Venus-Alphawelle....133
Saturn-Mond syn., sid....133
Merkur-Uranus....134
Uranus-Eros....134
Tageston-Pluto....134
Jahreston (Om)-Bio Geist....134
Mars-Mond synodisch....134
Jahreston (Om)-Uranus....134
Eros-Mond....134
Überblick über die Wirkungsweisen
Entspannend, meditativ, nach Innen gehend....135
Anregend, aufbauend, nach Außen gehend....135
Ausgleichend....135
Ergänzend....135
Verbindend....135
Stärkend, erdend....135
Heilend....135
Liebe, Partnerschaft....135
Schale als Geschenk....135
Mondtöne und weitere Planetentöne nebst Zuordnungen....136
Orientierungspunkte zum Positionieren der Planetenschalen....137
Anhang
Seminare, Aus- und Weiterbildungen
Für wen empfiehlt sich eine Klangmassage-Ausbildung....149
Erfahrungsaustausch....150
Bei welcher Schule lerne ich die Klangmassage?....150
Weiterbildungen....151
Weiß ein Ausbilder immer am besten Bescheid?....151
Index, Stichwortregister....153
Bildverzeichnis....154
Die Autoren....155
Kontaktadressen, Bezugsquellen, Quellen, Buchtips....156
Weitere Titel aus dem Traumzeit-Verlag....157

Einleitung

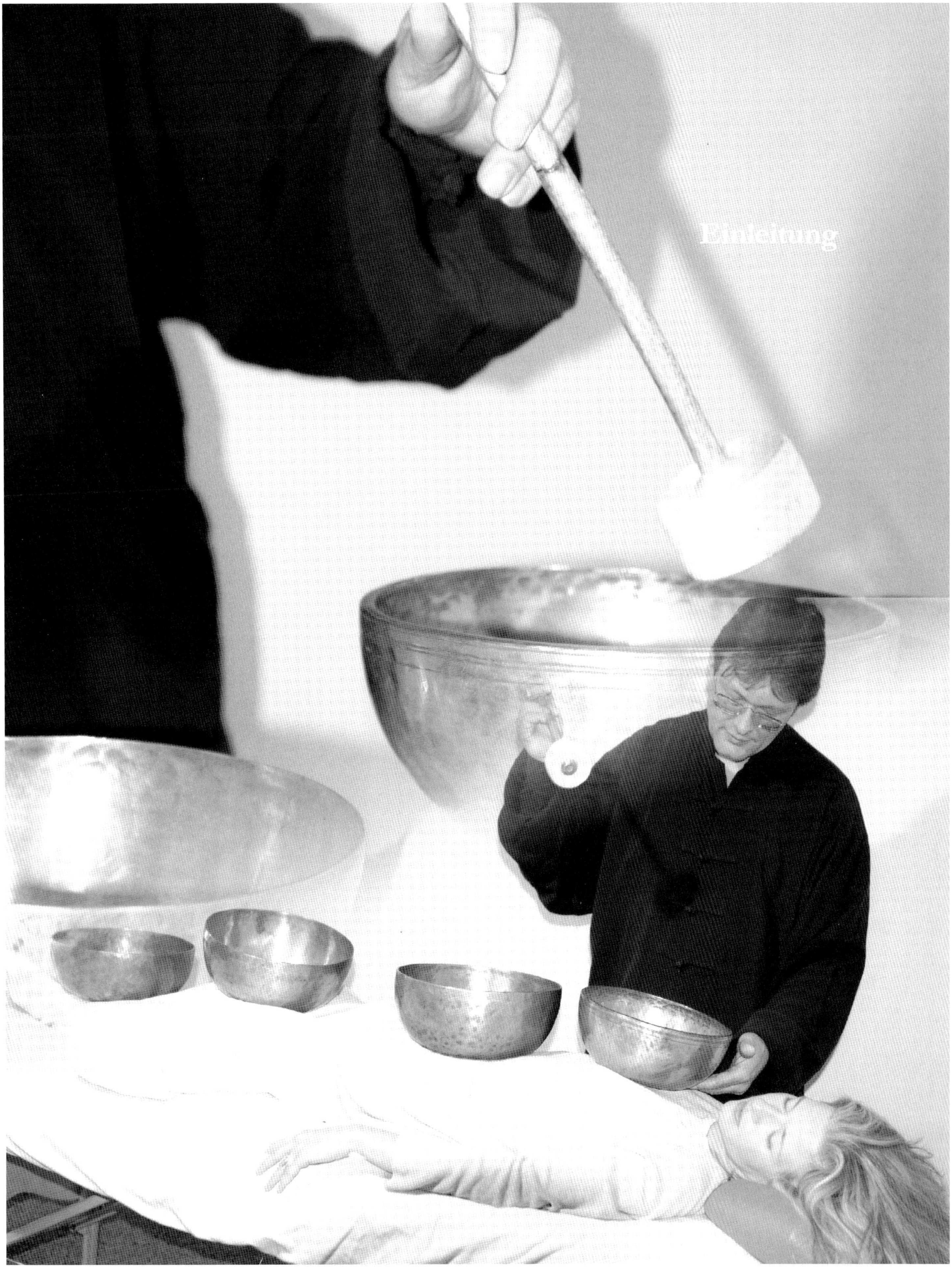

Einleitung

Die Klangmassage
Ein ganz besonderes Erlebnis

Wer kennt sie nicht, die schwingenden Metallgefäße, die jeden Hörer beim Erklingen augenblicklich mit etwas Größerem, etwas Altem, etwas Weisem in Berührung bringen: Mit der eigenen Mitte. Der Klang harmonisch schwingender Klangschalen ist berauschend und zentrierend zugleich, es mangelt an Worten, seine Wirkung zu beschreiben. Der Hörer wird zum fühlenden Menschen und taucht ein in die Gegenwart des Seins, wenn Klangschalen schwingen. So verwundert es kaum, dass die exotischen Klanginstrumente aus dem Fernen Osten tief in das bedürftige Bewußtsein des Westens eindringen konnten. Ihr Siegeszug in die Musikkultur der Gegenwart ist umfassend.

Doch ihr Erfolg begründet sich weniger in ihrer Musikalität als vielmehr in ihrer Sinnlichkeit. Klangschalen, wie auch Gongs und ganz gewiß Didgeridoos, bringen ihre Hörer mit einer Klangwelt in Berührung, die nicht so sehr herkömmliche Musik darstellen, sondern vielmehr Emotionsgebilde. Sie ergreifen unsere Wahrnehmung, gerade weil sie nicht vornehmlich an unseren so trainierten Intellekt rühren, sondern auf direktem Wege unsere Körperlichkeit ins Schwingen bringen. Sie zu hören ist, als würde man sich daran erinnern, was Wahrheit einmal war und was sie wieder sein könnte. Sie setzen archaische Schwingungen frei, die uns erinnern lassen, wer wir wirklich sind.

Mit dieser Qualität im Klang und der phänomenalen Einfachheit ihrer technischen Spielbarkeit - es dauert nur wenige Stunden der Übung und der Anfänger kann sie wirkungsvoll erklingen lassen - ist es nur schlüssig, daß Laien wie professionelle Musiker, Heiler und Ärzte diese für unsere Kultur so jungen Klangkörper einsetzen, um ihre Wirkung zum Wohl und Heil der Menschen zu nutzen. Die Klangarbeit entstand und mit ihr die Klangmassage.

Ist die Klangschale, sind das Didgeridoo, Monochorde oder raumgreifende Trommeln dem fühlenden Hörer schon ein erhebendes Erlebnis, so vermögen diese Instrumente in der Klangmassage, direkt auf den Körper ausgerichtet oder gar gelegt, Wahrnehmungen zu entfachen, die den Bespielten zutiefst bewegen, ihn visionäre geistige Reisen, tiefste Entspannungszustände und befreiende Lebendigkeit erleben lassen.

Wir möchten mit diesem Buch dazu beitragen, das Wissen und Können über die Klangmassage zu verbreiten und vertiefen. Die technischen Details und Abläufe in diesem Praxisbuch haben ein ganz und gar spirituelles Ziel: vielen Menschen zu ermöglichen, mit dem Medium Klang außergewöhnliche Erfahrungen zu machen. Erfahrungen, die uns mit unserer ureigenen inneren Kraft und der Schöpfungsfreude des Universums in Verbindung bringen.

Wir wollen Glück mit dir teilen.
Denn Klangmassagen verursachen Glück.

Die Vereinigung der Disziplinen
Wie es zu diesem Buch kam

Bei den Recherchen zu meinem 2002 erschienenen Buch *Gesang der Stille - Das Geheimnis der Klangschalen* begegnete ich dem Musik-Großhändler und erfahrenen Klangmassage-Ausbilder Frank Plate. Frank war damals spontan angetan von meiner Idee, ein erstes umfassendes Buch über die Welt der Klangschalen zu schreiben und gewährte mir einen freizügigen Einblick in seine Arbeit und seine Firmenphilosophie.

Noch während ich an *Gesang der Stille* schrieb, realisierten Frank und ich im Gespräch, daß ein Buch speziell über die Klangschalen-Klangmassage und ihren detaillierten Ablauf ebenfalls sinnvoll wäre, sozusagen als Vertiefung und Erweiterung von *Gesang der Stille*.

Begeistert sammelte Frank all sein Wissen und seine Erfahrung und führte mich in seine Methodik der Klangmassage mit Planetenschalen ein. Bald fiel mir auf, daß Franks Methode weit über die reine Technik einer Klangmassage hinausging: Er hatte aus eigenen Erfahrungen eine Methodik der Klangmassage entwickelt, die meinen Erfahrungen aus der Akupressurmethode Shiatsu wie auch aus meiner Klangarbeit, die stark schamanisch geprägt ist, sehr nahe kam, und so gingen unsere gemeinsamen Erfahrungen in Resonanz, während wir fast ein Jahr lang über dieses Projekt diskutierten.

Wunderbarerweise ist in Franks Art, die Klangmassage zu lehren und zu praktizieren, eine tiefere philosophisch-spirituelle Dimension enthalten, so daß seine Technik, ohne daß Frank es genau artikulierte, bereits sehr vieles von dem Wissen umsetzte, das die Tore zu einer erweiterten Sicht der Klangarbeit öffnet, wie ich sie auf eher schamanisch geprägte Weise einsetze.

Es galt nun, all das praktische Wissen und die Erfahrungen, die wir beide in der Klangarbeit, aber auch in anderen Disziplinen sammeln durften, in dem vorliegenden Buch zu vereinen. So spiegelt das *Praxisbuch Klangmassage* die Vereinigung der Arbeits- und Schulungskonzepte zweier erfahrener Klangarbeiter mit den Prinzipien des Shiatsu, des Feng Shui und der Wahrnehmungsschulung, ja gar den Ideen des chinesischen Denkens, des Zen-Buddhismus und anderer spiritueller Schulen.

Es stellt einen umfassenden Leitfaden (im Sinne von „bei der Hand nehmen und leiten" und nicht von „allwissendem Führen") für den anspruchsvollen Klangschalen-Laien wie auch für jeden mit Klangkörpern professionell arbeitenden Menschen. Es ist nicht nur für Klangmasseure konzipiert, sondern auch für Musik- und Psychotherapeuten, Heilpraktiker und Ärzte und natürlich Musiker.

Das hier dargestellte Wissen läßt sich nahezu eins zu eins auf die Klangmassage und Klangarbeit mit Didgeridoos, Gongs, Monochorden oder anderen Klangkörpern übertragen.

Dem Klangschalen-Laien möchte dieses Werk eine praktische Anleitung sein, mit dem er auf hohem Niveau das Wunder der Klangmassage Schritt für Schritt erlernen und im privaten Bereich umsetzen kann.

Professionelle Klangarbeiter, ganz unabhängig davon, bei welcher Schule sie im Umgang mit Klängen ausgebildet wurden, werden hier sicher noch Ideen, Tricks und Inspirationen finden, in deren Folge sie ihr Wissen vertiefen und erweitern können - zum Wohle ihrer Klienten wie zu ihrem eigenen.

Für Frank und mich war dieses Buchprojekt sehr inspirierend, denn wir erkannten beide während der Zusammenarbeit an diesem Werk immer noch neue und vertiefende Aspekte, die das Ideal der Klangarbeit erweiterten, dabei lösten sich die Konzepte unserer beider Herangehensweisen in dem Projekt auf und verbanden sich miteinander - etwas Neues ist dabei entstanden.

Mein Anspruch als Buchkünstler lebt von der Vision, bisher nicht vereinigtes Wissen zu veröffentlichen. Mit dem *Praxisbuch Klangmassage* ist dies - so meine ich - gelungen. Wir geben eine Fülle von Übungen und Methoden, wie sie bisher in keiner uns bekannten Klangmassage-Ausbildung existieren, in deine kreativen Hände weiter.

Es gibt noch unglaublich viel mehr Wissen. Gerade in den letzten Tagen, als das Buch in die Endbearbeitung ging, telefonierte ich täglich mehrfach mit Frank. Das hörte sich immer so an:

Frank: Haben wir eigentlich das und das schon im Buch?

Ich: Nein, ist mir auch schon aufgefallen. Ich finde, das und das wäre ja auch noch wichtig.

Frank: Das paßt doch gar nicht mehr rein?!

Ich: Ja, das Allerwichtigste haben wir doch auch, oder?

Frank: Ja, das ist schon sehr viel so. Wird ein schönes Buch.

Ich: Es gibt wirklich noch sehr viel, was man da schreiben könnte. Das ist das Schöne daran - es gibt kein Ende beim Lernen. Es geht immer weiter, immer tiefer ...

Wir alle drei sind glücklich darüber, dir das *Praxisbuch Klangmassage* für deine Arbeit und dein Vergnügen überliefern zu können. Möge es dir helfen zu helfen.

David Lindner
September 2004 im Odenwald

Zur Methodik dieses Buches

Ein ganzheitliches Praxisbuch wie dieses will kein Lehrbuch im herkömmlichen Sinne sein. Der einzig wirkliche Lehrteil ist die Schritt-für-Schritt-Anleitung zum Ablauf einer Klangmassage und die Methodik des Anspielens, wie Frank sie unterrichtet.

Ganzheitlich bedeutet für uns, daß wir mit einem minimalen Einsatz an Führung und einem maximalen Einsatz an Inspiration für unsere Schüler arbeiten: Wir fordern ihre Kreativität und Individualität. Sie sollen sich zu eigenen Erfahrungen und Übungen anregen lassen. Wir wollen dich, liebe Leserin und lieber Leser, auf Gedanken und Ideen und Gefühle rund um das Themenfeld Klang und Klangmassage hinweisen, erleben mußt du schon alles selbst. Wenngleich das *Praxisbuch Klangmassage* viel faktisches Wissen und technische Details enthält, so überwiegt doch sein Wunsch, dich nicht zum Lernen anzuleiten, sondern zum Leben zu inspirieren.

Eine Klangmassage ist ein Ereignis der Lebenskunst. Sie atmet eine vieldimensionale Logik analoger Wirklichkeiten. Aus genau diesem Grunde solltest du, unabhängig davon, ob du nun die Klangmassage im privaten Bereich nutzen willst oder ob du professionell arbeitest, das ganze Buch komplett durchlesen, bevor du dich einzelnen Abschnitten genauer zuwendest. Denn vieles, was zum Beispiel im Ablauf der Klangmassage sehr wichtig ist, kommt in der Schritt-für-Schritt-Anleitung kaum oder gar nicht vor, sondern steht ausführlich an anderer Stelle.

Jene Passage bezieht sich auf diese und diese ist inhaltlich oder geistig verwoben mit einer Textstelle, die ganz woanders steht. Dieses Buch ist mehr ein Kreis, ein wiederkehrender Rhythmus, als ein linear verlaufender Leitfaden von A-Z. Überall ist Inspiration verborgen.

Wir wollen hier nicht deine Lehrer sein. Du darfst uns vergessen. Wir sind nicht mehr als Wegweiser. Nette Schilder. Du entscheidest, ob du die von uns offenbarten Wege beschreiten willst. Wir möchten sie nur empfehlen.

Natürlich gibt es noch Tausende anderer Wege.

Handle verantwortungsvoll

Wenn du mit Klängen und Menschen arbeiten, dann betrittst du ein Reich, dessen Grenzen wahrscheinlich kein Sterblicher je gehört hat. Hier können und werden Dinge geschehen, die sich jenseits der Vorstellung vieler Menschen unserer Gegenwart ereignen. Wundervolles und Erhebendes. Mit Übung und Liebe kannst

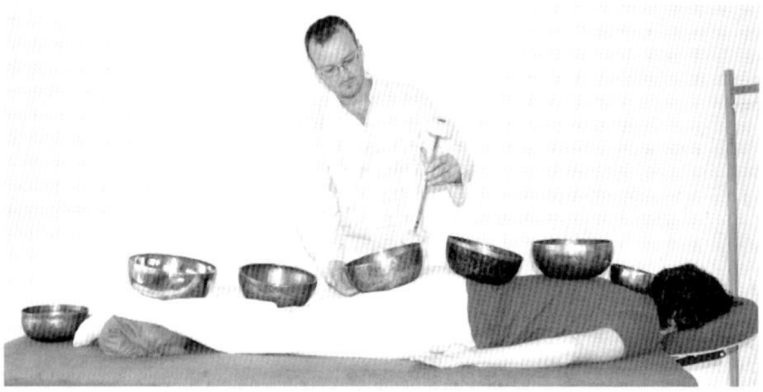

du kraftvolle Dinge wirken zum Wohle derer, die sich dir anvertrauen und zum Wohle deiner selbst, ganz nach Begabung, Ehrgeiz und Berufung.

Komm niemals auf die Idee, eine Klangmassage könnte einen Arzt, Heilpraktiker oder Therapeuten ersetzen! Die Ebenen auf denen diese Fachkräfte arbeiten sind andere, als die der Klangmassage. Sie sind nicht besser oder schlechter, es sind andere.
Wenn ein Klient bei dir in der Klangmassage über eine körperliche oder seelische Beschwerde nachhaltig und tief klagt, dann fordere ihn unmißverständlich dazu auf, eine Fachkraft zu konsultieren.
Sollte dein Klient weiter und regelmäßig über Probleme klagen und nur zu dir kommen, sich jedoch nicht in medizinische, naturheilkundliche oder psychotherapeutische Behandlung begeben, verweigere ihm die Zusammenarbeit. Du schürst sonst unbewußt seine Sehnsucht, mit der Klangarbeit sei alles zu regeln.

Wenn du sehr erfolgreich mit Klängen arbeitest, verfalle nicht der Täuschung, du seist der Ursprung dieses Erfolges, der Wirkung. Der Klang war schon immer da, du machst ihn nur hörbar. Nicht mehr und nicht weniger. Wir sind Diener und es ist eine überaus große Ehre, dienen zu können und zu dürfen.

Herr aber ist die Vollkommenheit des Seins.

Die Klangmassage erleben

Wirklich: du solltest es erleben: Eine oder besser mehrere Klangmassagen am eigenen Leib (und der eigenen Seele) erfahren und erfühlen. Eine Klangmassage mit Klangschalen oder mit anderen Instrumenten wie Didgeridoos, Gongs oder Monochorden ist ein überaus beeindruckendes Erlebnis und tut sehr gut.
Wir können dir nur empfehlen, dich mit Gleichgesinnten zusammenzutun. Lernt gemeinsam mit diesem Buch und vor allen Dingen mit- und voneinander. Das macht einen Riesenspaß und bringt dich prima weiter. Es ist heilsam wohltuend und der soziale Kontakt beflügelt die Seele.
Bevor du dich als Klangmasseur selbstständig machst, nimm fünf oder zehn Klangmassagen, ruhig bei fünf bis zehn verschiedenen Klangmasseuren. So erlebst du die ganze Fülle verschiedener Herangehensweisen.
Mach dir nach jeder Klangmassage, die du von einem Profi bekommst, eine Notiz: Was hat dir besonders gefallen, was hat dir nicht gefallen. Gerade die Kleinigkeiten sind hier wichtig. Alles, was dir nicht gefallen hat, solltest du selbst nicht so machen. Die guten Erlebnisse können dich inspirieren, nach ihren Vorbild zu verfahren.
Ob mit oder ohne Notiz: Gönn dir das lehr- und gefühlsreiche Erlebnis der Klangmassage! Nur so lernst du, was du da Gutes tust!

Kapitel Eins

Der Weg zur Klangmassage

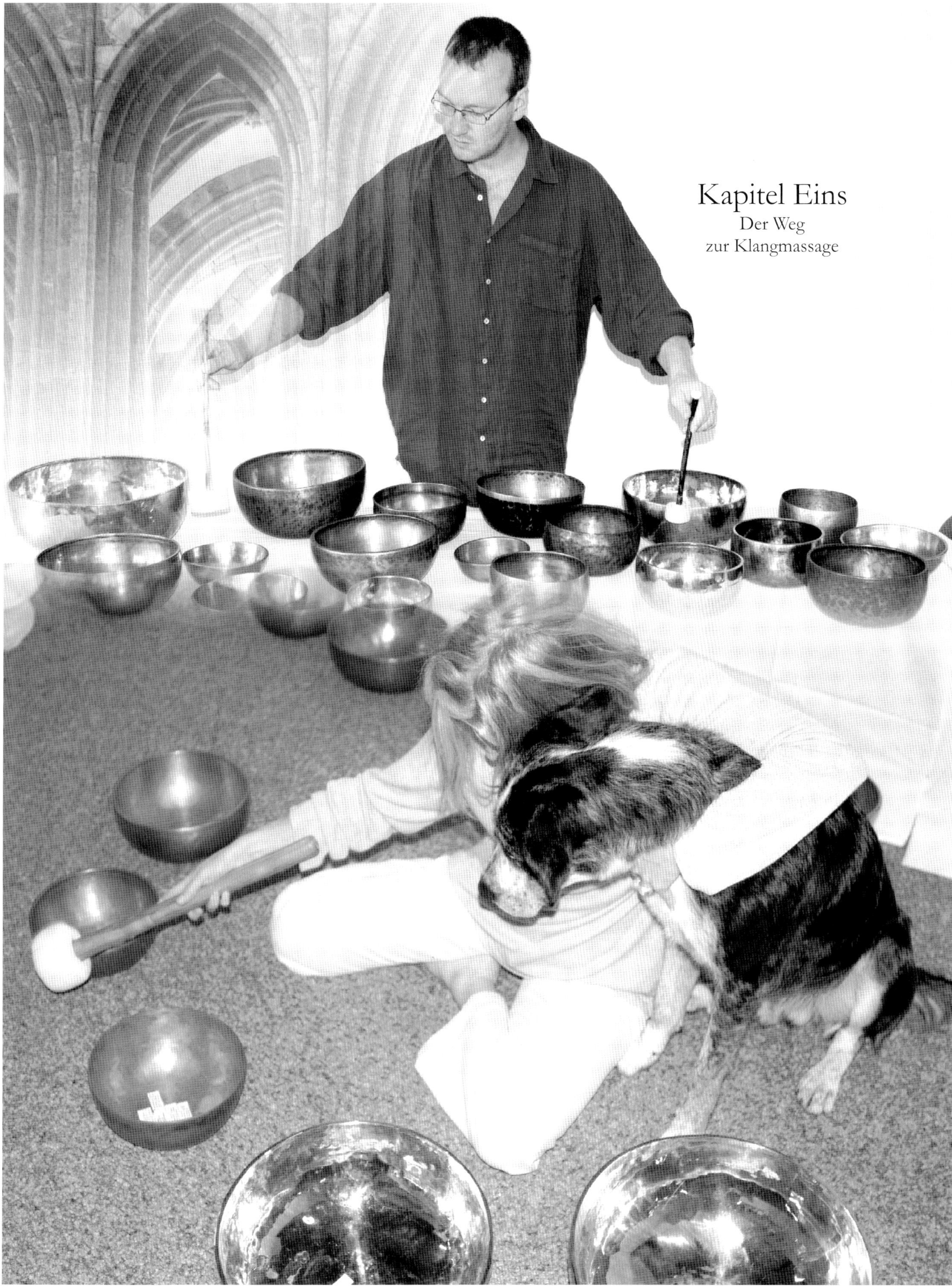

Der Weg zur Klangmassage

Am Anfang war der Klang

Der Ursprung des uns bekannten Universums, in dem sich unsere Erde noch immer mit kosmischer Geschwindigkeit bewegt, war der als *Urknall* bezeichnete kosmische Schöpfungsakt.

Mit Hilfe von Computertechnik wurde der mögliche Sound dieses Ereignisses rekonstruiert: Wellen in der kosmischen Hintergrundstrahlung werden ausgewertet - aus diesen kann man den Sound der Wellen in der Vergangenheit rekonstruieren. Und höre da: Der Klang der ersten Stunde ähnelt einem gewaltigen kosmischen Dröhngesang weit mehr als einem Knall.

Der Klang dieser Schöpfung schwingt immer noch um uns und in uns. Der Lauf des Universums und unserer Welt sind auf inniglichste Weise von diesen Urbewegungen geprägt. Sie schwingen in einem fort durch unsere Körper und unseren Geist und prägen unser Dasein.

Natürlich können wir diese Sounds im Original nicht mit den Ohren hören. Eine kosmische Schallwelle würde laut dem amerikanischen Wissenschaftler Mark Whittle von der University of Virginia rund 50.000 Jahre brauchen, um an einem Menschen vorbeizuschwingen. Die Wellen müssen oktaviert werden, ein in der Musik völlig normaler Vorgang, um ein Lied aus einer Tonlage identisch in eine andere Tonlage zu transportieren. So wie das kleine Mädchen mit piepsender Kinderstimme das Lied des mit dunkler Stimme singenden Vaters nachsingt.

Die kosmischen Dimensionen sind enorm. Wahrscheinlich zu enorm, um sie intellektuell-logisch zu begreifen. Sie können hier mehr als Inspiration für gefühlte Wahrnehmungen dienen, denn wie schon die Weisen des alten Indiens wußten, ist „Nada Brahma“- „Die Welt ist Klang”.

Das uns bekannte Universum baut sich auf mikroskopischer und makroskopischer Ebene also außerhalb unserer alltäglichen Wahrnehmung maßgeblich aus Klängen auf. Erfahrene Meditierende, viele schamanisch arbeitende Menschen und Musiker des Herzens bestätigen das seit Jahrhunderten: In vollendeten Klängen schlummert das Geheimnis des Lebens.

Sound und Video: Der Urschrei nach Mark Whittle:
http://www.astro.virginia.edu/~dmw8f/sounds/cdromfiles/index.php
Der Klang des Ursounds nach John Cramer:
http://staff.washington.edu/seymour/altvw104.html

Kultur und Klang

Im Verhältnis zum Alter unserer Mutter Erde dauerte es sehr lange bis zur Geburt der Menschheit und der dann erfolgreich stattfindenden Besiedelung. Doch kaum schufen die frühen Menschen die Kultur, da dürften sie auch schon lustig und kreativ getönt haben.

Vögel singen, Wölfe heulen, Bienen summen, Delphine zwitschern lachend und die ersten Menschen, so vermuten einige Archäoanthropologen in Zusammenarbeit mit Logopäden und Linguisten, werden sehr wahrscheinlich zuerst einmal gesungen haben, bevor sich die Sprachen aus den tönend schwingenden Lauten formten. Die Entwicklung von Sprache und Kultur ging wahrscheinlich Hand in Hand: Beide wuchsen in Komplexität und Tiefe symbiotisch aufeinander bezogen und machten unser Menschsein erst möglich.

Ein Baby ist im Bauch der Mutter recht glücklich und zufrieden, wenn die Mutter singt - so weiß die Wissenschaft. Viele Mütter wissen es sowieso. Doch nicht nur die Befindlichkeit des Fötus im Leib der singenden Mutter wurde erforscht, wir kennen inzwischen auch die Geräusche, die so ein Baby in der Gebärmutter hört. Forscher sind mit Mikrofonen in das Innere des Körpers vorgedrungen: Es klingt da wirklich sehr spannend nach Obertonmusik, Didgeridoos, Rhythmusgeblubber und Gebrubbel und ständig brummt das Blut rauschend um das Baby.
Ein Sound wie von guter Ambient-Musik.
Kinder, mit denen während der Schwangerschaft im Mutterleib viel gesprochen und gesungen wurde, werden intelligenter in der Welt und sie sind seltener krank als Kinder mit sprach- und sangeslosen Eltern.
In manchen Kinderkliniken werden Frühgeburten im Brutkasten unter anderem mit Klängen gepflegt ...

Kaum begann die Menschheit in ihrer Vielfalt, allüberall auf der Welt erfolgreich zu sein, da entwickelte sie Methoden, den Klang zu nutzen, um sich „Guten Tag" zu wünschen oder den Kollegen zuzubrüllen, daß gerade ein gefährlicher Säbelzahntiger ums Lager streift oder ein leckeres Riesenmammut in der Gegend unterwegs ist. Soweit wir wissen, nutzen alle bekannten indigenen (vom Ursprung stammenden) Kulturen auf der Welt Musik und Klänge auch für folgende Zwecke:

- ⇨ zur Beruhigung und Besänftigung von Kindern oder aggressiven Menschen,
- ⇨ zur Überlieferung von faktisch-praktischem Wissen wie von Poesie (die in den meisten alten Kulturen ebenfalls Träger elementarer Information war und ist) über Liedtexte,
- ⇨ zur Freude und zur Stärkung des Gruppengefühls zum Beispiel auf Festen und Ritualen, aber auch auf der Jagd oder auf dem Weg in bewaffnete Auseinandersetzungen,
- ⇨ zu spirituellen und therapeutischen Zwecken: als Begleitung zu heilerischen Ritualen in dem von fast allen indigenen Kulturen der Welt praktizierten Schamanismus in seinen mannigfaltigen Ausprägungen.
- ⇨ Gesang und Klang selbst wurden als Heilmittel eingesetzt.

Doch nicht nur die indigenen Kulturen nutzten und nutzen Klänge auf diese und ähnliche Weisen. In alten Hochkulturen der Welt waren Gesang und Musik, Freude und Heilung, Spiritualität, Geist und Materie zutiefst miteinander verwoben. Auch in der unseren. Noch im Mittelalter gehörte zum Studium eines Arztes immer die Ausbildung in Musik!
Nur einen ganz kurzen Augenblick in der Geschichte der modernen Menschheit rund um die beeindruckende Entwicklung wissenschaftlicher und in Folge medizinischer Errungenschaften wurden Freude und Heilung, Seele und Körper im Denken der meinungsbildenden Elite voneinander getrennt. Kaum mehr als zwei- bis dreihundert Jahre.
Genauer gesagt: Seit der Entdeckungen Descartes und Newtons und der Begründung des - wie wir heute wissen - vermeintlich objektiven Denkens und der Objekt-Subjekt-Trennung. In dieser Zeit galt die Musik der breiten Mehrheit wohl meist der Unterhaltung und der Freude. Zum Tanze und für allerlei Geschichten war sie da für das Volk und zur Erbauung und zum Eigenlob menschlicher Größe dem wohlhabenderen Teil der Welt, der sich in erhabeneren Klängen erging. Die Idee der Heilung durch Klänge und Musik schien der Menschheit verlorengegangen.

Die Klangmassage in der christlichen Baukunst

Das Denken der Subjekt-Objekt-Trennung verbreitete sich rasant schnell, und die Wissenschaft löste als meinungsbildende Glaubensmacht die Kirche rasch ab. Sie suggerierte den Gläubigen, nun endlich über die Wahrheiten zu verfügen, die der religiöse Glaube nicht liefern konnte, und brachte in der Tat die Menschheit hervor, die wir heute sind.

Die ganze Zeit seit der wissenschaftlichen Evolution blieb in der katholischen Kirche die Tradition erhalten, Klänge zur Heilung und zur Erweiterung der spirituellen Wahrnehmung einzusetzen. Die Kirchengebäude und die Rituale der Messe haben dazu beigetragen, unser Bewußtsein für die Wirkung und Wahrnehmung der Klänge mit zu bewahren. In gut gebauten Kirchen (und damit meine ich jene akustisch so raffinierten alten und neuen Kirchen, die schon das einfache Singen der Menschen zu wunderbarem Gesang erheben, den vollendeten Gesang aber in seiner ganzen Göttlichkeit offenbaren) erleben Menschen seit über tausend Jahren Klangmassagen für Geist, Seele und Körper. Hier erhielt und erweiterte die christliche Kirche über ihre Baukunst ein altes Erbe, während sie einen anderen Teil unserer Vergangenheit ausmerzte und auf den Scheiterhaufen der Inquisition verbrannt hatte.

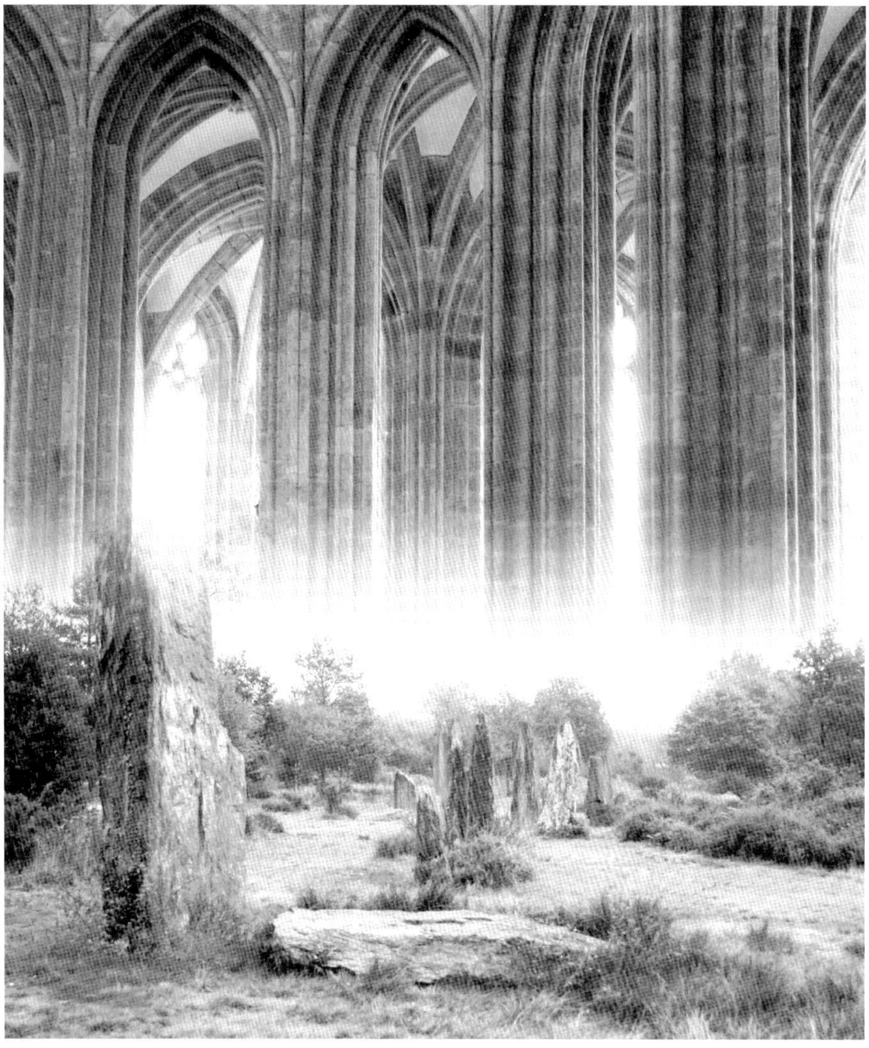

Die Sakralbauten der christlichen Kultur nutzen die Kräfte alter vorchristlicher Kultplätze und potenzieren deren Energie durch die Form-und Klangphysik der Kirchen und Kathedralen.

Die Nutzung von Klängen zur Erbauung und letzten Endes Integration des Menschen ist in den Ritualen der katholischen Messe enthalten. Die Messen zeigen eine deutliche Verbindung zu den schamanischen Traditionen und Ritualen aus längst vergangenen keltischen und germanischen wie auch arabischen Kulturen.

In ihrer Baukunst erweiterten die Christen jedoch die Möglichkeiten dieses Wissen alter oder fremder Kulturen: Die Wirkung von Klängen auf Körper, Geist und Seele ist in den Sakralbauten der Christenheit in eine geradezu berauschende Dimension fortentwickelt worden. Ich meine, daß die Kirchen eine der ersten Formen der Klangmassage innerhalb unserer christlich-westlichen Kulturen geschaffen haben.

Geomanten und Rutengänger dokumentieren in der Gegenwart immer detaillierter die alten Sakralbauten unserer Kultur: An jeder Ecke und Kante finden sie da harmonikale Maße. Die Kirchen wurden als Klangkörper konstruiert.

Die Menschen unserer Gegenwart fliehen aus den Kirchen. Ihr kritischer Blick entlarvt die Institution Kirche als Lügengebäude. Viele Menschen verbinden mit der Kirche oder streng kirchlich erziehenden Eltern und/oder Schulen unangenehme Erlebnisse. Sie erkennen die Doppelmoral der Institution und wenden sich von ihr ab. Enttäuscht, atheistisch oder sinnsuchend.

Leider wenden sich viele Menschen auch von den Kirchen als Kraftort ab. Jenen Orten, die uns so viel zu bieten haben, wenn wir ihnen nur unbefangen zu begegnen vermögen. Mir persönlich haben zuerst die archaische Musik, schließlich das Feng Shui und nun der Schamanismus die Kirche als Ort und die Messe als Idee (nicht ihre Texte, ihre Ideen!) wieder sehr nahe gebracht. Sie wurden entworfen, um den Menschen mit sich selbst und mit dem Höheren in Verbindung zu bringen. Kontemplation, Meditation, Erleuchtung.

Alte Kirchen sind oft an heiligen, schon von unseren Vorfahren genutzten Kraftplätzen errichtet worden. Die beeindruckende geomantische Kraft dieser Orte wird durch die Baukunst verstärkt.

Wenn du Musiker fragst, die spirituelle Musik spielen oder singen, so werden dir die meisten dieser Menschen Kirchen als ihre liebsten Konzerträume nennen. Wunderbarerweise erkennen das immer mehr Priester und Mönche und öffnen ihre Häuser. Sie stellen verwundert fest, daß ein Obertonkonzert manchmal mehr Menschen in die Kirche lockt als die Ostermesse. Und sie freuen sich, wenn nach dem Konzert Menschen mit leuchtenden Augen diese heiligen Räume der Klangmassage glücklich verlassen.

Was hat das alles in einem Buch über Klangmassage zu suchen?

Du bist mit dem Lesen dieses Werkes Teil einer aufregenden kulturellen Evolution. Der Einsatz der Klangmassage ist meiner Meinung nach nicht nur ein Trend, sondern ein schlüssiger Schritt vom Urlaut zum Gesang der Mutter, zum Einsatz von Klängen zur geistigen Erbauung und Freude bis schließlich zur Nutzung von Klängen zur gezielten Erweiterung der Wahrnehmung und damit zur Transzendenz des Menschen über das biologisch-arterhaltende Denken und Handeln hinaus.

In diesem Augenblick, in dem du das Buch hier liest und mit deinen Klangschalen arbeitest, wächst du über das Essen und Trinken, über das Fressen und Gefressenwerden und das Fortpflanzen hinaus. Du suchst nach Erweiterung. Du bist ein geistiges Wesen.

Das verdient Aufmerksamkeit und Freude!

Definition Klangmasssage

Was ist eigentlich eine Klangmassage? Ist es eine Massage mit Klängen? Eine solche Erklärung wäre sehr schwammig, denn auf jeder schwer befahrenen Großstadtkreuzung bekommst du weit mehr Klangschwingungen kompletter um den Körper gedröhnt und gehupt und gequirlt und gerattert, als wenn dir ein paar Klangschalen auf dem Körper angespielt werden. Der Verkehrsknotenpunkt mit seiner Klangwucht (man darf auch Lärm sagen) massiert dich auch und weit intensiver. Ein Preßlufthammer auf der Straße vor deinem Haus, ein Besuch auf einem Rockkonzert, das kannst du mit Sicherheit bestätigen, macht Klangschwingungen körperlich spürbar.

Verkehr, Preßlufthammer und Rockkonzert spürt man über den Körper, da gibt es gar keine Diskussion, das ist keine Esoterik. Es stimmt einfach und klar: Klang wirkt körperlich. Das merkt bei Lärm der letzte Zweifler. Und Lärm macht auch krank. In Deutschland sprechen Studien von verheerenden Lärmfolgen: Abertausende von schwer lärmkranken Menschen und Hunderte von Todesfällen gibt es hierzulande aufgrund von Lärmeinfluß.

Wenn Lärm krank macht, muß es auch Klänge geben, die heilen. Das ist nur logisch. Wenn Lärm körperlich zu spüren ist, dann wirkt jeder Klang körperlich, also wirkt der Klang, den wir als angenehm empfinden, nicht nur über das Ohr, das Hören, wir nehmen ihn auch über den Körper wahr, selbst wenn wir ihn mal nicht direkt spüren. Eine extrem leise und feine Klangschwingung trifft genauso auf unseren Körper wie eine sehr laute. Nur die sehr laute spüren wir eben besser.

Kurz: Eine Klangmassage bekommen wir den ganzen Tag. Wann immer wir irgend etwas hören, wirken Klangschwingungen auf unsere Ohren und ebenso auf unseren Körper. Wenn wir nichts mehr hören, heißt das nicht, daß gerade keine Klangschwingungen auf unseren Körper treffen. Wir hören sie halt nur nicht. Genaugenommen baden wir den ganzen Tag in Klängen - die Welt und das Universum sind proppevoll mit Klangschwingungen.

Es gibt inzwischen Schwimmbäder, bei denen Musik in das Badewasser geleitet wird. Da schwimmen wir, auf das angenehmste von Klängen über das Wasser massiert, in einer Musikmassage.

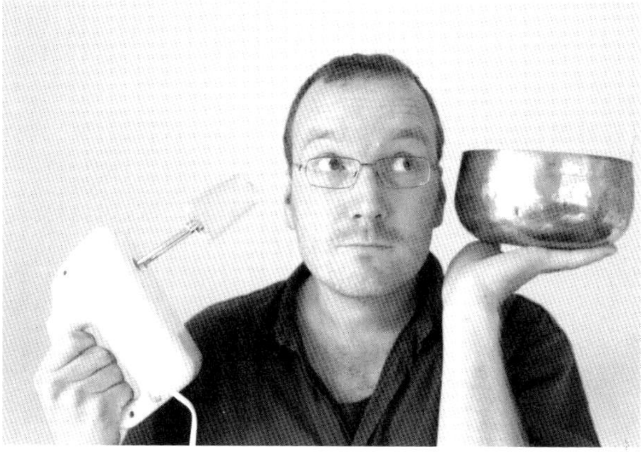

Küchenquirl oder Klangschale? Beide lassen Klänge auf Körper und Geist einwirken. Doch für Klangmassage definieren wir lieber Sounds, die uns guttun und belassen den Quirl zum Sahneschlagen. Schlagsahne tut auch gut!

Klangmassage ist also rein technisch gesehen ein extrem ungenauer Begriff. Unter anderem aus diesem Grund werden Klangmassageausbildungen mit geschützten Namen wie „Klangmassage mit Planetenschalen®", „Klangmassage nach Peter Hess®" oder „Traumzeit®-Klangmassage" angeboten.

Da die Klangmassage inzwischen schon zu einem echten „Begriff" wurde, so daß wir ein erstes Buch zu diesem Thema mit dem Begriff „Klangmassage" betiteln konnten, wage ich auf der nächsten Seite mal eine Definition der Klangmassage, wie sie, unserer Meinung nach, gemeinhin verstanden wird:

Klangmassage nennt man den gezielten Einsatz von zumeist als angenehm empfundenen Klangschwingungen auf Körper, Geist und bedingt auch die Seele eines Menschen innerhalb eines geeigneten Setting (Begriff wird später ausführlich erläutert). Für eine Klangmassage können die verschiedensten Musik- und Klanginstrumente**,** wie auch auch die menschliche Stimme eingesetzt werden. Vornehmliches Ziel der Klangmassage ist es, dem behandelten Menschen zu helfen, in einen Zustand innerer Ausgeglichenheit zu gelangen und diesen Zustand zu nutzen, um seine körperliche und geistige Gesundheit zu erhalten oder, so er krank ist, dazu beizutragen, sie wieder herzustellen. Zur Erreichung dieses Zieles bedient sich die Klangmassage, je nach Schule, verschiedener Techniken und Wege.

Die Kirche als Klangraum ist nicht weniger als ein gewaltiges Instrument wie ein Resonanzraum für die Stimme der Menschen. Kein bekanntes Bauwerk in unserer Geschichte zuvor war so sehr darauf ausgelegt, die Schwingungen des Gesanges und der Stimme zu verstärken und zu erheben und zurückzubringen zu den Menschen.
Gesang und Obertongesang, Didgeridoos, Gongs, Klangschalen, Monochorde und andere Instrumente entfalten in Kirchen eine, so finde ich, absolut unnachahmliche Klangqualität, die den Hörer umwiegt, durchdringt und seine Wahrnehmung in die eigene Mitte wie auch zur Frage des Seins bewegt.
Das ist eine Klangmassage.

Ich erwähne die Kirchen so gerne, weil sie unserer Kultur entstammen. Wir Westler schauen so gerne begeistert auf ferne Kulturen und bewundern ihren Reichtum und ihre Weisheit und scheinen dabei oft zu übersehen, daß der Westen auch gar wundersame Dinge hervorgebracht hat. Den Blick einmal auf die gewaltigen Klangkunstkörper direkt vor unseren Haustüren zu lenken, scheint mir wichtig, denn hier hat Europa wirklich etwas zu bieten.
Viele Zeitgenossen interpretieren die spirituellen und kulturellen Bewegungen der Gegenwart als Bruch mit der Kirche. Das ist ein altes Denken in Schwarz und Weiß. Ich sehe nicht weniger als eine Wellenbewegung, eine Rhythmik. Wir erobern uns friedlich unsere alten Kultplätze zurück. Doch weder Tieropfer noch ewiges Sündermartyrium wollen wir hier feiern.
Wir wollen dem Klang begegnen.
Und in ihm uns.
Und in uns Gott.

Klangkünstler mit spiritueller Ader bestätigen, daß ihre Konzerte in akustisch vollendeten Kirchen an Erhabenheit und Würde gewinnen.
Gerade jene Menschen, die gestern aus der Kirche ausgetreten sind, kommen heute für die Klangmassage in die Kirche zurück.
Immer wieder treffe ich auf Konzerten siebzig und achtzigjährige Menschen, die vor Rührung fast weinen, denn die Klänge haben sie der Kirche und sich selbst in einer Weise nähergebracht, wie es sie es in ihrem langen Leben nie zuvor gespürt haben.
Wenn die Kirchen uns fast alle verloren haben, so werden sie sich wieder öffnen. Es geschieht ja schon. Die Kirchen werden sich öffnen und die Menschen werden wieder kommen. Und sie werden den Sinn der Kirchenkörper erkennen und nutzen. Sie werden hier in Klang und Stille baden und sie werden hier ihre Mitte suchen. Sie werden sich hier finden. Und wenn das geschieht, dann finden sie Gott. Es wird so sein, denn bei allem Vorbehalt: Die Kirchen wurden nicht für den Papst gebaut. Sie wurden für uns Suchende gebaut. Für uns. Für die Begegnung und die Schaffung einer Einheit von Körper, Geist und Seele.

Die Evolution der Klangkultur

Wir leben in einer sehr aufregenden Zeit. Auch und besonders im Hinblick auf die Klangmassage. Hunderte von akademischen Wissenschaftlern und Abertausende von freien Forschern entdecken das Wissen um die Wirkung von Klängen und Schwingungen wieder, machen es mit den modernsten Technologien sicht- und beweisbar oder wenden es erfolgreich in Medizin und Therapie an. Diese Entwicklung ist gerade wenige Jahrzehnte alt. Noch vor dreißig Jahren waren Klangschalen bei uns nahezu unbekannt. Heute gehören diese schwingenden Schalen schon fast zur Standardapotheke eines ganzheitlichen Haushaltes, ganz sicher aber verfügt jeder klangbegeisterte Musiker über mindestens eine Klangschale: Therapeuten setzen sie ein, Manager haben Klangschalen auf ihren Schreibtischen stehen.

Noch vor fünfzehn Jahren waren Gongs und Didgeridoos exotische und fast unbekannte Klangkörper, von ihren westlichen Pionieren mit kaum mehr als einem Rudiment an Tönen beherrscht. Heute kennt sie jedes Kind und nirgendwo wird ihre Klangvielfalt vielfältiger ausgetestet und gespielt als eben hier im Westen.

Gestern noch war Klang etwas Unsichtbares. Heute erkennen Laien wie Wissenschaftler, daß Klang etwas sehr Substantielles ist und tief auf uns wirkt. Heilend in der Harmonie, krankmachend im Lärm.

Als Kennzeichen der neuen Klangkultur beobachte ich, daß ein guter Teil des neuen alten Klangwissens von Menschen gefunden oder zumindest in neue Formen der Nutzung umgesetzt wird, die über keine akademische Ausbildung verfügen. Der Einsatz von Klängen als wohltuendes Werkzeug für Körper, Geist und Seele erfolgt in der deutlichen Mehrzahl von nicht wissenschaftlich und nicht schulmusikalisch ausgebildeten Menschen. Gerade das macht die neue Klangkultur so vielfältig und kreativ: Sie wird mit von Laien getragen. Es ist nicht notwendig, Noten zu können!

Der Musikunterricht an der Schule war mir beinahe das ungeliebteste Fach und nun bin ich der Verleger einiger erfolgreicher Bücher der neuen Klangkultur. Das finde ich schon recht amüsant, denn es ist bezeichnend für das, was gerade in unserer klingenden Gegenwart geschieht.

Peter Hess, der Begründer der Klangschalen-Klangmassage, war Ingenieur. 1984 begegnete er erstmals bewußt Klangschalen und begann wenig später, sich der Erforschung der Klänge zu widmen. Er gilt als Pionier der Klangmassage.

Das Phänomen der kosmischen Oktave (siehe weiter hinten) wurde vom Mathematiker und Lebenskünstler Hans Cousto entdeckt.

Frank Plate, einer der Klangschalen-Importeure Deutschlands und gefragter Klangmassage-Ausbilder, ist gelernter Elektrotechniker.

Noch vor fünfzehn Jahren wurde der Begriff „Klangmassage“ als Esokram belächelt.

Heute lassen sich gebildete Herrschaften wie einfache Leute in Wellness-Tempeln Klangschalen auf den Körper stellen oder reisen zu den Klängen von Trommeln oder Didgeridoos in die Anderswelt. So schnell geht das. Und wir stehen gerade erst am Anfang dieser Entwicklung. Immer mehr gestern noch exotisch klingende Instrumente finden ihren Weg in die Musikkultur der Gegenwart und werden schneller als man denken kann von Heilpraktikern, Therapeuten und zunehmend auch schulmedizinisch ausgebildeten Ärzten in ihre Arbeit integriert. Weit häufiger jedoch sind es kreative Laien, die munter drauflos experimentieren und die Wirkungen neuer Klänge ausprobieren.

Ein zweites auffälliges Merkmal der neuen Klangkultur ist die Tatsache, daß die Menschen sich nicht an der

Verwendung der Instrumente in ihren ursprünglichen Kontext orientieren, sondern eigene, neue Wege beschreiten. So existieren keine schriftlichen Quellen, die belegen, das Klangschalen in Tibet oder Indien, Gongs in Asien oder Didgeridoos in Australien direkt als therapeutische Werkzeuge eingesetzt wurden.

Wir tun dies jedoch mit zunehmendem Erfolg.

Wir kopieren oder imitieren die alten und indigenen Kulturen in der Anwendung der Klänge nicht, wir schaffen etwas Eigenes. Ob es neu ist, oder ob wir nun ebenfalls entdecken, was Tibeter, Chinesen oder Aborigines im Geheimen praktizieren, ist für die Wirkung und den Erfolg der Methoden ohne Belang.

Ebenso bringt die bautechnische Entwicklung von Klangschalen, Gongs und Didgeridoos in der Gegenwart serienmäßig Instrumente von einer Qualität hervor, wie sie bei alten oder traditionell hergestellten Instrumenten eher selten gefunden wird.

Ich beobachte diese Entwicklung als Autor und Musiker nun bewußt seit gut zehn Jahren. In diesem kurzen Zeitraum haben die Instrumentenbauer viel gelernt und selbst neu erfunden. Ich vermute, daß in einigen Jahrzehnten mit Klang therapeutisch-medizinisch auf breiter und effektiver Basis präzise gearbeitet wird. Denn die Klangkultur bringt immer öfter phantastische neue Erkenntnisse und Beobachtungen her-vor, die eben noch Gefühltes und Vermutetes mit dem Segen der Wissenschaft als tatsächlich vorhanden bestätigen.

Die Wirkung von Klängen

Wenn du Erfahrungen mit der Klangarbeit hast, dann ist dir schon längst aufgefallen, daß beim Arbeiten mit sehr klangintensiven Instrumenten der Sound auf sehr feine Art und Weise körperlich spürbar wird. Von Didgeridoos, Klangschalen, Gongs, gut schwingenden Trommeln oder auch beim Singen von Obertönen werden offensichtlich Töne erzeugt, bei denen sich im Körper etwas mehr tut, als daß einfach nur Schallwellen auf ihn treffen. Man hat gleichsam das Gefühl, als würden Haut, Muskel, Gewebe und Blut irgendwie zu den Sounds mitschwingen.

Dem ist tatsächlich so.

Unser Körper besteht zu über 80 Prozent aus Wasser. Wasser leitet Klangschwingungen weit besser als Luft. Wenn nun eine Klangschwingung auf unseren Körper trifft, dann wird ein Teil der Schwingung in den Raum reflektiert und ein Teil bewegt sich in und durch unseren Körper. Jede der durch uns hindurchschwingenden Klangbewegungen stößt hierbei Anteile unseres wäßrigen Körpers an und diese schwingen in einer gewissen Weise mit, sie resonieren mit der Klangschwingung. Natürlich ist es bei diesem Vorgang nicht egal, ob der Körper von der Klangschwingung eines Preßlufthammers oder einer Klangschale getroffen wird. Denn die kleinsten Strukturen des Menschen sind genauso von den harmonikalen Gesetzen des Universums geprägt wie die Bewegung der Planeten (siehe auch die Kapitel weiter hinten).

Es gibt unseres Wissens nach nichts oder nicht viel im Universum, was nicht nach dem Prinzip der Resonanz funktioniert, es ist eines der grundlegenden physikalischen Vorgänge überhaupt. Du kannst es einfach mit einer größeren Klangschale und einem Kunststofftopf voll Wasser ausprobieren. Spiele die Schale direkt neben dem Topf kraftvoll an, und schon zeigt das Wasser im benachbarten Topf Wellen. So kannst du dir bildhaft auch die Wellen vorstellen, die durch unseren wäßrigen Körper laufen.

Doch die Wirkung der Klangschalen beruht nicht nur auf der mikrofeinen Massage durch feinste Wellenbewegungen, mit denen unser Körper resoniert, er resoniert ja auch mit dem Küchenquirl. Die Klangschale setzt vielmehr einen Klang frei, der wie eine Erinnerung funktioniert und zwar einer Erinnerung, die unsere innersten Strukturen mit etwas in Berührung bringt, was sie gut kennen. Man kann sich das bildhaft so vorstellen: Ursprünglich wissen die Zellen unseres Körpers sehr genau, was sie zu tun haben. Doch durch die unnatürliche Lebensweise, die uns moderne Menschen prägt und durch die wirklich vielfältigen Störeinflüsse wie chemische Belastungen über Nahrungsmittel, Kleidung und Wohnräume sowie die dramatische Elektrosmogbelastung wie auch die radioaktive Verseuchung unserer Welt, gepaart mit psychischer und spiritueller Orientierungslosigkeit, geraten die Zellen natürlich ständig und immer mehr ins Trudeln und weichen von ihrem perfekten Urzustand ab. Es ist, als würden unsere Zellen wunderschöne Lieder singen, jedoch immerzu und extrem laut mit einer Fülle von Klängen von außen beschallt, die ganz schrecklich schräg klingen. Du kennst das Phänomen von klassischer Musik: Wenn nur ein Ton mitten in der schönsten Symphonie total falsch gespielt wird, dann hörst du das. Du hörst es nicht nur mit den Ohren, sondern auch mit dem Körper. Schiefe Töne wirken, als ob man mit den Zähnen auf Wolle oder Stanniolpapier beißt - da stellen sich einem die Nackenhaare hoch.

Wenn eine Körperzelle gerade in die Desorientierung gerät, dann wirkt der Klang wie eine Erinnerung für sie, wie sie sich korrekt „verhalten" soll. Der kosmische Klang einer guten Klangschale erinnert uns an die tiefere Ordnung im Sein, er unterstützt uns, uns neu an dieser tieferen Ordnung auszurichten.

Ein dritter Wirkmechanismus der Klangschalen wird immer besser erforscht, und das ist ihre Wirkung auf unsere Wahrnehmung und unser Gehirn.

Eine tibetische Klangschale ist so gut wie nie exakt auf einen Ton angelegt, sie pendelt immer blitzschnell zwischen zwei oder meist mehreren Tönen hin und her, zu hören an ihrem charakteristisch schwingenden Wawa-Sound.

Diese Wawa-Effekte verursachen eine dramatische Reaktion unseres Gehirns: Es wird in höchstem Maße aktiviert für die Kommunikation der Hirnhälften miteinander wie auch für die Wahrnehmung feinstofflicher Vorgänge. Der Effekt, wenn du eine gute Klangschale hörst und fast schlagartig und unwillkürlich ein Gefühl des Wohlseins und der Entspannung hast, ist keine Einbildung, sondern ein meßbares Ereignis. Beim Erklingen einer Klangschale schaltet das Hirn sofort einige Funktionen ein, die uns mehr Lebendigkeit erlauben als im normalen, klangfreien Zustand. Diese Reaktionen fallen jedoch von Mensch zu Mensch durchaus verschieden aus. Es wäre also unzulässig zu denken, die Wirkung wäre bei allen Menschen identisch. So haben wir zum Beispiel in einem kleinen Selbstversuch mit einem EEG (Elektro-Enzephalogramm zur Messung der Hirnströme) festgestellt, daß verschiedene Klangschalentypen durchaus recht verschieden auf die Hirnaktivität wirken können. Zudem kommt es darauf an, wie sie gespielt werden. Auch können die gleichen Klangschalen bei verschiedenen Menschen verschiedene Wirkungen erzielen. Gemeinsam ist allen nur: Bei der Mehrzahl der Hörer wirken sie auf die eine oder andere Weise tief auf Körper und Geist.

Singende Zellen

Die harmonikalen Gesetze sind nicht einfach nur irgendwelche Zahlenproportionen, die im Bau eines Zellmitochondriums angelegt sind. Es scheint vielmehr so, als würde die einzelne Zelle an sich selbst Töne produzieren. Das wird gerade naturwissenschaftlich belegt. (Meine Bücher mit den Titeln „Sterngesang" oder „Gesang der Stille" sind also kaum weniger Poesie als gleichzeitig poetische Bilder einer intuitiv-präzisen Klangwahrnehmung).

Professor James Gimzewski und sein Doktorand Andrew Pelling haben an der University of California/ Los Angeles mit Hilfe der Nanotechnologie den Gesang der Zellen hörbar gemacht. Sie setzten einen sozusagen hypersensiblen Plattenspieler mit einer Nadel, klein genug, um eine einzelne Zelle abzutasten, ein. Dabei entdeckten sie, daß Zellen schwingen. Diese Schwingungen der Zellwände wurden verstärkt und tatsächlich, eine gesunde Zelle singt regelrecht, bei Hefezellen hat man ein hohes C und ein D abgenommen. Hört man dagegen eine Krebszelle, so gibt sie wild-brutales Rauschen und Krätzeln von sich. Der Unterschied ist so klar wie zwischen einem Preßlufthammer und einer Planetenklangschale.

Für uns als Klangarbeiter stellen sich die Fragen nach wissenschaftlicher Beweisbarkeit gar nicht mehr, denn unsere Wahrnehmung hört den Klang der Stille schon lange. Uns scheint es oft, als diene die Wissenschaft vielen Menschen nur als Vorwand, um nicht nachspüren zu müssen, wie phantastisch und großartig die Schöpfung doch ist. Wenn Zellen singen und Sterne sich nach den Gesetzen der Musik bewegen, dann machen wir in der Mitte mit unserer oft grausam dummen Art, die Welt zu sehen, womöglich etwas falsch.

Stell dir mal vor, was mit den Pharmaziekonzernen geschehen würde, wenn nur 10% der Therapeuten und Ärzte ihre Medikamente durch Klangarbeit ersetzen würden? Eben jene Konzerne, die ihren Aktionären jedes Jahr 3 oder 10 Prozent plus bescheren müssen.

Es geht hier um Milliarden. Meinungen kaufen kostet viel weniger. Sicherlich ist dies einer der Gründe, warum alternative Informationen sich oft nur mit Mühe finden lassen, die Wahrheiten der Medienwelt dem globalen Handel jedoch selten ins Gehege kommen.

Eine gesunde Zelle singt also ein gesundes C oder D. Nun, dann ist ja wohl klar, daß alles, was um sie herum in feinen C und D-Tönen schwingt, dazu beitragen dürfte, daß sie weiterhin so gesund schwingt und singt.

Werden die harmonisch schwingenden Strukturen in uns durch schöne Klänge gestärkt, ist das Gesundheitsprophylaxe erster Güte. Denn sie ist ohne Nebenwirkungen.

Klangmassage ist eine Gesundheitserhaltungsmaßnahme und ein System zur Therapiebegleitung. Vor noch zwanzig Jahren haben die Schulmediziner über die Akupunktur die Nase gerümpft. Da sind die Menschen einfach zum Heilpraktiker gegangen. Heute ändert sich die Lage, gerade auch deshalb, weil die Patienten zunehmend mündiger werden. In weiteren zwanzig Jahren werden Ärzte auf breiter Basis mit Klängen arbeiten. Denn die neue Klangkultur ist eine Heilkultur, sie sucht mit Musik und Klängen den Weg in die Ganzheit.

Quelle: Spiegel Online
http://www.spiegel.de/wissenschaft/mensch/0,1518,302272,00.html

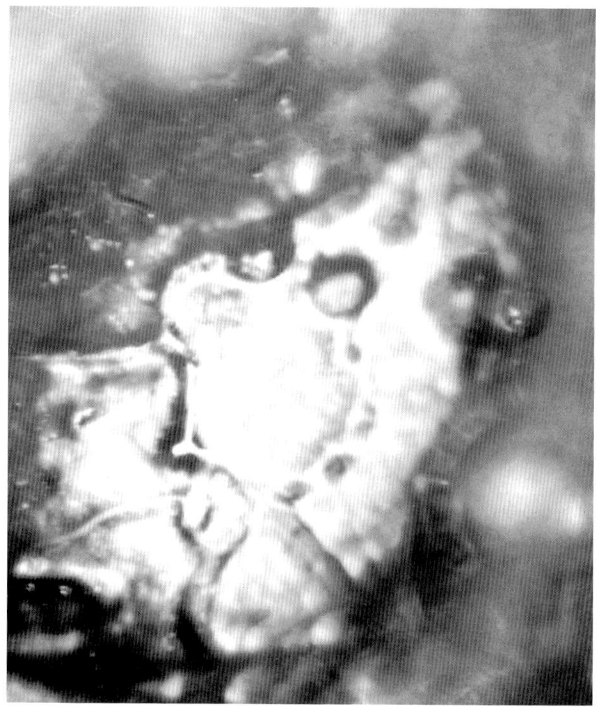

In diesem Zusammenhang begeistern auch die Forschungen des Wissenschaftlers Masaru Emoto. Er friert verschiedene Wasser ein und fotografiert die dann entstehenden Wasserkristalle durch ein Mikroskop. Das kleine Bild hier zeigt Wasser aus einem verschmutzten See. Es bildet in gefrorenem Zustand nur einen Klumpen. Auf der nächsten Seite dann ein Wasserkristall aus dem gleichen See.

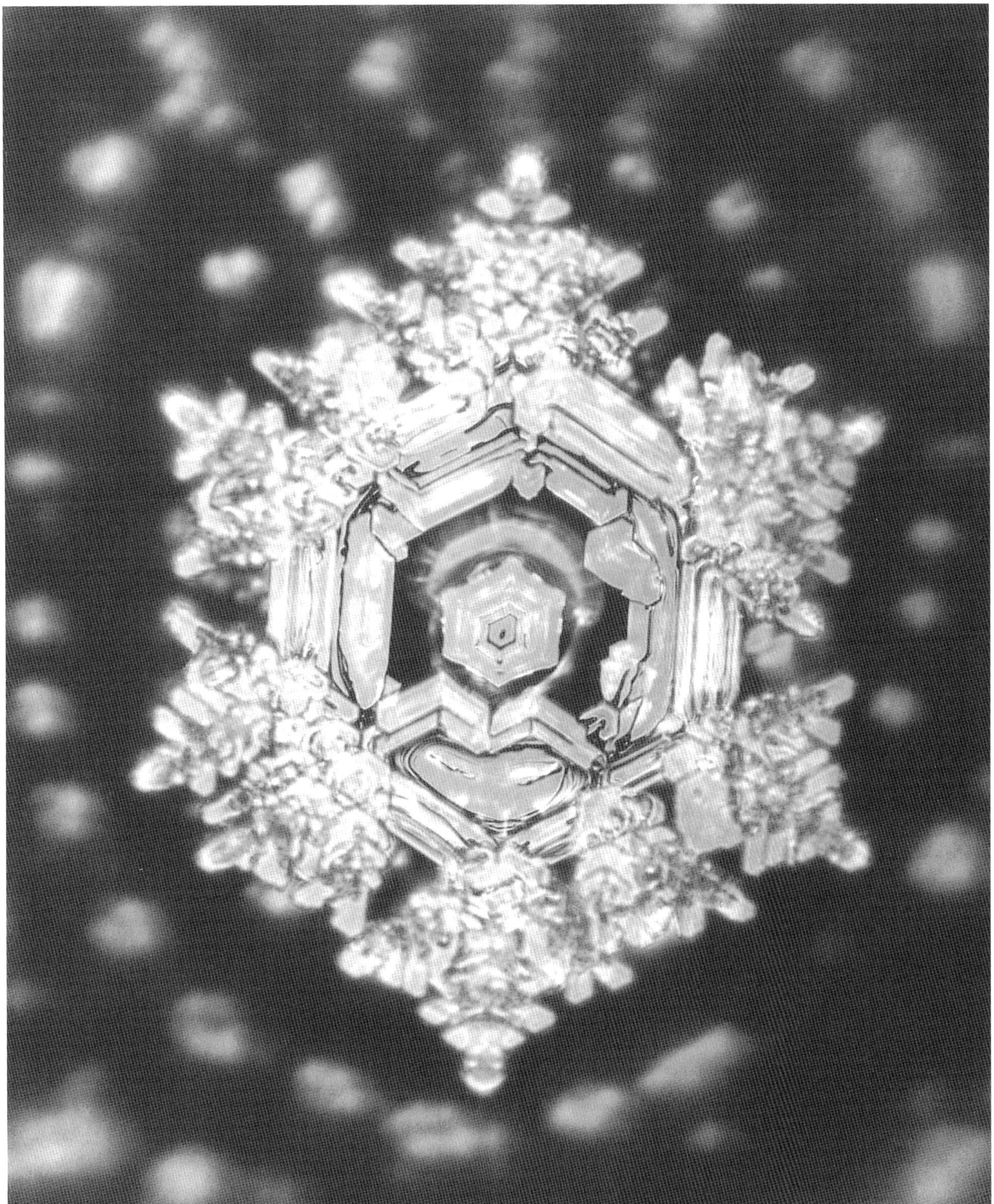

Was hat sich an diesem See abgespielt? Ein buddhistischer Mönch hat für den See gesungen, hat ihn besungen mit kraftvollen Liedern. Der Gesang und die in ihm enthaltenen Informationen haben das Seewasser auf mikroskopischer Ebene verändert. Kaum zu glauben? Es gibt Hunderte dieser Beobachtungen von Masaru Emoto. Es lohnt sich, seine Bücher zu lesen. Er weist nach, daß Wasser auf Schwingung von außen ganz erstaunlich reagiert.

Fotos mit Genehmigung vom Koha-Verlag aus dem Buch:
Masaru Emoto "Die Heilkraft des Wassers", ISBN 3-936862-48-8

Heilung heißt heile werden

Krankheit ist immer ein Verlust von Ganzheit. Genau deshalb sprechen wir ja auch von Heilung, wenn wir von der Krankheit gesund werden - wir werden dann nämlich heile. Vorher waren wir zwar nicht unbedingt kaputt, aber doch nicht ganz.

Kein Mensch und kein Medikament kann einen nicht ganzen Organismus heilen im Sinne von Ganzmachen. Nur der Kranke selbst kann das. Denn jede Therapie hat nur einen Sinn, ein Ziel: Den menschlichen Organismus wieder in die Lage zu versetzen, heile zu werden. Der Heiler und das Heilmittel sind immer nur ein Werkzeug, eine Art Hilfsmittel oder Katalysator des eigentlichen Heilprozesses. Sie sind sozusagen Prozeßmanager der Heilung. Es geht ihnen darum, den Organismus darin zu unterstützen, seine Ganzheit wiederzuerlangen.

Die schamanische Sicht von Krankheit und Heilung ist ähnlich: Fast immer hat der Kranke einen Teil seiner Seele verloren oder aber er leidet unter der Anhaftung fremder Wesen. Der Schamane macht nichts anderes, als das Zuwenig wiederherzustellen, indem er den verlorenen Seelenteil zurückführt oder die anhaftenden Wesen entfernt. Dennoch bleibt es stets dem Behandelten anheim, die empfangenen Anteile zu integrieren oder die abgewehrten Anteile nicht wieder einzulassen.

Die Traditionelle Chinesische Medizin (TCM) mit der Akupunktur ist unserem Denken um Jahrtausende voraus: Die Chinesen wußten schon lange, daß Gesundheit durch die Balance der vitalen Kräfte im Organismus erhalten bleibt. Krankheit definiert sich durch eine Instabilität, eine zu starke Verschiebung im Gleichgewicht der Kräfte und Energien, die unseren Organismus erhalten. Aus diesem Ansatz heraus war der chinesische Arzt früher auch dazu da, die Gesundheit der Menschen (also das Gleichgewicht der vitalen Kräfte im Organismus) durch geeignete Maßnahmen zu erhalten.

Unsere Medizin und häufig auch die Naturheilkunde beschäftigen sich damit, den bereits aus dem Lot geratenen Menschen vor den Folgen seiner Krankheit zu schützen und in seltenen Fällen auch das alte Gleichgewicht wiederherzustellen. In den glanzvollen Leistungen der Chirurgie gipfelt unsere wenig ganzheitliche Wahrnehmung: Als Königin der schulmedizinischen Disziplin schneidet und repariert sie den Menschen, wo die Ganzheit so weit gelitten hat, daß mit einfacheren Methoden und Mitteln der totale Kollaps des Organismus nicht mehr aufgehalten werden kann. Darin sind Ruhm und Hohn der Situation gleichsam enthalten: Daß die großen Könner unserer so hochentwickelten Medizin ihr Wissen und Können meist da einsetzen, wo die Gesundheit des Menschen schon schwersten Schaden genommen hat.

Wir möchten die kritische Wahrnehmung dieser Zustände vor Schwarz-Weiß-Denken bewahren: Unsere Medizin ist gut und wichtig, ihr Können ist oft schier unglaublich und dennoch: Jede Statistik über den Gesundheitszustand der modernen Völker ist eine reine Katastrophe. Chronische Krankheiten an Körper und Seele sind bei uns ab einem gewissen Alter eher die Regel als Ausnahme.

Alles, was dem kranken Menschen hilft, seine Ganzheit selbst wieder herzustellen, ist ein Werkzeug oder Hilfsmittel der Heilung. Ein angenehmer Duft, ein schönes Essen, die Begleitung liebender Menschen und natürlich auch die Wirkung von Klängen unterstützen den Organismus dabei, heile zu bleiben oder heile zu werden. Der Einsatz von Klangschalen, anderen Instrumenten, ja Musik überhaupt ist bei unzähligen Krankheitsbildern hilfreich. Klänge unterstützen den Menschen dabei, heile zu werden. Mit dieser Sichtweise bekommen die guten Dinge im Leben eines Menschen den ihnen gebührenden Stellenwert. Klänge helfen zu heilen, genauso wie sie dazu beitragen können, krank zu machen.

Klangmassage ist nicht gleich Klangmassage: Verschiedene Ansätze

Es gibt inzwischen einige Ausbilder in Sachen Klangmassage. Unserer Einschätzung nach sind sich viele in ihrer Ausrichtung recht ähnlich: Wenngleich sie auch auf verschiedene Details Wert legen, so kommen sie häufig zum gleichen Ergebnis. Es steht zu erwarten, daß sich die verschiedenen Schulen weiter gegenseitig inspirieren oder befruchten. So darf man davon ausgehen, daß sich viele Ausbilder zum Beispiel aus diesem Buch Inhalte rauspicken, die ihnen zusagen und die sie bei sich integrieren.

Die Grenzen in den Ansätzen sind fließend und das insbesondere unter Berücksichtigung der Tatsache, daß alle Methoden in ständiger Entwicklung sind und alle ein wenig von den anderen abgucken, es sich also gar nicht immer ganz klar unterscheiden läßt, wer jetzt mit welcher Idee oder Technik zuerst aufgetaucht ist. Oft handelt es sich ja auch um Adaptionen von Wissen in anderen Bereichen als der Klangmassage, so in diesem Buch bei der Anspieltechnik, der Dynamik, dem Setting. Die Ideale kommen aus dem chinesischen Denken, dem Buddhismus, dem Feng Shui und so fort.

Alle bekannteren Lehrer forschen und entwickeln, die Ausbildungen nehmen an Umfang und Tiefe zu, neue Konzepte tauchen auf. Ein Ende der Entwicklung wird es vorerst nicht geben. Deshalb sind die nun folgenden Zeilen nicht als Gegenüberstellung gedacht. Sie vermitteln eher eine Idee, an der du dich orientieren kannst, was dir mehr liegt, wo deine Resonanz am stärksten ist.

Die schlechte Klangmassage

Die schlechte Klangmassage kommt relativ häufig vor. Sie läßt sich vom Laien nicht immer erkennen. Der Motivation des Klangmasseurs mangelt es an Liebe. Und manchmal mangelt es nicht an Liebe, aber doch an technischer Fertigkeit und bei aller lichten Motivation wird gar lustig auf den Klangschalen rumgedengelt anstatt die Liebe auch auf die Klangerzeugung auszudehnen. Wir hoffen mit diesem Buch beides inspirieren zu können: Die technischen wie die ideellen Fähigkeiten und Absichten. Denn ohne sie kommt nur Gedengel raus, keine Klangmassage.

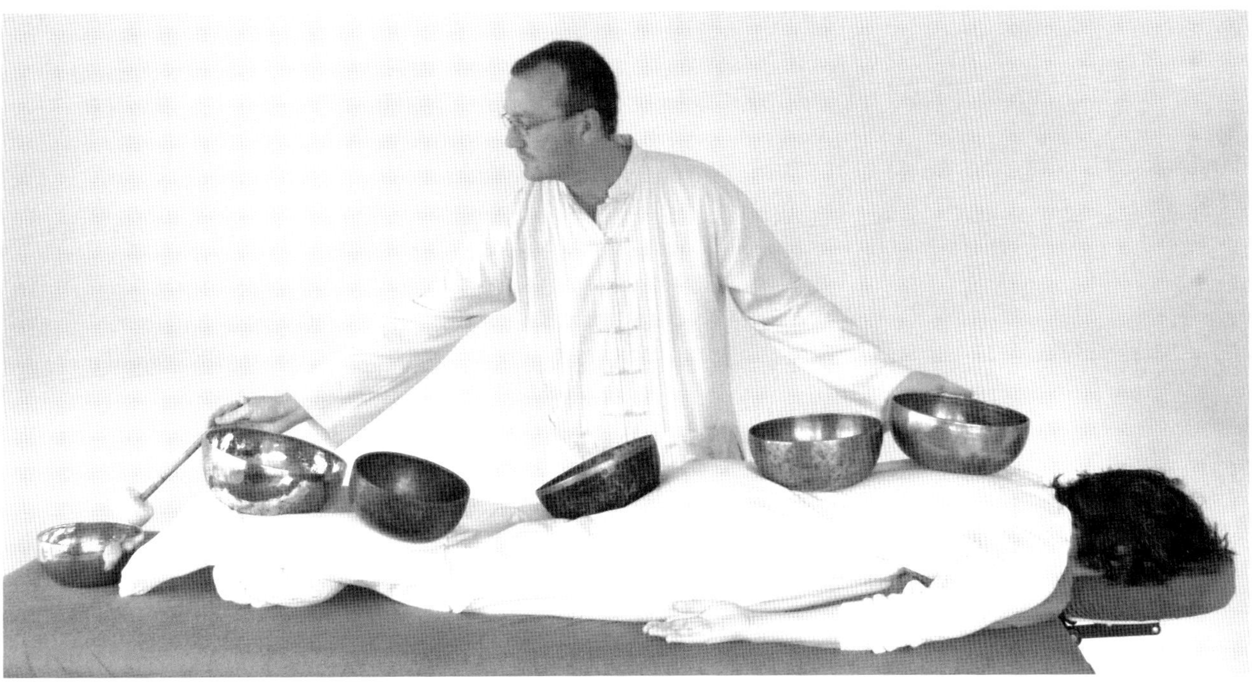

Die Wellness-Klangmassage

Obwohl das Wort sehr abgenutzt ist, nutze ich es hier, denn seine Idee ist gut: Die Wellness-Klangmassage will dir einfach guttun. Sie funktioniert sehr einfach und muß nicht systematisch vorgetragen werden. Es genügt im Grunde der gefühlvolle Einsatz guter Klangschalen in Verbindung mit einem angenehmen Setting. Es geht nicht darum, dir eine Erfahrung tiefster Meditation oder geistiger Reisen zu verschaffen, genausowenig will Wellness unbedingt gezielt auf spezielle Fragenstellung wie einer Verspannung, eines Lebensthemas oder eine Krankheit eingehen. Damit ist die Wellness-Klangmassage *nicht* oberflächlich! Dir Entspannung verschaffen ist nicht oberflächlich, es ist sehr gut. Entspannung hilft bei fast allem. Ihr Ziel ist nur nicht spezifisch und das schränkt ihre Wirkungsmöglichkeiten ein, beziehungsweise reduziert sie auf sich zufällig aus der Massage ergebende Wirkungen. Für die Anwendung dieser Massage genügt die Umsetzung der Schritt-für-Schritt-Anleitung in Verbindung mit dem richtigen Anspiel der Klangschalen.

Die Wellness-Klangmassage wird von vielen Klangmasseuren praktiziert, auch von vielen, die eine umfangreiche und tiefergehende Ausbildung genossen haben. Sie ist einfach und wirkt immer irgendwie ganz gut. Dagegen ist nichts einzuwenden.

Mit diesem Buch und einem Partner oder befreundeten Menschen, die mit dir üben, kommst du mit einiger Mühe und Übung auf die nötige Erfahrung, eine Wellness-Klangmassage umzusetzen.

Die therapeutische Klangschalen-Klangmassage

Diese therapeutisch orientierte Klangschalen-Klangmassage halten wir für die bisher am häufigsten vorkommende Klangmassage. Sie sucht gezielt über die allgemeine Wirkung der Klänge auf spezielle therapeutische Aufgabenstellungen Einfluß zu nehmen. Hier bekommst du eine Klangmassage, die sich neben dem Entspannungseffekt gezielter mit körperlichen, lebensbedingten Problemen oder Aufgabenstellungen auseinandersetzt. Verspannungen, Krankheiten, Streß oder der Wunsch, gezielt einen Prozeß zu unterstützen (zum Beispiel eine Entgiftung oder die energetische Unterstützung für einen Karrierschub oder in einer Scheidungskrise) sind Ziele dieser Klangmassage. Sie arbeitet mit der Positionierung der Klangschalen wie auch der Klangschalengröße der sich daraus ergebenden Tonhöhen.

Diese Klangmassage-Methode kann durch die Hände eines begabten Klangmasseurs mit intuitiver Kraft gegeben sehr wirkungsvoll sein. Die gezielte und nachvollziehbare therapeutische Wirkung der Klangmassage entfaltet sich maßgeblich mit durch die therapeutische Intuition des Klangmasseurs. Ohne seine Erfahrung und sein Können bleibt sie eine - manchmal schlechtere, weil auf das umfassende Setting verzichtende - Wellness-Klangmassage. Ein guter Klangmasseur kann hier mit drei Klangschalen mehr bewirken als ein schlechter Therapeut mit hundert Schalen.

Die Planetenschalen-Klangmassage

Diese Klangmassage gleicht der vorher genannten, nur werden bei ihr die Klangschalen durch Planetenschalen ersetzt, also durch Klangschalen mit zugewiesenen Klangspektren und den diesen Spektren zugeordneten Wirkungen. Mit Hilfe dieser Zuordnungen wird das intuitive Können des Klangmasseurs nicht weniger wichtig, sondern nochmals viel wirkungsvoller. Die therapeutische Planetenschalen-Klangmassage kann beim intuitiv nicht so begabten Klangmasseur allein aufgrund ihrer präziseren Einsatzmöglichkeiten nach Stimmung wirkungsvoll eingesetzt werden.

Ihre größtmögliche Präzision erreicht diese Klangmassage da, wo dem Klangmasseur alle bekannten Planetentöne in einer somit sehr großen Auswahl Klangschalen zur Verfügung stehen, was aufgrund der hohen Kosten für diese Ausstattung nicht so oft vorkommen dürfte.

Die Klangmassage zur Tiefenentspannung

Alle Klangmassagen können die Techniken der Klangmassage zur Tiefenentspannung problemlos integrieren, sie ist Grundlage der Methodik in diesem Buch. Ihre elementaren Techniken sind in den später ausführlich beschriebenen drei Säulen festgelegt: Anschlagtechnik, Rhythmus und Fluß, sowie Wellenbewegung, kombiniert mit dem geeigneten Setting.
Die Klangmassage wird hier in einem gleichbleibend ruhigen Rhythmus sanfter Anschläge geführt. Der durch das Setting schon angenehm berührte Klient gleitet hierbei tief und tiefer in die Entspannung. In diesem Zustand der Tiefenentspannung kann sich die Wirkung jeglicher Klangmassage (Wellness, Therapie oder Planetenschalen) bedeutend intensiver entfalten, als wenn der kontrollierende Geist des Klienten während der Klangmassage aktiv ist. Zudem kommt der Klient mit sonst nicht bewußt erlebten inneren Bildern in Kontakt, die ihm über sich, sein Leben, seine Wünsche, Hoffnungen, Ängste und Visionen Nachricht bringen.

Die schamanisch geprägte Klangmassage

Die Ursprünge der Klangschalen-Verwendung sind aller Wahrscheinlichkeit nach im Bön-Schamanismus zu finden (und nicht im Buddhismus, wie oft noch geschrieben wird).
Ich selbst arbeite schamanisch mit Didgeridoos und Klangschalen. Frank Plate ist sich sehr wohl bewußt, daß seine Konzeption der Planetenschalen-Klangmassage über die Technik zur Tiefenentspannung in das Reich der Seelenreise hinüberführt und auch dadurch ihr enormes Kraftpotential entfaltet.
Arbeitet man mit dem schamanischen Weltbild, so bekommen die Planeten wie auch die Metalle neue und noch tiefere Bedeutungsebenen eingehaucht. Doch die schamanische Arbeit erfordert einige Übung und Erfahrung, sie birgt Gefahren für den Unbedarften.
Die der schamanisch geprägten Klangmassage zugrundeliegende Idee: Klient wie auch Klangmasseur nutzen den rhythmisch fließenden Klangstrom gezielt, um die Seele auf Reisen zu schicken und auf diesen Reisen schamanische Welten (geistige Welten, die Anderswelt) zu betreten und hier Hilfe für die Heilung zu suchen.
Unserer Meinung nach führt die konsequente Weiterentwicklung jeglicher Klangmassage-Arbeit mit tieferer Absicht irgendwann zum Schamanismus. Doch die Forschungen und Beobachtungen im Umgang mit dem Klangschamanismus stecken noch in den Kinderschuhen.

Mögliche Einsatzgebiete der Klangmassage

Wenn du unsere Definition des Begriffes „Heilung" nachvollziehen konntest, dann stellt sich die Frage nach den Einsatzgebieten einer Klangmassage eigentlich nicht mehr.
Wir wissen, eine professionell ausgeführte Klangmassage tut ausgesprochen gut. Wir wissen, alles was ausgesprochen guttut, trägt dazu bei, die Selbstheilungskräfte der Körpers zu aktivieren oder zu unterstützen. Es gibt keine Krankheit, die überstanden würde, ohne die Selbstheilungskräfte des Organismus. Eine starke Chemotherapie, der gekonnteste chirurgische Eingriff würden ohne die Regulierungskräfte des Organismus

nicht heilsam wirken können, sondern zügig zum Tode führen, hätte der Mensch keine Kräfte in sich, die solche Eingriffe überstehen können.

Wellness, obwohl durch erbarmungslosen Mißbrauch zu einem peinlich abgeschmackten Begriff verkommen, ist dennoch eine tolle Sache. Krankheit ist Illness. Wellness ist etwas, das uns vor Illness bewahren soll. Nur leider steht heute Wellness auf vielen Dingen drauf, die durchaus krank sind.

Die Klangmassage ist dazu geeignet, überall unterstützend eingesetzt zu werden, insofern nicht klar kontraindiziert wird: Die Klangmassage ist universell einsetzbar.

Es gibt jedoch eine ganze Reihe von Lebenssituationen, in denen die Wirkung von Klangmassagen enorm hilfreich unterstützend sein kann und für die es schon Erfahrungen vieler Klangmasseure gibt:

- ➪ Bei jeglicher Art chronischer körperlicher wie seelischer (die sind sowieso immer miteinander verknüpft) Spannungszustände
- ➪ Nervosität und Hektik, hervorragend bei Herzrhyhtmusbeschwerden
- ➪ Streß, beruflich wie privat
- ➪ Verspannungen, egal wo am Körper
- ➪ Gelenkbeschwerden
- ➪ Kopfschmerzen
- ➪ Bauchbeschwerden (Bauchweh, Völlegefühle, Magenprobleme, Darmprobleme, Verstopfungen)
- ➪ Unterleibsbeschwerden (Menstruationsbeschwerden, mangelnde sexuelle Energie, Prostatabeschwerden), aber auch zur Geburtsunterstützung
- ➪ Schlafstörungen
- ➪ Durchblutungsstörungen
- ➪ Lebenskrisen
- ➪ Konzentrationsstörungen (zum Beispiel beim Lernen)
- ➪ Komatöse oder apallische Patienten (es gibt inzwischen eine Fülle von Berichten darüber, wie komatöse Patienten auf Klänge wie Obertongesang, Klangschalen oder Didgeridoos mit Veränderungen in Herz und Atemfrequenz reagieren und daß Apalliker unter dem Eindruck dieser Klänge erstmals Reaktionen zeigten)
- ➪ Hyperaktive Kinder
- ➪ Autismus
- ➪ Spirituelle Notsituationen wie der Tod eines geliebten Menschen, bei massiven und/oder unerwarteten beruflichen oder privaten Veränderungen, Sinnkrisen (Pubertät, Midlife-Krise, Menopause).

Die Grenzen der Klangmassage

Ich hörte einmal in einer Weiterbildung zur Homöopathie den Satz „Es gibt keine Grenzen für die Homöopathie, außer der des Könnens des Behandlers.“ Die Quelle ist mir leider nicht mehr bekannt.

Frank erinnerte mich beim Schreiben dieses Kapitels, daß es Grenzen der Klangmassage häufig durch den Klangmasseur gesetzt werden. Ich kenne das Phänomen aus dem Feng Shui. Ähnlich wie die Klangarbeit ist es eine umfassende Methode, deren Grenzen nur durch die Begrenztheit der Berater bedingt sind.

Beide Disziplinen erfahren so ihre Grenzen in derselben Ursache: Klangtherapeuten wie Feng Shui-Berater sind häufig nicht darin ausgebildet und trainiert, nichtalltägliche Wahrnehmungen als für den Prozeß relevant anzunehmen. Sie glauben, daß das Fühlen sich darin zeigt, daß es in unserem Alltagsbewußtsein, im Denken ankommt und verarbeitet wird. Beide Disziplinen (wie auch das Shiatsu, die Kampfkünste und andere) gelangen dort zur vollen Blüte, wo sich das technische Können mit dem Mut vereint, intuitiv zu erspüren, was geschehen will und es dann auch geschehen zu lassen.

Darüber hinaus ergeben sich die Grenzen der Klangmassage durch die Definition des Begriffes Heilung, wie wir ihn bereits herausgestellt haben: Die Klangmassage ist eine unterstützende und begleitende Maßnahme bei unzähligen Krankheiten. *Sie ist jedoch nie ein Ersatz für eine Behandlung durch einen Arzt, Heilpraktiker oder Therapeuten.* Handle verantwortungsvoll. Lehne eine Behandlung mit Klangmassage ab, wenn du bemerkst, daß ein Klient die Massage als Ersatz für den Besuch eines Arztes etc. ansieht. Auch wenn wir als Klangarbeiter häufig erfolgreich sind, wo die anderen nichts bewirken konnten, nehmen wir das als wundersame Fügung war. *Ohne die notwendige Ausbildung keine Behandlung - nur Begleitung!*

Wenn du nicht selbst Therapeut bist, dann solltest du davon absehen, Menschen mit psychischen Erkrankungen zu behandeln (außer natürlich ein Therapeut überweist seinen Patienten an dich). Eine Klangmassage wirkt tief und kann die Klientin an innere Bilder ihrer Vergangenheit führen, die sie überfluten. Die Klangarbeit kann dich wie die Klientin hier in sehr unangenehme Situationen bringen, die mehr schaden als daß sie Hilfe sind.

In der Arbeit mit schwer verhaltensauffälligen Kindern lasse Vorsicht walten oder lehne sie, so du nicht über die nötige Erfahrung verfügst, ab.

Sei ebenfalls achtsam bei der Klangmassage mit Schwangeren. Klänge können eine Geburt einleiten.

Zwinge deinen Klienten nie deinen Willen auf. Sei achtsam für die Bedürfnisse deiner Klienten wie für deine Wahrnehmungen. Die Grenzen der Klangmassage sind überall dort zu finden, wo du dich und deine Fähigkeiten überschätzt.

Erstverschlimmerung

Die Erstverschlimmerung oder Erstverschlechterung ist ein in den ganzheitlichen Therapien und Behandlungsmethoden regelmäßig anzutreffendes Symptom. Nach einer oder wenigen Behandlungen wird die Beschwerde, wegen der ein Klient überhaupt in die Behandlung gekommen ist, plötzlich deutlich schlimmer.

Für den Klienten kann dieser Zeitraum der Erstverschlimmerung eine Zeit der Prüfung sein, denn er muß nun schlicht und einfach durchhalten.

Viele Heilpraktiker und Heiler wissen um die diagnostische Bestätigung der Erstverschlimmerung: Wenn es zu derselben kommt, dann schlägt die Therapie erfolgreich an. Es gilt also, den Weg der Behandlung beizubehalten.

Die Ursache der Erstverschlimmerungsphase läßt sich bildhaft vielleicht so erklären: Durch die erfolgreiche Therapie beginnen die Selbstheilungskräfte des Körpers, die problematische Situation anzugehen. Alte Verkrustungen und Blockaden kommen in Bewegung, schon taub Geglaubtes beginnt zu hören, schon lahm Erklärtes beginnt sich zu regen. Der Körper scheidet massiv Stoffwechselendprodukte aus. All diese Prozesse fordern den Organismus und führen zu verstärkten Symptomen.

Bitte beachte: **Die Erstverschlimmerung findet nicht zwingend bei jedem Klienten statt.** Du mußt also nicht verzweifeln, wenn deine Klienten sich nicht über Erstverschlimmerungen beschweren.

Klangschalen und Zubehör

Welche Klangschalen sind die richtigen für die Klangmassage?

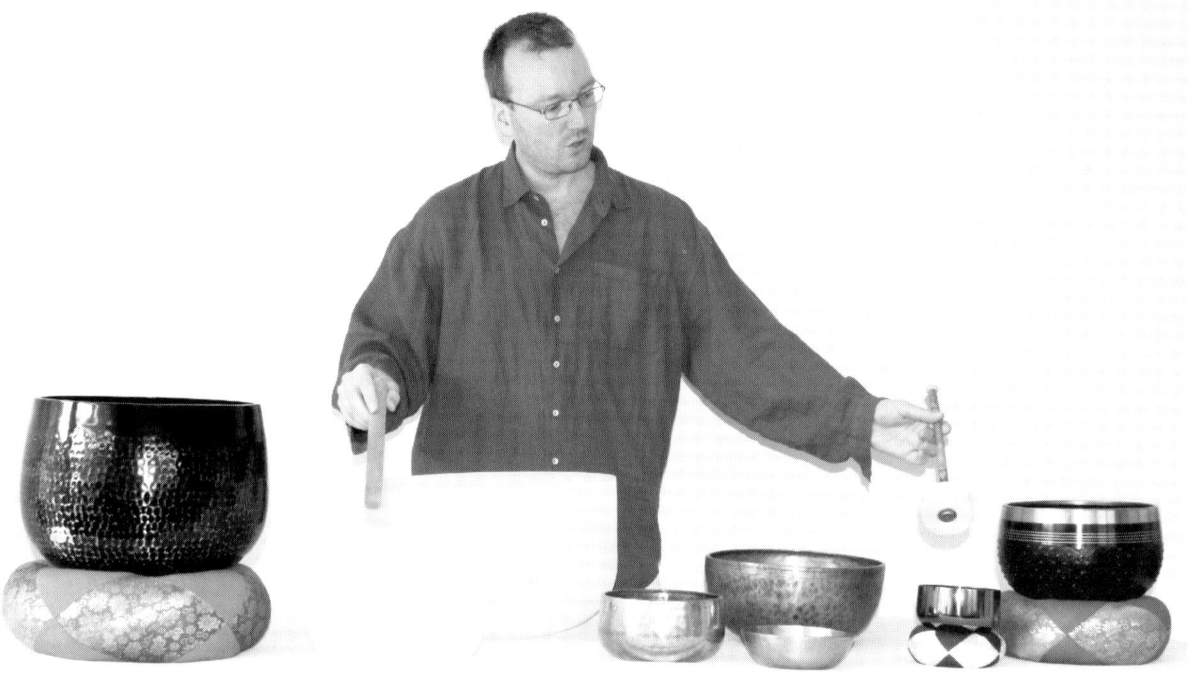

Auf dem Foto siehst du mal einige Klangschalen im Größenvergleich. Von links nach rechts: Tempelglocke mittlerer Größe, Kristallklangschalen in kleiner (!) und mittlerer Größe, Klangmassage-Klangschalen und Japanische Rin-Klangschalen

Im Buch *Gesang der Stille* portraitiere ich über vierzig verschiedene Klangschalen aus aller Welt. Sie alle klingen schön, manche gar gewaltig. Doch nur wenige Schalen sind für eine Klangmassage geeignet, wie wir sie hier im Buch vermitteln.

Kristallklangschalen

Diese aus Quarzkristallen hergestellten, oft riesigen Glasklangschalen sind nicht für unsere Klangmassage geeignet. Ihr Sound ist zu intensiv, zu durchdringend, zu gewaltig und zu körperlos. Sie bieten sich für Musiker und Seminarhäuser, für Raumreinigungen und Gruppenprozesse an, jedoch nicht für die Körperarbeit. Außerdem sind sie sehr zerbrechlich. Glasklangschalen sind die Chemotherapie der Klangschalen, es besteht die Gefahr, durch zu intensive Klänge Ungleichgewichte zu verursachen.

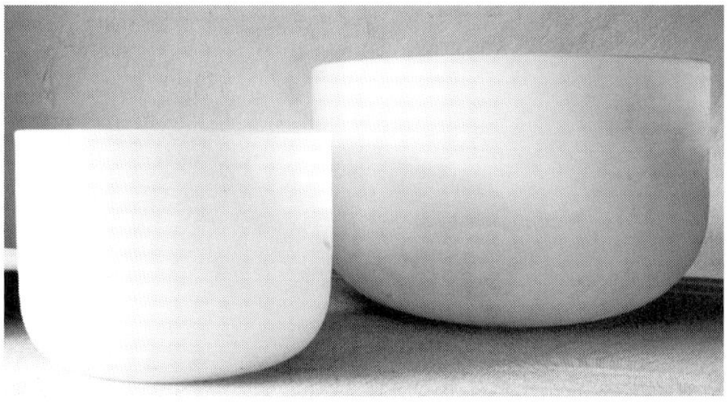

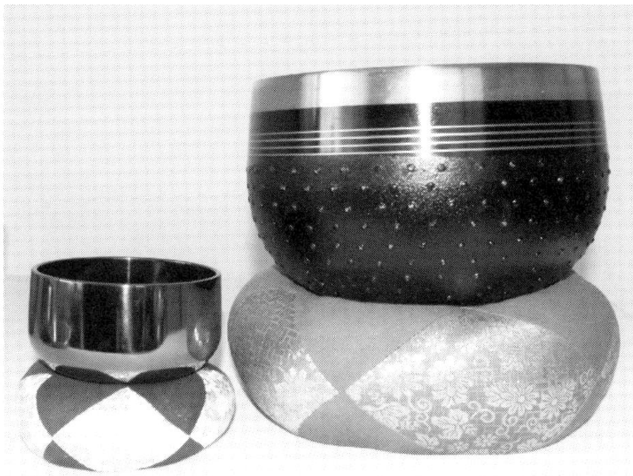

Japanische Rin-Klangschalen

Rin-Klangschalen sind edle und perfekte Klangkörper von reiner Ausstrahlung und feinem, klarem und präzisem Klang. Sie eignen sich hervorragend für Meditationen, denn sie unterstützen die menschliche Wahrnehmung dabei, sich zu klären. Sie sind jedoch ebenfalls nicht für die Körperarbeit zu empfehlen. Ziel ihrer Bau- und Klangkunst ist die Kontemplation und nicht die Körper- und Seelenarbeit.

Tempelglocken

sind meist größere Klanggefäße mit einem voluminösen, glockenartigen Sound. (Bild rechts unten) Auch sie sind nicht für die Körperarbeit erfunden, sie bilden eher das Bindeglied zwischen dem Geist (angeregt durch Rin-Schalen) und dem Meditationsraum. Ihr Klangziel ist es, Stille in Räumen hörbar zu machen.

Klassische Klangschalen aus Tibet, Nepal und Indien

Für die Klangmassage empfehlen wir vornehmlich Klangschalen-Typen aus Tibet, Indien und Nepal, hergestellt aus verschiedenen Metallgemischen, deren Zusammensetzung je nach Hersteller stark variiert. Diese Schalen firmieren unter den Warenbezeichnungen beziehungsweise Legenden:

➪ (alte) tibetische Klangschalen
➪ (alte) Himalaya-Klangschalen
➪ indische und nepalesische Klangschalen
➪ Planetenton-, Planetenklang- oder Planetenschalen.

Oft werden sie nach den Regionen ihrer Herstellung benannt, so zum Beispiel die Bengalen- oder Bengali-Schalen, Assam- oder Manipuri-Schalen oder Bihari- und Orissa-Schalen.

Das Wort „alt" ist bei den meisten heutigen Schalen ein Marketing-Gag und entspricht nur selten der Wahrheit. Auf keinen Fall steht alt für eine besondere Qualität! Nach modernen Klanganforderungen produzierte Schalen haben für die Klangmassage durchschnittlich viel bessere Soundeigenschaften als die durchschnittliche „alte" Schale, deren Qualitäten sich eher in anderen Anwendungsbereichen als der Klangmassage offenbaren können.

Allgemein läßt sich in alternativen Kreisen eine Tendenz bemerken, das Alte oder Exotische mit einer ihm innewohnenden weisen Botschaft zu verklären und technische Neuerungen und Innovationen mit Argusaugen zu begutachten. Diese Haltung verstellt hier und

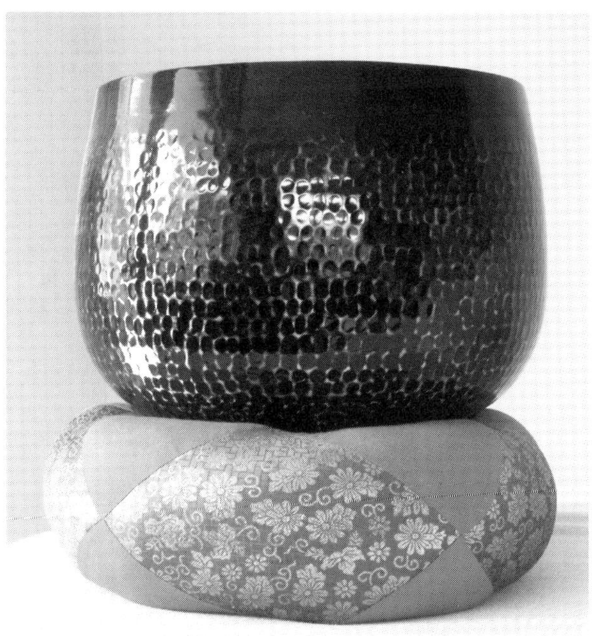

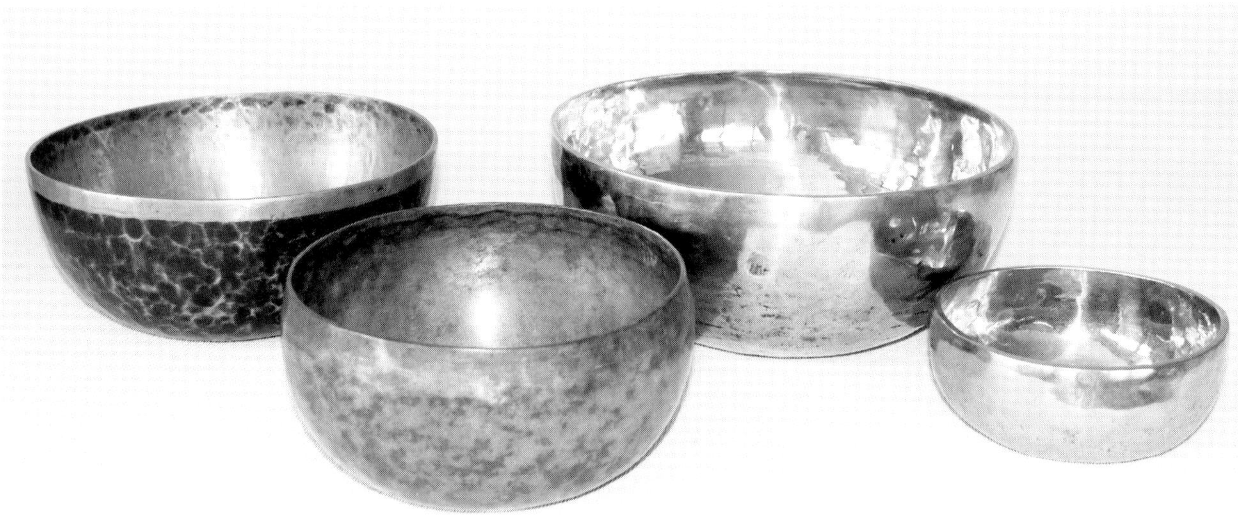

Alte und neue Schalen? Von wegen! Eine glänzende Schale kann alt und frisch poliert sein und eine Schale mit Patina sieht alt aus, weil sie eine Spezialbehandlung genossen hat. Das Aussehen sagt so gut wie nichts über das Alter der Schalen aus.

dort den Blick auf die wirklich genialen Errungenschaften unseres Denkens und unserer westlichen Kultur, die eine Verschmelzung von Technologie und Feinstofflichkeit im Bereich des Instrumentenbaus, so bei Klangschalen, Didgeridoos, Gongs, Saiten- und Rhythmusinstrumenten auf ein beeindruckendes Niveau bringt. Die kreative und weitgehend unbefangene Moderne vertieft und erweitert in der Gegenwart die technische wie spirituelle Evolution im Umgang mit den Klangkörpern und Klangerfahrungen immer mehr. Das Wissen aus der Ferne und die Zeugnisse der Vergangenheit liefern Instrumentenbauern und Musikern Inspirationen und Vorlagen, auf deren Grundlage höchste Klangkunst entwickelt wird und auf immer neuen Instrumenten den Äther der Welten durchdringt.

Entscheidender als Name und Herkunft einer Schale ist ihre Form und natürlich: ihr Klang (verhalten). Am besten lassen sich die Kriterien anhand von Fotos darstellen, wenn man gerade keine Schale rundreichen kann.

Auf dem Foto unten siehst du links eine bauchige, fast halbkreisförmige Klangschale. Diese kommen häufig in der Klangmassage zum Einsatz, es gibt sie in den Gewichtsklassen von einigen hundert Gramm bis zu vier, fünf Kilo. Diese Form treffen wir bei tibetischen, nepalesischen, bengalischen sowie neuen indischen Schalen an.

In der Mitte siehst du eine Schale mit relativ geradem Rand. Diese Schalen kommen bisher ausschließlich in

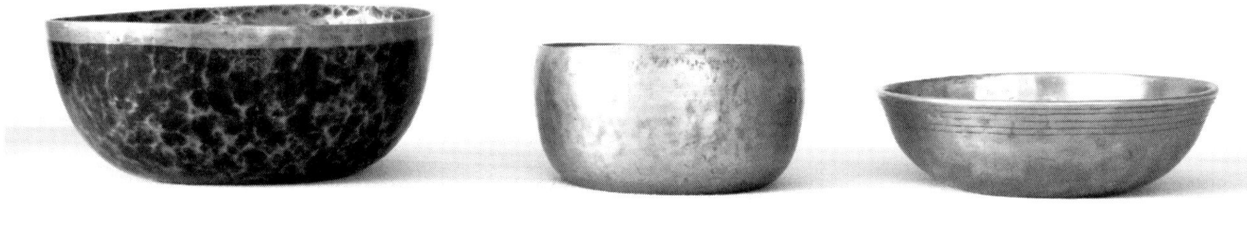

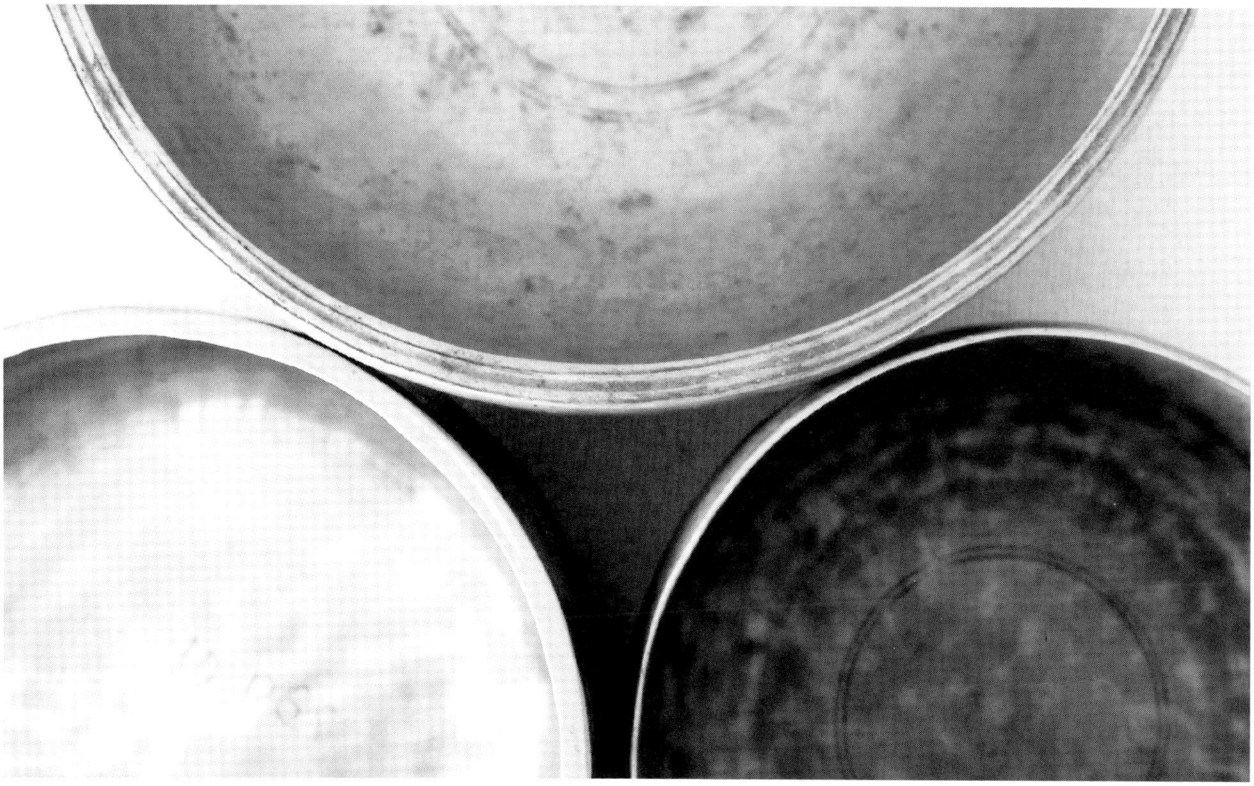

der kleinen bis mittleren Gewichtsklasse bis ungefähr 1000 Gramm vor und werden zumeist in Indien hergestellt.
Rechts dann eine typische Assamschale aus der Region von Assam und Ostnepal mit charakteristischer Suppenschüsselform. In der Regel kommen diese Schalen nur in Gewichten von deutlich unter 1000 Gramm vor.

Ganz entscheidend wird der Sound und das Schwingungsverhalten von der Wandstärke der Klangschalen geprägt. Auf dem Foto oben siehst du, wie unterschiedlich die Wandungen sein können. Es gibt keine Empfehlung, welche Wandstärke für die Klangmassage bessere Klangschalen zur Verfügung stellt - auch hier kommt es wieder ganz klar auf die Qualität jeder einzelnen Schale an und natürlich auf deine persönlichen Neigungen. Ich finde Spitzenklangschalen sowohl unter den dickwandigen wie unter den sehr dünnen Schalen. Unter den dünnwandigen Schalen begegnen mir beim Aussuchen mehr "Windeier", das heißt Schalen, die etwas dünn, blaß oder schwächlich klingen. Das kann aber durchaus mein persönlicher Eindruck sein.

Was ist beim Kauf von Klangschalen zu beachten?

In der Regel wird bei dir nicht gleich einen größerer Klangschalenhändler nebenan seinen Laden haben. Bei größeren Einkäufen lohnt es sich aber unbedingt, eine weitere Anfahrt in Kauf zu nehmen.
Bedenke: Deine Schalen werden dir dein Leben lang zur Seite stehen, da lohnt es sich schon, ein wenig Aufwand für den Erwerb zu treiben. Wenn du allerdings nur eine einzelne Schale suchst, dann mußt du nicht gleich 400 Kilometer zum nächsten Großhändler fahren, das wäre ökologisch und ökonomisch nicht sonderlich effizient..
Der Verkauf von Klangschalen im Internet nimmt immer mehr zu. Die dort angebotenen Klangschalen soll-

ten mit einem Klangbeispiel hinterlegt sein, damit du dir einen Eindruck von der Schale machen kannst. Seriöse Händler werden dir jederzeit Klangschalen am Telefon vorspielen, so daß du eine Vorauswahl treffen kannst.

Eine Klangschale für die Klangmassage sollte:
- sehr lange nachschwingen
- am Boden eine spürbare Schwingung haben
- keine störenden Nebengeräusche wie Klirren oder Sirren (als ob kleine Steinchen in der Schale liegen würden) produzieren.

Bevor du überhaupt zu Händlern Kontakt aufnimmst, hilft es, wenn du für dich klärst, was in etwa du überhaupt suchst:
- Sollen es zwei, drei oder zwanzig Schalen sein? Soll es ein Chakraset sein oder Planetenschalen?
- Was sollen deine Klangschalen können, was für eine Wirkung sollen sie haben?
- Welche Körperbereiche sollen sie ansprechen?
- Ganz wichtig auch: Wieviel Geld möchtest du investieren?

Wenn du diese Fragen für dich vorab klärst, kann ein Händler dich viel effektiver beraten. Es scheint uns auch sinnvoll, wenn du zu mehreren Händlern Kontakt aufnimmst. *Nur eine Beratung ist keine Beratung!*

Wichtig ist: Traue keinem Händler blind, nur weil er einen guten Namen hat. Klangschalenwahl ist etwas sehr Intimes. Du solltest die ausgewählten Schalen selber ausführlich auf ihre Eignung überprüfen. Entsprechen ihr Klang und ihre Wirkungsweise deinen Vorstellungen? Nur du selbst kannst das entscheiden.
Wenn du dir Klangschalen per Telefon oder Internet kaufst, so gehst du nicht das geringste Risiko ein. Nach dem Fernabnahmegesetz hast du auf jeden Artikel (also nicht nur Klangschalen), den du per Katalog, Telefon oder Internet kaufst, ein vierzehntägiges Rückgaberecht. Ein Händler, der dir das Recht versagt, darf teuer abgemahnt werden - er verhält sich wettbewerbswidrig. Wenn du etwas zurückgeben möchtest, dann darf es natürlich nicht beschädigt sein. Du brauchst dich dem Händler jedoch nicht erklären, warum du etwas zurückgibst.
Häufig werden Klangschalen aufgrund ihrer Größe einem gewissen Wirk- oder Körperbereich zugeordnet, so nach dem Motto: Die Fußreflexmassage-Schale muß zwei Kilo wiegen. Oder: Ein Klangmassageset muß Klangschalen von vier Gewichtsklassen enthalten. Das ist ganz in Ordnung, wenn du nicht professionell orientiert arbeitest, ich habe es auch im Buch *Gesang der Stille* so empfohlen, wobei mir auch hier die persönliche Wahl einzelner Schalen in jeder Gewichtsklasse wichtiger scheint.
Du kannst jedoch mit drei kleineren Schalen im Bereich 500 bis 1000 Gramm oder mit drei großen Schalen um die zwei Kilo sehr wohl alle Körperregionen ansprechen, insbesondere wenn du gestimmte Schalen kaufst. Für den einfachen Einsatz sind drei bis vier Schalen in drei Gewichtsklassen ausreichend und finanzierbar. Für den ambitionierten Einsatz sollten die Töne entscheiden und nicht die Gewichtsklassen oder Größen.

Wie kannst du die Wirkung einer Klangschale überprüfen?

Wenn du Klangschalen für bestimmte Körperbereiche auswählen möchtest, dann solltest du dir bei der Auswahl Zeit und Muße gönnen. Du kannst die Schale dabei entweder vor dich hinstellen oder auch in der Hand halten. Spiele die Schale ein- oder mehrmals an oder bitte den Händler, daß er sie dir auf deinen Händen anspielt, während du in Ruhe lauschen kannst. Er wird das gerne für dich machen.

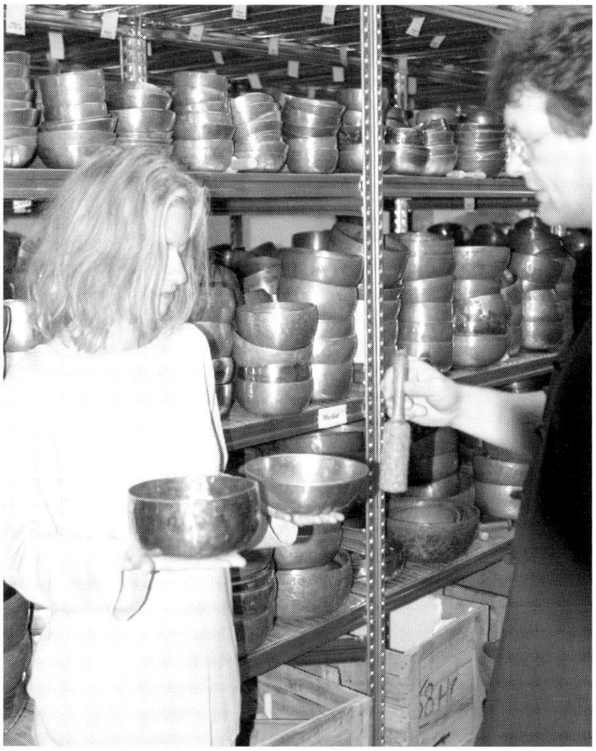

Bei der Klangschalenwahl traue deinem eigenen Gespür. Ein guter Händler wird dich dabei unterstützen.

Spüre in deinen Körper hinein. Wo spürst du die Schwingungen der Schale? Mit der nötigen Übung resoniert dein Körper mit der Schale. Du brauchst dem Händler nicht vertrauen, dein Gespür führt dich!
Wenn du die Schale an zwei Regionen gleichzeitig spürst, dann ist das ganz normal. Fast alle größeren Schalen wirken auf mehreren Ebenen, sie enthalten selten nur einen Ton, sondern klingen gleichzeitig mit zwei oder mehreren Tönen. (Siehe auch im Kapitel: Planetenklänge)

Solltest du es dir noch nicht zutrauen zu erspüren, wo Schwingungen in dir resonieren, so liegt noch ein gutes Stück des Weges vor dir. Dieses Buch wird dir dabei helfen, deine Intuition und dein inneres Lauschen zu entwickeln. Solltest du dir noch nicht so recht trauen, so kaufe besser erst mal nur eine oder zwei Klangschalen und dann weitere so peu à peu nach. Leg nicht gleich mit einem Dutzend los. Wenn du dieses Buch durchgearbeitet hast, wirst du sensibler für die Schwingung der Schalen sein und auch sicher deine Schalenwahl treffen können. Auch das Buch *Gesang der Stille* ist hier zu empfehlen. Hier sind über vierzig verschiedene Klangschalen ausführlich dokumentiert und auf einer beiliegenden CD auch zu hören. Solch eine Auswahl führen kaum mehr als ein Dutzend Händler in der Republik, es lohnt sich also, sich mal einen Überblick oder ein „Über-Hör" zu verschaffen.
Grundsätzlich gilt immer: Die Schale sollte dir persönlich in Klang und Anspielverhalten gefallen. Es ist nicht nötig, Schalen zu kaufen, von denen du meinst, daß sie optimal zu deinen Klienten passen werden. Da bräuchtest du unendlich viele Schalensets. Wenn du Schalen wählst, die zu dir passen, werden diese Schalen Klienten anziehen, die zu den Schalen und dir passen. (Siehe auch: Das Prinzip Resonanz)
Laß dir niemals Schalen von Menschen aufschwatzen, die behaupten, diese oder jene Schale wäre gut für dich. Nur dein Gefühl entscheidet.

Erde und Äther

In der Klangschale und ihrem Klang vereinen sich zwei elementare Prinzipien. Die Schale selbst ist aus Metallen. Metalle stammen aus der Erde, sie sind Bestandteil der Erde. Die Schale ist ein Gefäß der Erde. Nicht umsonst symbolisieren Schalen in vielen Kulturen das weibliche Prinzip.

Die Schale wird zum Schwingen gebracht mit dem Klöppel, Symbol des männlichen Prinzips. Wenn die Schale in Schwingungen gerät, dann bewegt sie den Äther, die Luft, und über dieses Element setzt sich der Klang fort und durchflutet unseren Körper, unser Hören, unsere Wahrnehmung.

Der Äther ist des Himmels und der Himmel ist symbolisch wiederum dem männlichen Prinzip zugeordnet.

Im Traumzeit-Verlag gibt es eine ganze Reihe von Klangschalen-CDs, die diese Prinzipien bewußt umgesetzt haben: Auf den Musikstücken sind nicht nur die Klangschalenschwingungen zu hören, die einen stets so sanft in höhere Sphären entschweben lassen. Es wurde auch darauf geachtet, daß die Hörerin immer wieder das Material hört, was da eigentlich schwingt. Das Anspiel der Schalen, die Beschaffenheit der Schalenmaterialien, die Oberflächen der Klöppel und der Schalen sind hier zu hören und bringen einen beim Lauschen immer wieder zurück auf die Erde.
Die Schwingung läßt dich entgleiten, das Anspiel zentriert dich.
Nimmt man nämlich die Anspielsounds hinzu, so bewegt sich das Bewußtsein der Hörerin zwischen den verschiedenen Ebenen hin und her. Das Resultat ist eine aktivierende Entspannung. Mit dem Hören ist man also nicht nur einfach „voll relaxt" und mag nur so vor sich hin träumen, sondern schöpft augenblicklich aus dieser Entspannung heraus Kraft und Vitalität.
Du kannst das mit einem Partner üben:

Partnerübung

Jeder spielt einmal für fünfzehn Minuten, jeder hört einmal nur zu. Ihr sitzt euch gegenüber. In der Mitte die Klangschale(n). Einer von euch spielt die Schalen sanft an, der Partner lauscht. Wenn ihr mit dem sanften, absichtslosen Anspiel noch nicht vertraut seid, müßt ihr erst die Übungen weiter hinten im Buch lernen. Wichtig ist: Sanft, still, zart und verliebt spielen!
Dann bindet in das Anspiel Anschläge ein, die auf das Material zielen, also durchaus „anklopfen". Es soll nicht scheppernd oder aggressiv klingen, aber es darf das Material erklingen. Der Hörende lauscht bewußt, wohin seine Außen- und Körperwahrnehmung wandert, wenn ein „Anklopfer" ertönt.

Ihr werdet mit ein wenig Übung feststellen, daß die Wahrnehmung mit dem Anspielsound blitzartig von einem Außen in den Körper zurückspringt und sich mit der auf den Anschlag entfaltenden Schwingung wieder fortbewegt.
Der Anschlag zentriert uns in unserem materiellen Sein, in unserem Körper, die Schwingung trägt dazu bei, daß wir uns geistig ausdehnen können über unser irdenes Erscheinungsbild hinaus.
Und dieses Hin und Her wirkt wie eine Art Bodybuilding für die Seele. Sie wird aufgepowert.
Das ist auch der Grund, warum wir diese Technik in der Klangmassage nicht einsetzen. Der durchschnittliche Mensch unserer Kultur ist sehr stark in der materiellen Welt verhaftet und aus dieser Verhaftung rühren viele seiner Probleme. Mit der Klangmassage geben wir ihm eine Hilfe, sein Bewußtsein über sein materielles Selbst hinaus auszudehnen oder einfach zu entspannen.

Das Geheimnis der Metalle

Es macht Spaß, sich über die energetischen Wirkungen der in einer klassischen Klangschale verwendeten Metalle mit professionellen Kollegen auszutauschen. Dennoch ist die genaue Zusammensetzung der Schalen für die Qualität einer Klangmassage von eher nebensächlicher Bedeutung. Die Feststellung, nur eine bestimmte Menge oder Zusammensetzung bestimmter Metalle vollende die Klangschalen-Baukunst, zeugt von Marketingdenken und tut der Sache überhaupt nicht gut. Die verschiedenen Hersteller wetteifern hier um die legendärste Mischung, und der Laie wie auch der hoffnungsvolle Klangmasseur glauben nur allzu gerne, daß ihre Arbeit durch ein Metall wirkungsvoller wird. Schon kursiert die Saga, bestimmte Schalen würden nur noch mit den homöopathischen Tropfen für Gold oder Meteorgestein versehen und dadurch noch wirkungsvoller. Das ist Esoterik und ungefähr so zu

bewerten, als würde sich ein Chirurg darüber auslassen, ob sein Seziermesser aus der oder der Metallmischung ist. Ich wette, dir ist ein Chirurg, der sein Handwerk mit jedem Skalpell beherrscht, lieber als einer, der Zweifel bekommt, weil er sein geweihtes Skalpell bei deiner Operation nicht einsetzen kann.
Ich frage mich, wann die ersten Klangschalen mit heiligem Lourdes-Wasser auftauchen? Wer bietet die ersten Schalen an, in die ein winziges Stückchen von einer Schale eingearbeitet wurde, die der Dalai Lama mal in der Hand hatte? Dann kommen noch Schalen mit 84 Elementen, man muß bei der Herstellung nur ein paar Körnchen Himalayasalz hineinstreuen und es kann nur außerordentlich wirkungsvoll sein, 84 Elemente in seiner Klangschale zu haben.

Metalle und Planeten

Inspirierend für die Diskussion ist weiterhin die Verknüpfung der Metalle mit Planeten:
⇨Gold für die Sonne
⇨Silber für den Mond
⇨Quecksilber für den Merkur
⇨Kupfer für die Venus
⇨Eisen für den Mars
⇨Zinn für den Jupiter und
⇨Blei für den Saturn,
die aus alten Überlieferungen und Mythologien vieler Völker und der Astrologie übernommen wurden.
Der in Büchern und auf Webseiten zu findende Hinweis, daß es sich um heilige Planeten handle und um heilige Metalle in den Mythologien welcher Zeiten und Orte auch immer, bringt uns als Adepten der schönen Klangkunst allerdings nicht wirklich weiter. Obwohl die Verknüpfungen zwischen Planet, Metall und Mythologie einfach zu recherchieren sind, fehlt eine Erforschung und vor allem Dokumentation ihrer Wirkung bei der Klangmassage. Was haben wir davon, et-

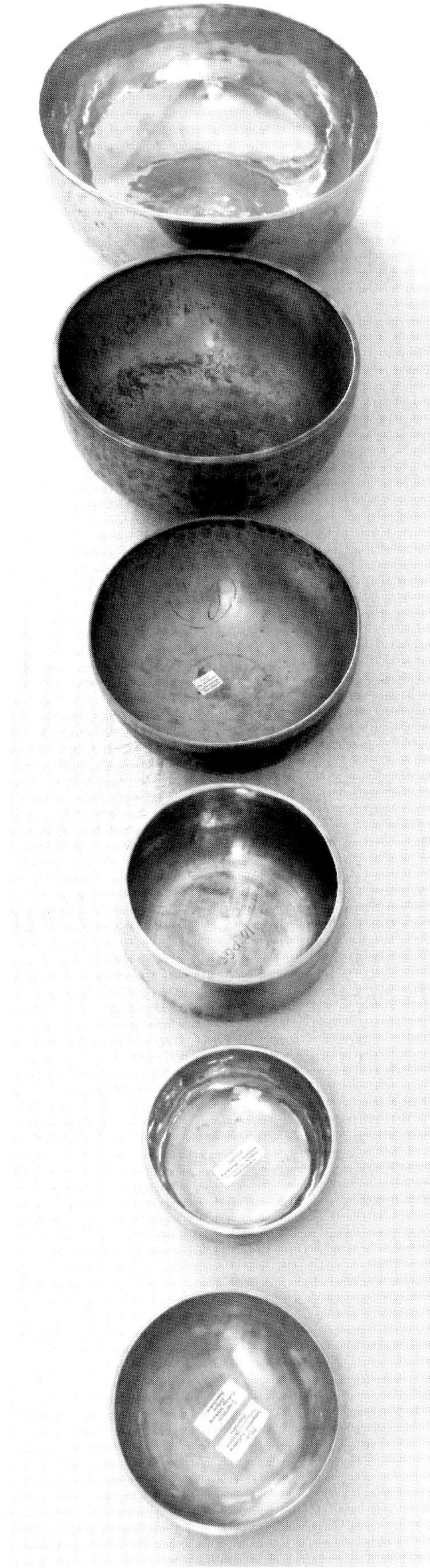

was von Magie, Metall und Planeten zu raunen, wenn wir gar keine Kenntnisse der Klangwirkung haben?
Wir zweifeln die Verflechtungen von All und Metall und Wirkung hier nicht an, aber solange kaum ein Mensch genau weiß, wieviel von welchem Metall in welcher Schale ist, jedoch alle von dem Geheimnis mit bedächtiger Stimme raunen, wirkt das nur sensationsheischend. Du hast das nicht nötig - das Klangreich ist voller Magie, Freude, Lebenskraft und geradezu phänomenaler Physik, die du und deine Klienten direkt und belegbar erleben können. Wir brauchen keine magische Saga. Wir haben die magischere Wirklichkeit. Klangmassagen gibt man auf der Erde ...
Frank hat mehrfach Klangschalen in wissenschaftlichen Instituten auf ihren Metallgehalt untersuchen lassen. Die Analyse fand an verschiedenen Stellen einer Klangschale völlig verschiedene Metallkonzentrationen, so daß eine genaue Aussage nicht möglich war.

Unlängst hörte ich von einem Computerprogramm, welches über den Sound der Schale die Metallzusammensetzung analysieren soll. Leider kenne ich die Quelle dieser Idee nicht und ob sie seriös ist. Es würde die Diskussion und Anwendung natürlich sehr verfeinern, wenn so eine Software vorhanden wäre. Dann können wir die Wirkungen der Metalle auch aufschlüsseln. *Also: Bitte melden, wer das kann!*
Bis dahin würden wir den Klangschalenkunden etwas anpreisen, zu dem den meisten von uns das Wissen fehlt. Das ist nicht notwendig, denn deine Arbeit als Klangmasseur wird bestimmt durch dich und deine Fähigkeiten, dann durch dich und deine Fähigkeiten, schließlich durch dich und deine Fähigkeiten und erst dann durch deine Werkzeuge - eine ganz grundsätzliche Qualität der Klangschalen natürlich vorausgesetzt. **Wenn du es gut kannst, dann kannst du es mit jeder guten Schale.**
Ein überragender Fotograf braucht nie die teuerste Fotoausrüstung, um ein Bild von besonderer Ausdruckskraft zu schaffen. Ein erfahrener Kampfkünstler kann dich mit einem stumpfen Holzstecken besiegen, selbst wenn du über das vollkommenste Schwert der japanischen Schmiedekunst verfügen würdest. Ein erfahrener Schamane streitet nur aus Lust und Laune darüber, welches Fell nun auf der Trommel das beste ist. Tatsächlich kann er mit einem Stein auf einem anderen Stein den Rhythmus schlagen, mit dem er erfolgreicher zur Heilung reist als manch ein Einsteiger, dem die teuerste Trommel der Welt gehört. Die ausgereiftesten Didgeridoos, die weltbesten Gongs, sie bestimmen doch nicht deinen Erfolg als Klangmasseur oder Musiker. Sie begünstigen nur dein Können.
Ohne Können keine Harmonie.
Ohne Harmonie keine Heilung.
Ein erfahrener Mediziner kann mit seinen Händen und seinem wachen Geist Krankheiten oft besser diagnostizieren, als manch ein Kollege mit dem teuersten Maschinenpark.

Die Metalle in den Klangschalen rühren an sensible Bereiche, die so feinstofflich, so extrem vielfältig, so enorm verflochten und so spezifisch in ihrer Wirkung sind, daß wir über ihre theoretische Nutzung die Bereiche geistiger Welten betreten. Tatsächlich gibt es bisher keine Ausbildung, die Zeit und Raum freisetzt, mit diesen Kräften zu arbeiten, und bisher gibt es keine nur annähernd wissenschaftlichen oder individuell griffigen Dokumentationen in Schriftform, die das Thema der Metalle und ihrer exakten Wirkmechanismen im Prozeß der Klangmassage dokumentieren.
Auf den Punkt gebracht: In der Klangmassage gibt es sicherlich so einige hundert Punkte, die du zu beachten und beherrschen trachtest. Sie alle sind auf das feinste miteinander verwoben. Wenn du dich nun noch mit Metallen beschäftigst anstatt mit der grundsätzlichen Qualität, dann betrittst du das Reich der Alchemie.

Hier möchte und kann dich dieses Buch nicht anleiten.

Wenn wir uns hier über zwei Seiten den Metallen widmen, dann stehen diese nur für eine grundsätzliche Einstellung, zu der dieses Buch und unsere Arbeit einen wichtigen Kontrapunkt liefern möchten. Klangmassage ist keine esoterische Kunst, sie bedarf keiner vagen Wahrscheinlichkeit, sondern des soliden Handwerks. Für Frank, Zoran und mich ist eine Frage wichtig: Kann der Klangmasseur mit der Schale Liebe schenken? Metalle und Planeten und teure Geräte sind Werkzeuge. Meisterschaft erlangst du im Herzen.
Das Werkzeug zu glorifizieren ist eine Macke von uns Westlern. Wir sind dem Haben eben noch ein Stückchen näher als dem Sein.
Laß uns danach streben, mit einem Holzstecken kraftvoller zu wirken als mit dem schärfsten Schwert.

Das Geheimnis der Planetentöne

Die Frage der Planetentöne ist im großen und ganzen genauso zu bewerten wie die der Metalle: Als Laie muß man dem Händler vertrauen oder über eine eigene Spezialsoftware zur Prüfung der Töne verfügen - normale Stimmgeräte können Klangschalen mit ihren gleichzeitig klingenden Tönen nicht erfassen.
Was zählt, ist deine Qualität als Praktiker und die Qualität deiner Schale(n)- nicht ihre Art.

Dennoch hat das System der Planetenmusik eine andere Grundlage als das der Metalle: Es basiert auf einer mathematischen Berechnungsmethode und beschränkt sich nicht auf Klangschalen, sondern entspringt einem harmonikalen Gesetz, ist also für alle Instrumente gültig. Das Phänomen der Planetentöne wurde von Hans Cousto entdeckt, es ist eine präzise Methode. Natürlich raunen auch hier zahllose Laien und Profis mit magischer Stimme von der Macht der Planetentöne, aber das wäre gar nicht nötig. Planetenklänge sind mathematisch berechnet, es handelt sich um Physik, Musik, Wissenschaft, und aus dieser ergibt sich je nach persönlicher Vorliebe die Magie.

Planetenschalen haben einen entscheidenden Vorteil gegenüber anderen Klangschalen: Ihre Töne sind ausgemessen und klar definiert. Dabei ist es erst mal gar nicht so entscheidend, ob es sich um Planetentöne handelt, vielmehr geht es um den definierten Ton an sich. Du kannst dich problemlos mit einem Kollegen über die Qualitäten eines Sonnentons oder eines Marstons austauschen. Bei Gold, Blei, Wismut oder Meteoreisen wäre ein Austausch über Wirkungen nur unter erfahrenen Feinfühligen oder Metallurgen möglich. Du kannst eine große Schale mit einem Mondton benutzen und sie bei Erfolg mit einer anderen Schale mit Mondton kombinieren.
Ein Kollege empfiehlt dir, einen Venuston bei einem speziellen Krankheitsbild einzusetzen und du kannst beim nächsten Klienten, der diese Krankheit hat, eine Schale mit dem empfohlenen Ton aussuchen und anwenden.
Die Zuordnungen der Planetentöne zu Farben sind ebenfalls gesichert. Die Zuordnung von Tönen zu Farben und zum Endokrin-(Hormon)System des Menschen funktioniert. Hintergrundinformationen zu den Planetentönen und ihren Wirkungen findest du im Kapitel „Die Planetentöne".
Dennoch würden wir all diese Wissenschaft der Planetentöne, wie auch die Alchemie der Metalle, dem Setting und deinen Fähigkeiten unterordnen.

Klangschalen transformieren

Klangschwingungen einer Klangschale reagieren auf das energetische Muster ihrer Unterlage - wir gehen mit einer Übung weiter hinten im Buch praktisch darauf ein (Siehe: Blockade und Überschuß).
Klangschalen schwingen auf Blockaden und auf Störfeldern wie einer Verspannung oder einem kranken Organ durch eine Veränderung ihres Sounds - der Klang wird matter, wie belegt. Oder es klingt spitz und klirrend, fast grell über einem Störfeld.
Was da genau physikalisch vor sich geht, ist noch nicht geklärt, doch da es sich mit den eigenen Ohren erhören läßt, bedürfen wir im Grunde keiner teuren Meßgeräte, denn unzweifelhaft passiert etwas.
Spielt man die Schalen dort, wo ihr Klang eigentümlich verändert schwingt, weiterhin an, regulieren sie oft nach einer Weile ihren Sound und schwingen wieder hell und frei. Gleichzeitig berichten Klienten, daß sich unter der Klangschale oder in ihrer Nähe „etwas im Gewebe tut". Es verändert sich die Ursache, die blockierende Schwingung. Offenbar verwandeln die Klangschalen mit ihren Schwingungen die Situation.

Die Klangschalenschwingung nimmt das Muster der sie umgebenden Schwingung auf und transformiert oder assimiliert diese. Den bisherigen, materiellen Erklärungen für die Wirkungen der Klangmassage, daß nämlich der Klang den Organismus auf feinstofflicher Ebene massiert und alte Blockaden oder Ablagerungen löst, so daß sie vom Körper ausgeschwemmt werden, läßt sich eine weitere Komponente hinzufügen: Die Klangschwingung saugt das feinstoffliche Grundmuster einer Blockade an und wandelt es durch den Klangprozeß in eine Form der Schwingung um, die nicht nur unschädlich, sondern vielmehr wohltuend und angenehm kosmisch ist.
Meine Forschungen mit dem Didgeridoo bestätigen diese Annahme. Mit spezieller Technik gespielt, nimmt das Windinstrument eine im Raum oder am Klienten vorhandene Schwingung auf und wandelt sie in eine reinere, eine friedvollere, eine unbelastete Energie und gibt sie wieder ab.

In der schamanischen Arbeit wie auch im Feng Shui erlebe ich mit Klangschalen regelmäßig, daß Schalen mit dem Sonnenton auf fast jegliche energetische Struktur (Elementale, Energieparasiten, dunkle Engel, Dämonen, verirrte menschliche Seelen) anziehend wirken. Sie haben eine hohe Affinität zu den Klängen einer geschlagenen, viel mehr aber noch zu einer geriebenen (Sonnen)-Schale.

Die Grenzen zur schamanischen Arbeit werden hier klar überschritten. Klangschalen wie Didgeridoos können in den Händen eines in den grundlegenden schamanischen Techniken ausgebildeten Menschen nahezu selbstführend einfache Extraktionen vornehmen. (Unter Extraktion versteht man das „Aussaugen" krankmachender Kräfte und Wesenheiten durch den Schamanen.) Auch die Rückführung verirrter Seelen mittels der Klangschwingungen gelingt oft erstaunlich einfach.

Im Umgang mit dem Didgeridoo bitte ich den Ungeübten jedoch, mit Experimenten vorsichtig zu sein. Alles, was außerhalb des Didgeridoos in Bewegung ist, gelangt aufgrund der phänomenalen Klangphysik des Instrumentes auch in deinen Körper. Es ist sehr einfach, sich mit Didgeridoos die Schwingungen einzuverleiben, von der man einen Raum oder Klienten befreien wollte. Klangschalen sind hier harmloser in der Anwendung.

Zubehör für die Klangmassage

Für die Klangschalen selbst brauchst du so gut wie kein Zubehör. Die robusten klassischen Klangschalen lassen sich problemlos in einem Regal lagern, man kann sie sogar stapeln. Einzig auf die Verwendung des Anspielgerätes solltest du Aufmerksamkeit verwenden.

Klöppel statt Schlegel

Spiele deine Klangschale immer mit einem Klöppel an. Klöppel unterscheiden sich von Schlegeln (die standardmäßig beim Kauf einer Klangschale mitgeliefert werden) durch eine wie auch immer geartete „Polsterung" des Anspielteils. Das ist der Teil, der auf die Klangschale trifft, um sie in Schwingung zu versetzen - unten auf dem Foto siehst du handelsübliche Klöppel aus Filzstoffen. Es gibt natürlich noch viele andere Klöppelformen. Wichtig ist die feste, jedoch nicht harte Anschlagfläche.

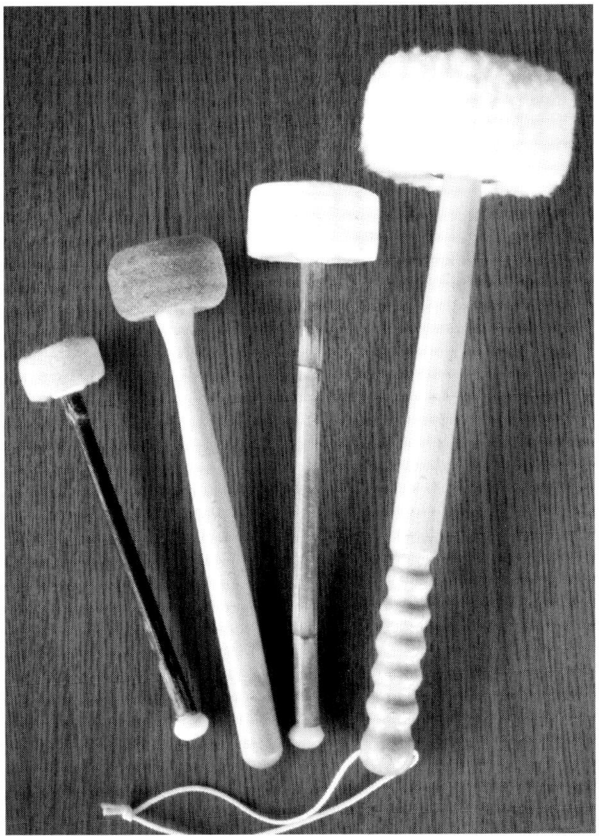

Klöppel sind weicher als Schlegel, die aus einem mehr oder minder harten Holz hergestellt werden und manchmal mit Lederummantelung oder in Rohform zu kaufen sind. Der Anschlag von Holzschlegeln auf Klangschalen ist in der Regel zu hart, zu metallisch, zu klirrend, krachend, scheppernd, sägend, knirschend. Die Klangschale klingt laut, und oftmals entfalten sich ihre harmonischeren Potentiale bei einem Anschlag mit einem härteren Schlegel weniger.

Der Schlegel eignet sich gut zum Anreiben der Klangschalen, einer Technik, die nicht bei der Klangmassage, sondern eher für die schamanische Reise genutzt wird. Ein sehr schneller und klingelnder Anschlag mit dem Schlegel bietet sich weiterhin für schamanische Arbeit an. Doch das ist ein anderes Kapitel in einem anderen Buch. Für die Klangmassage benötigen wir vielleicht zwei, maximal drei Klöppel in verschiedenen Größen mit Polsterungen aus Filz, Fell, Stoff und manchmal auch Gummi. Ideal ist ein Klöppel mit zwei Köpfen, die zu allen von dir verwendeten Schalen passen, wie er auf dem Foto hier zu sehen ist.

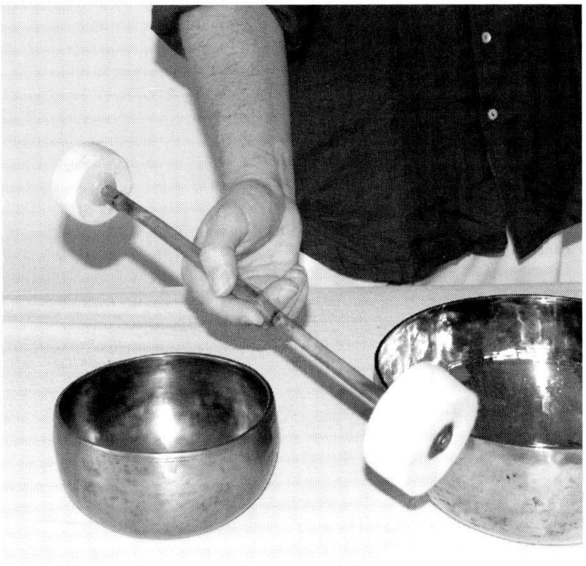

Foto oben: Doppelklöppel erlauben es, eine Klangmassage mit verschiedenen Schalengrößen zu geben und dabei nur diesen einen Klöppel zu brauchen.

Der Klöppel kann auf verschiedene Weise in die Hand genommen werden, wie ein Bleistift beim Schreiben oder wie ein nach unten hängendes Pendel oder wie ein Messer. Es kommt darauf an, wo die Klangschale sich in bezug auf dich als Anspieler befindet, wie du sie am besten anspielen kannst. Es mag dich überraschen zu hören, daß die richtige Führung des Klöppels und das Anspiel der Klangschalen durchaus einige Stunden bis Tage des Übens in Anspruch nehmen kann, doch liegt in diesen Techniken die Meisterschaft verborgen.

Ausstattung für die Klangmassage

Der Einsteiger

Als Einsteiger benötigst du gar nicht so viel, um eine einfache Klangmassage durchzuführen. Wichtig ist, daß die wenigen Schalen, die du einsetzt, dann auch wirklich von guter Qualität sind.

- ➪Mindestens zwei Klangschalen, davon eine mit ungefähr 700-1500 Gramm Gewicht. Die kleineren Schalen kommen zwar in einer Klangmassage zum Einsatz, alleine mit einer Dreihundert-Gramm-Schale kann man aber nur sehr schlecht eine Massage durchführen. Solch eine Schale spürt der Partner an vielen Körperstellen gar nicht schwingen. Zwei Schalen sind notwendig, um den Fluß der Schwingungen aufrechterhalten zu können, wenn eine der Schalen bewegt wird und daher nicht schwingen kann.
- ➪Einen gepolsterten Klöppel. Die standardmäßig bei vielen Klangschalen mitgelieferten Holzschlegel sind für die Klangmassage nicht zu gebrauchen.
- ➪Bequeme Freizeitkleidung (Jogginghose und Shirt oder Pullover), damit du dich frei bewegen kannst.
- ➪Ein Bett, ein Sofa, eine Couch, auf der man gut liegen kann. Von großem Vorteil ist es, wenn du dich von allen Seiten oder mindestens von zwei Seiten bequem an den Partner heranbewegen kannst. Oder: einen weichen Teppich oder eine Decke, die du, doppelt gefaltet, als Unterlage für den Partner verwenden kannst. Die Decken sollten nicht glatt sein, damit die Schalen nicht darauf rutschen. Naturmaterialien sind hier synthetischen Materialien vorzuziehen.

Die ambitionierte Amateurin

Die ambitionierte Klangfreundin möchte sich mit ihrem Partner entweder tiefer in das Wunder der Klangmassage einlassen oder sie plant, Freunden oder weiteren Familienangehörigen eine schöne Klangerfahrung anzubieten.

- ➪Du benötigst mehrere Klangschalen in verschiedenen Größen und Stimmungen. Ein Klangmassage-Set mit drei bis vier Klangschalen in den Größen von ungefähr 200 bis 350, 500 bis 700, 750 bis 1500 und 1000 bis 2000 Gramm.
- ➪Verschiedene gepolsterte Klöppel in den zu deinen Klangschalen passenden Größen.
- ➪Bequeme Freizeitkleidung (Jogginghose und Shirt oder Pullover), damit du dich frei bewegen kannst.
- ➪Ein Bett reicht nun vielleicht nicht mehr, das kommt auf dein ganz persönliches Bedürfnis bezüglich deines intimeren Wohnfeldes an. Möchtest du dir keine Massageliege anschaffen, dann sorge für eine hübsche Tagesdecke über deinem Bett.
- ➪Zwei bis drei Kissen mit frischen Bezügen, dazu ein bis zwei Decken zum Lagern und Zudecken deiner Schützlinge.
- ➪Gegebenenfalls einen Raum, der aufgeräumt und übersichtlich wirkt, so daß deine Schützlinge hier auch wirklich zur Ruhe kommen können: Wohnzimmer oder ein ruhiges und aufgeräumtes Arbeitszimmer sind mit Raumteiler leicht in Behandlungszimmer verwandelt. (Siehe auch: Das Setting)

Selbständig machen mit Klangmassage: Der professionelle Klangmasseur

Möchtest du beruflich mit Klangschalen arbeiten und Klangmassagen geben, dann empfehlen wir folgende Minimalausstattung:

⇨ Eine mobile Massageliege. (Mehr hierzu im Kapitel "Das Setting")

⇨ Einen Raum, den du nur für Klangmassagen nutzt oder einen Meditations- oder Yogaraum, der sich durch wenige Handgriffe in deine „Praxis" verwandeln läßt. In diesem Raum sollte kein Telefon klingeln und auch Kinder oder sonst wer sollte hier nicht einfach reinplatzen können. Seine Fläche sollte so zwischen neun und zwanzig Quadratmetern liegen.

⇨ Einen etwas edleren Freizeitanzug, zum Beispiel einen Tai Chi oder Qi Gong-Anzug.

⇨ Ein bis zwei Decken.

⇨ Drei bis vier Kissen, davon eines oder zwei in Form einer Nackenrolle.

⇨ Eine Duftlampe mit einer Auswahl von fünf oder mehr hochwertigen ätherischen Duftölen.

Ein Klangschalenset mit vier bis fünf Klangschalen ist sicher das Minimum für den nebenberuflichen Einsatz oder wenn du als Heilpraktiker oder Physiotherapeut Klangmassage neben deinen Haupttätigkeiten mit einbindest. Ein Vollprofi sollte schon über ein Angebot von sieben oder acht bis zwanzig Klangschalen verfügen. (Aber Achtung: Auch vierzig tolle Klangschalen machen noch keinen guten Klangmasseur, egal wie imposant sie aussehen.)

Optimal erachten wir folgende Schalenausstattung:

⇨ Alle Planetentöne unseres Sonnensystems, es reicht eine größere Schale pro Ton. Wenn du genügend finanzielle Mittel zur Verfügung hast, sind je eine kleinere und eine größere Schale pro Ton schon sehr komfortabel. Wenn du deine Auswahl beschränken mußt, dann nutze das Kapitel zu den Planetentönen und ihren Wirkungsebenen und kombiniere dir ein eigenes Schalenset wie auf dem Foto nächste Seite zu sehen ist, sollten vier Schalen für die vier Bereiche:

✓ Füße/Beine

✓ Bauch/Unterer Rücken

✓ Herz/Oberer Rücken

✓ Hals bis Kopfbereich von dir ausgewählt werden.

⇨ Des weiteren empfehlen wir eine sehr große Schale für Klangbäder. Ein universell wirkender Ton, eine Planetenschale mit der Stimmung Sonne zum Beispiel. Der Klang der Sonne gefällt fast allen Menschen.

Je nach Qualität, Angebot und Nachfrage kannst du weitere Töne, Stimmungen und Schalengrößen hinzukaufen und dich bei ihrer Auswahl an deinen Erfahrungen orientieren. Deine persönlichen Bedürfnisse wie die deiner Klienten sollten die Auswahl mit prägen. Je nachdem, wo und in welcher Qualität du die Schalen einkaufst, wird dich eine professionelle Ausstattung schnell über zwei- bis fünftausend oder gar zehntausend Euro kosten können. Diese Kosten lassen sich natürlich voll als Betriebsausgaben absetzen, also mit deinen Einnahmen verrechnen.

Diese Summe sollte dich nicht verschrecken. Natürlich mußt du nicht auf einen Schlag alle Klangschalen kaufen. Du wirst mit den Jahren der Tätigkeit immer mal eine Schale ausmustern und zwei hinzukaufen.

Im Hinblick auf die Gründerkosten in vielen anderen Unternehmensbereichen ist der Start in die Selbständigkeit als KlangmasseurIn somit dennoch recht günstig zu finanzieren. Zudem ist die Investition in eine umfangreiche Schalensammlung ja auch sehr schön für dich selbst, denn du bekommst mit Abstand am meisten von ihren Klängen und Schwingungen mit.

Was brauchst du noch für die professionelle Arbeit?

- ➪Doppelklöppel mit zwei verschieden großen Köpfen oder zwei verschiedenen Härten, so reduziert sich der Bedarf auf ein bis zwei Anspielgeräte.
- ➪Eine Gästetoilette oder ein als solche nutzbares Bad.
- ➪Von den Räumlichkeiten (die entweder in deine Wohnung oder Praxis integriert sind oder die du extra anmieten mußt) mal abgesehen, mußt du also für die Massageliege mit zwei Bezügen, Kissen und Decken, ein oder zwei Anzüge sowie acht Klangschalen mit Kosten von ungefähr ab 1500 bis 3000 Euro und aufwärts rechnen. Nach oben gibt es kaum Grenzen, eine teurere Liege, mehr, größere und teurere Klangschalen sowie weitere Ausstattungsaccessoires gibt es immer.

Bitte beachte: Es genügt nicht, sich einfach mit der guten Absicht und einer tollen Klangmassage-Ausbildung in die Selbständigkeit zu stürzen. Wir leben zur Zeit in einem fast völlig übersättigten Markt, kaum ein Mensch verkauft mehr einfach seine Produkte oder Dienstleistungen, nur weil sie gut sind.

Man muß Durchhaltewillen und ein gehöriges Maß Begeisterung mit betriebswirtschaftlichem Grundwissen vereinen, um in den gegenwärtigen Verhältnissen erfolgreich auf die eigenen Beine zu kommen. Es gibt nur ganz wenige Shooting-Stars, und meistens verbirgt sich hinter ihrer glänzenden Fassade viel Anstrengung und Ehrgeiz. Erfolg ohne großen und oft lang anhaltenden persönlichen Einsatz ist ein Ammenmärchen. Es kommt vor, bleibt jedoch die Ausnahme. Glaube ja nicht, von Klangmassage zu leben gehe so zack-zack. Bereite dich gründlich vor. Es gibt zu diesem Thema viele Bücher, Gründerseminare und auch die Arbeitsämter helfen hier mit Weiterbildungen und Förderprogrammen weiter.

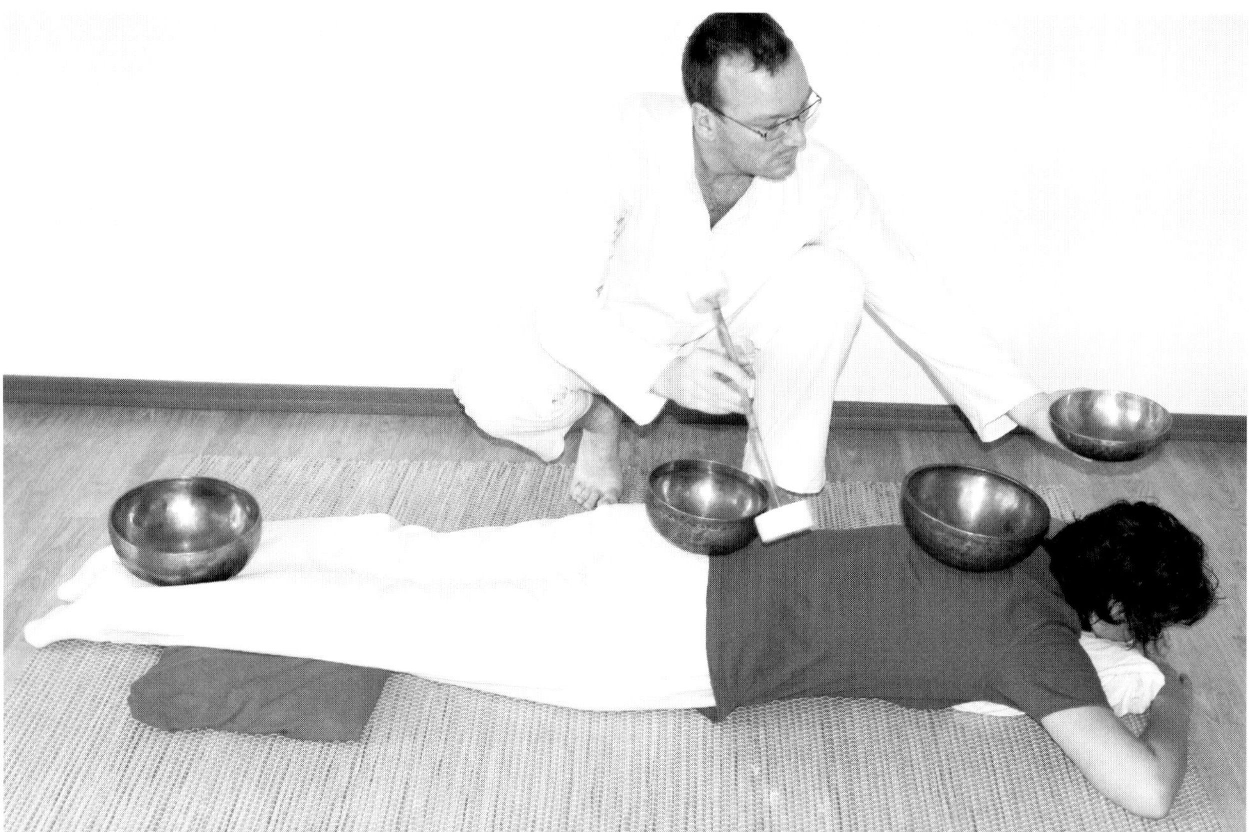

Ein Vierer-Schalenset im Einsatz: Füße bis Gesäß - Gesäß bis Herz - Nabel bis Schultern - Schultern bis Scheitel

Der Umgang mit Klangschalen

Erfahrungen sammeln

Bevor du deine Klangschalen das erste Mal in einer Klangmassage einsetzt, empfehlen wir dir unbedingt, alle hier vorgestellten Übungen genau, ausführlich und wiederholt zu praktizieren. Wie jeder Handwerker, so muß auch der Klangmasseur zu Beginn seiner Ausbildung seine Werkzeuge ausprobieren und beherrschen lernen. Wobei „beherrschen" hier ein denkbar ungünstiges Wort ist. Es geht vielmehr um ein inniges Liebesverhältnis. Es geht darum, seine Werkzeuge als Partner zu schätzen, zu achten und mit seinen Stärken und Schwächen zu kennen und zu lieben.

Bei der Klangmassage gibt es zwei Werkzeuge: Die Klangschalen (nebst Klöppel) und ... dich.
Die Klangschale an sich ist völlig unkompliziert. Ihre äußere wie innere Struktur läßt sich leicht erfahren und nutzen. Sie reagiert auf deine Aktionen in denkbar einfacher Art und Weise: Auf uneffektiven Einsatz schwingt sie halbherzig, auf effektiven Einsatz hin entfaltet sie ungeheure Potentiale. Das macht sie unter anderem so spannend, sie spiegelt uns als Spieler.
Die Klangschale verändert sich beim Altern nur insoweit, daß sie bei regelmäßiger Benutzung in Klang und Anspielverhalten besser wird. Das heißt, wenn du eine

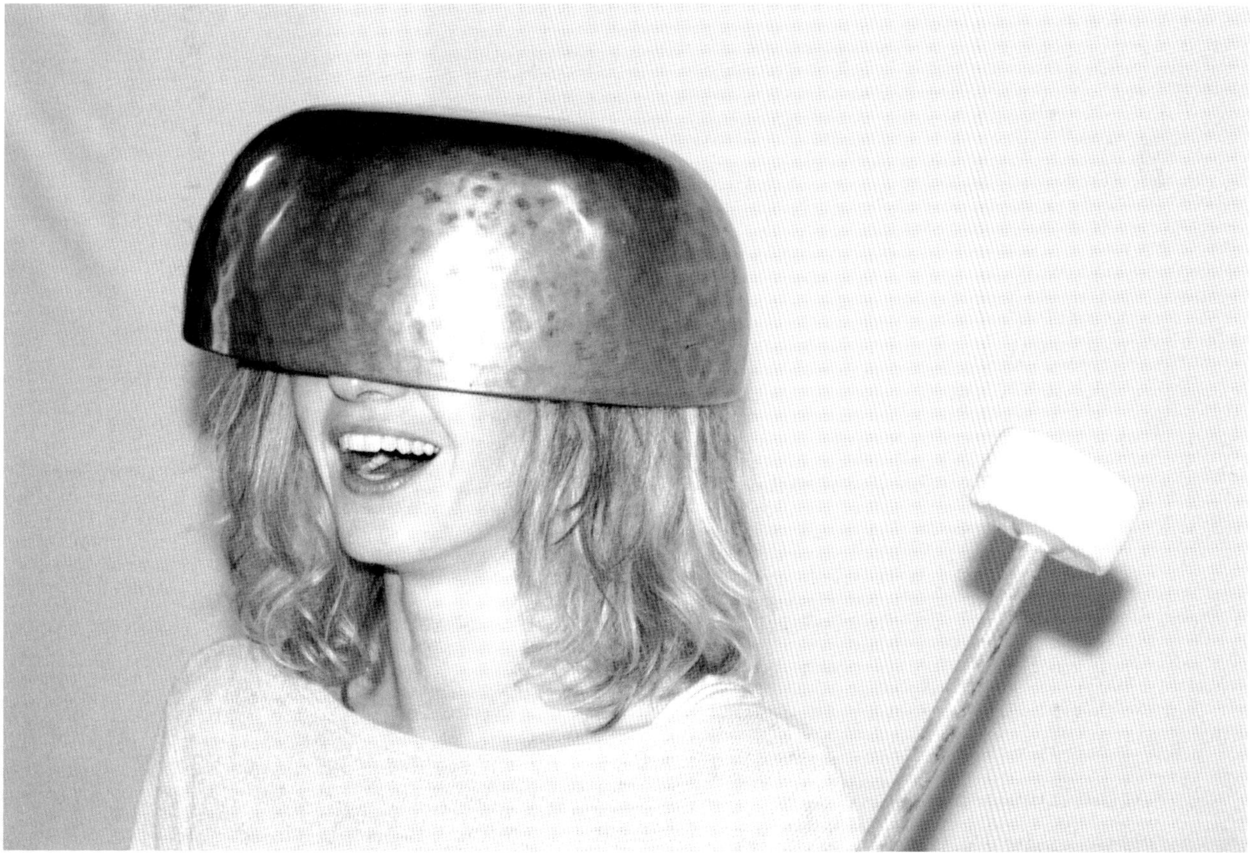

Mit Klangschalen darfst du absolut alles ausprobieren. Laß dich nicht davon irritieren, wie es aussieht: Wichtig ist, daß es Spaß macht. So eine Riesenschale auf dem Kopf ist zum Beispiel sehr klangintensiv - eine echte Klangdusche.

Klangschale genau kennst, wird sie dich nie mit Arbeitsverweigerung, schlechter Laune, einem Morgenkater oder technischen Defekten konfrontieren. Wenn du sie mit Liebe und Achtung benutzt, wird sie einfach immer nur schwingen und das täglich besser.
Wir Menschen sind nicht so unkompliziert. Jede unserer Handlungen entspringt einem extrem komplexen Geflecht aus Veranlagungen, Erlerntem und den Erfahrungen unseres Lebens sowie unseren Wünschen und Ängsten. Jeder Mensch sieht die Welt so, wie er sie sehen möchte und nicht so, wie sie tatsächlich ist. Unsere Wahrnehmung ist vollkommen subjektiv. Das bringt es zum Beispiel in einem Workshop mit sich, daß ich einem Schüler eine Technik bis zu dreißig, vierzig Mal hintereinander zeige, bis er sie selbst umsetzen kann. Er macht sie am Anfang nicht genau so wie ich, sondern so, wie er denkt, daß ich sie mache. Meine Aufgabe als Lehrer besteht darin, den Schüler erkennen zu lassen, wo seine Wahrnehmung ihn behindert. So ein Vorgang ist nicht selten und einer der Gründe, warum ein Buch niemals ein Seminar oder einen Workshop ersetzen kann.
Wenn du also mit einer Übung Schwierigkeiten hast, dann lies nochmals, was ich hier geschrieben habe und setze es Schritt für Schritt und genauso, wie ich es beschreibe, um. Ändere nur ein kleines Detail kreativ ab (wozu wir natürlich unbedingt anregen - aber eben erst nachdem du die Originalanleitung umgesetzt hast) und du kannst Meilen fehlgehen.
Also probiere.
Probiere genau und wenn es dann nicht klappt, mache eine Pause und probiere es wieder. Pausen sind wichtig. Bleib ganz entspannt.
Es wird klappen! Ist alles nur eine Frage der Zeit und des Übens.
Vorab eine grundsätzliche Info: Probiere im Umgang mit deinen Klangschalen alles aus, selbst wenn es noch so widersinnig erscheinen mag. Neue Wege wurden immer zuerst von jenen beschritten, die Dinge taten, die alle anderen widersinnig fanden.

Ich stelle hier nur Übungen für Techniken vor, die in der Klangmassage, wie wir sie unterrichten, benutzt werden. Im Buch *Gesang der Stille* sind unter anderem das Resonanzraumsingen und Klangschaufeln dargestellt, doch dies sind kreative Techniken, die in der Klangmassage, wie wir sie lehren keine Verwendung finden. Auch das beeindruckende Reiben der Schalen findet in unserer Klangmassage keine Anwendung, es führt direkt in die schamanischen Ebenen, zu schnell und zu tief für die Klangmassage, wie wir sie hier darstellen.

Übung Eins

Die Klangschalen auf der eigenen Hand

Die Klangschale liegt auf der flachen Hand mit ausgestreckten Fingern. Liegen die Finger zu sehr am Schalenboden oder darüber hinaus an unteren Teilen der Schalenwand an, so behindern sie die freie Entfaltung der Schwingung.

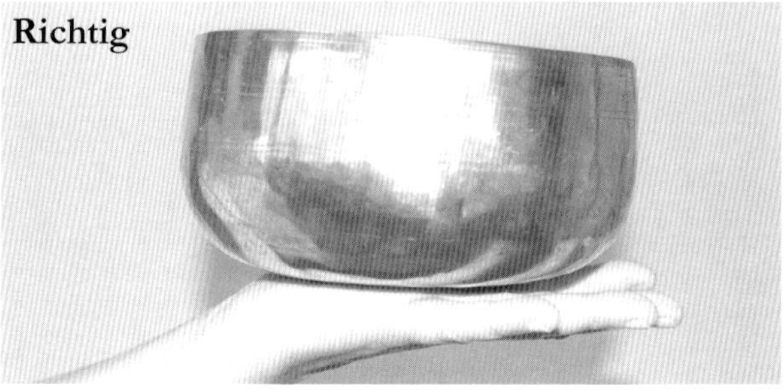

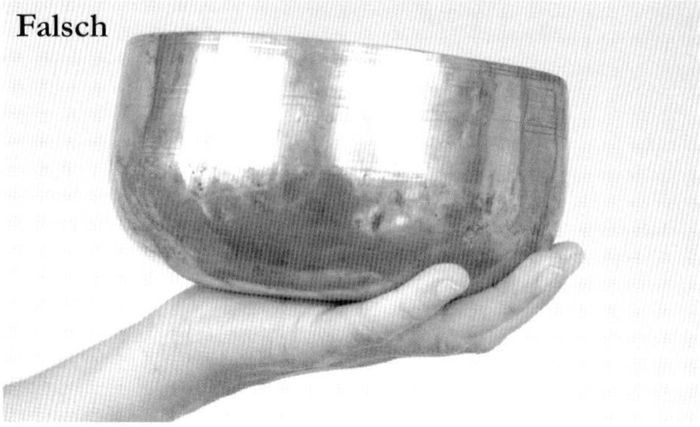

Übe mit all deinen Schalen, wieviel Anschlagkraft sie auf deiner Hand belassen! Es wäre recht ungünstig, wenn du das Gewicht und die Haftung einer Schale fehlerhaft einschätzen und sie während der Klangmassage von deiner Hand schießen würde. Übe hier insbesondere auch das Anspielen der Schale bei einer schrägen Handposition, die bei einer Klangmassage schnell vorkommen kann. Hierbei solltest du die Schale über einem weichen Polster anspielen, falls du sie beim Üben doch mal rutschen läßt.

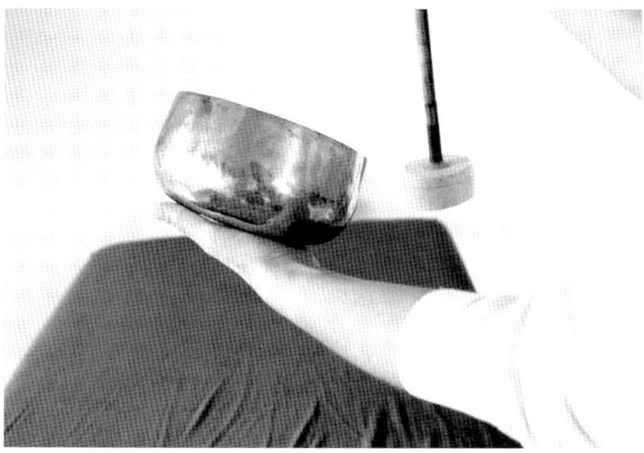

Übe das Anspiel mit allen Klöppeln, die du nutzt. Entwickle ein intuitives Gefühl dafür, wieviel Anspielenergie deine Hand über den Klöppel freisetzen darf oder muß, um welche Klanglautstärke oder energetische Klangwirkung zu erzeugen.

Übung Zwei

Alle Ankling-Möglichkeiten

Du solltest jede Klangschale systematisch durchtesten. Jede Schale klingt an der gleichen Stelle angespielt anders. Spielst du sie auf einer Ebene rundherum an, so vielleicht knapp unter dem Rand, so klingt sie durchaus verschieden, je nachdem von welcher Seite du anspielst.

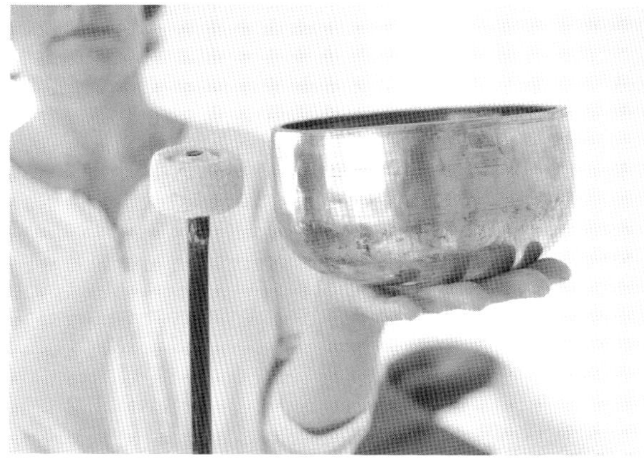

Spiele sie seitlich an, knapp unter dem Rand, wie auf dem Foto oben zu sehen ist.

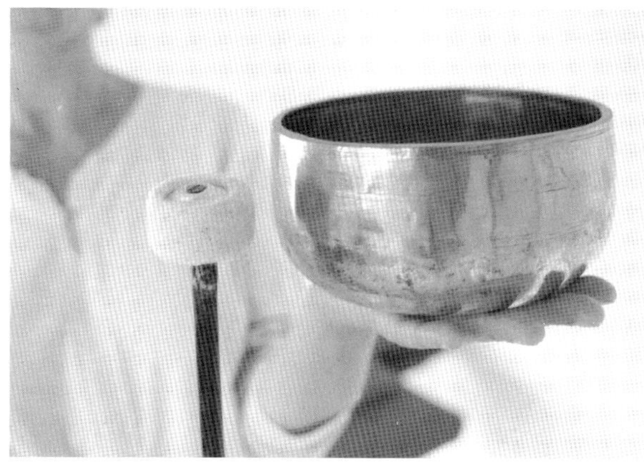

Dann spiele sie überall rundherum seitlich ein wenig tiefer am Rand an wie auf dem Foto hier. Das ergibt völlig andere Sounds

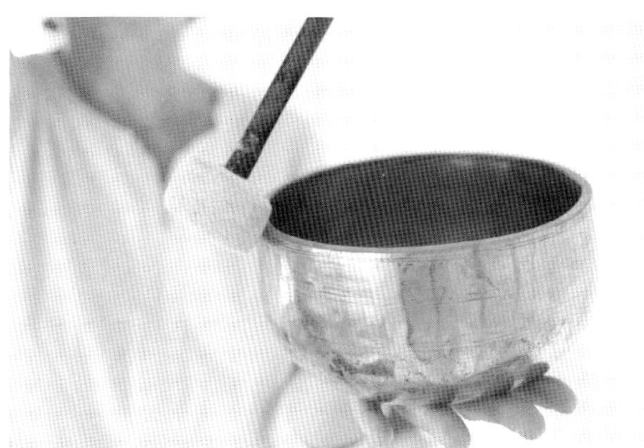

Spiele sie von oben schräg auf die Kante. Je nachdem welche Wandstärke die Schale hat, kann das schönste Sounds hervorbringen oder sehr matte Klänge.

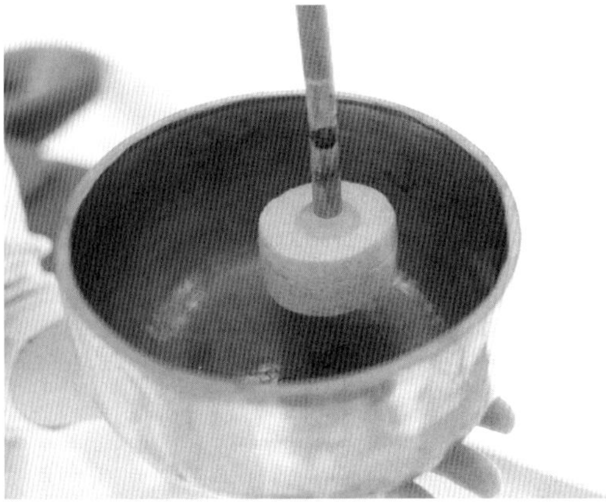

Überall rundherum vom Inneren der Schale an den oberen Schalenrand oder tiefer in der Schale.

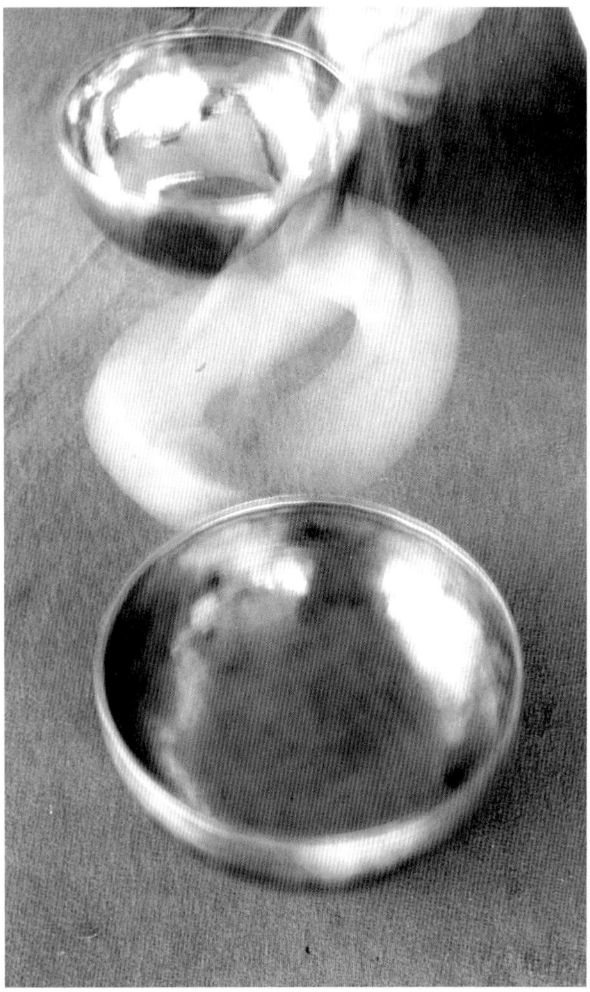

Zwei Klangschalen lassen sich in einer Kreisbewegung anspielen oder im sogenannten „Achter“, einer sehr stark verwirbelnden Schlagfolge.

Übung Drei

Wo stehen die Schalen am besten?

Je nach Situation wirst du während der Klangmassage Klangschalen auf dem Boden, einem Beisteller oder der Klangliege bereitstellen, um sie von dort aus in die Klangmassage einzubinden.

Worauf ist hierbei zu achten?

Die Schalen sollten so aufgestellt sein, daß sie nicht oder so gut wie nicht rutschen, falls du sie schon hier anspielen möchtest, bevor du sie dann auf dem Partner einsetzt.

Die Klangschalen müssen für dich erreichbar sein, ohne daß du dich groß verrenken oder strecken mußt, um sie erklingen zu lassen. Es ist nicht statthaft, dich vom Partner weit zu entfernen, um eine Klangschale heranzuholen! Die Klangschalen müssen erreichbar sein.

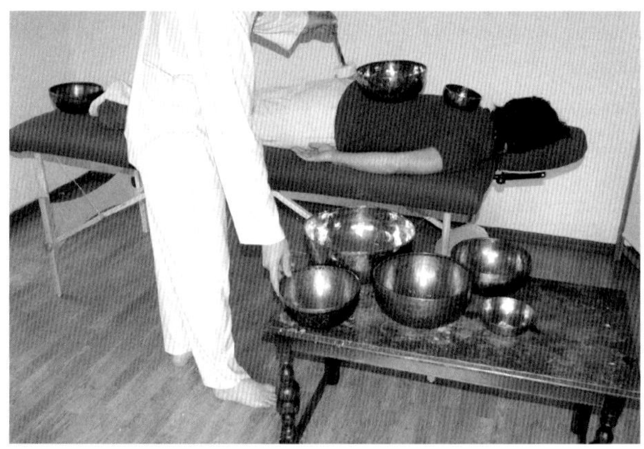

Das Foto hier zeigt, wie das aussehen kann.

Die Schalen sollten dir bei der Bewegung um den Partner herum nicht überall im Weg stehen oder liegen. Es ist ungünstig, wenn du etwas „aus dem Weg räumen“ mußt, denn es lenkt deine Aufmerksamkeit vom Prozeß der Massage auf Räumarbeiten (und seien sie noch so winzig).

Hier gilt es einfach mit deinem Partner auszuprobieren, welche Schalenpositionen den Ablauf der Klangmassage unterstützen anstatt ihn zu behindern. So kannst du die Schalen auf einem Beistelltischchen wie auf dem Foto aufbewahren, oder du stellst sie unter der Liege auf, zum Beispiel an der Stelle, wo du sie dann auch auf dem Partner zu plazieren gedenkst.

Skizziere bei deinen Versuchen ruhig die optimalen Schalenpositionen wie zum Beispiel unten auf den Zeichnungen zu sehen ist.

Eins solltest du vermeiden - dich über den Klienten hinwegzubeugen (Foto links), dadurch störst du sein inneres Aurafeld ziemlich sicher mit deinem eigenen Aurafeld und umgekehrt. Wenn du beim Hinüberlehnen einmal das Gleichgewicht verlieren solltest, rutschst du auf deinen Klienten. Das wäre gar nicht gut!

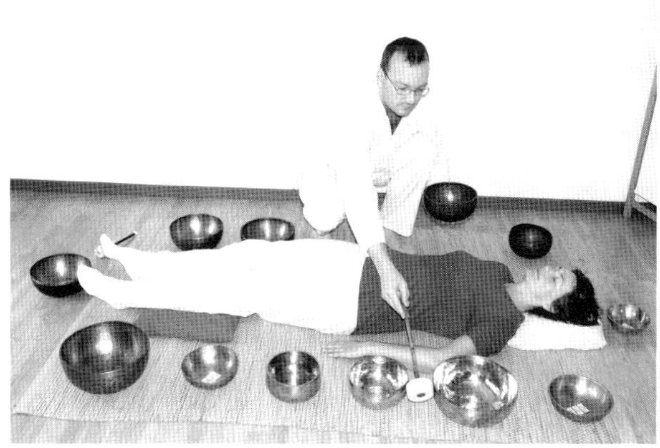

So solltest du es NICHT machen: Über die Klientin hinweglehnen, um Klangschalen anzuspielen, ist nicht günstig! Wenn du dabei das Gleichgewicht verlierst, landest du auf deiner Kundin. Die könnte das nicht so prima finden.

Es geht nicht darum, schöne Bildchen zu malen, sondern während der Übungen kurz zu fixieren, welche "Formationen" du schon ausprobiert hast und eventuell zu notieren, was nicht so gut ging.

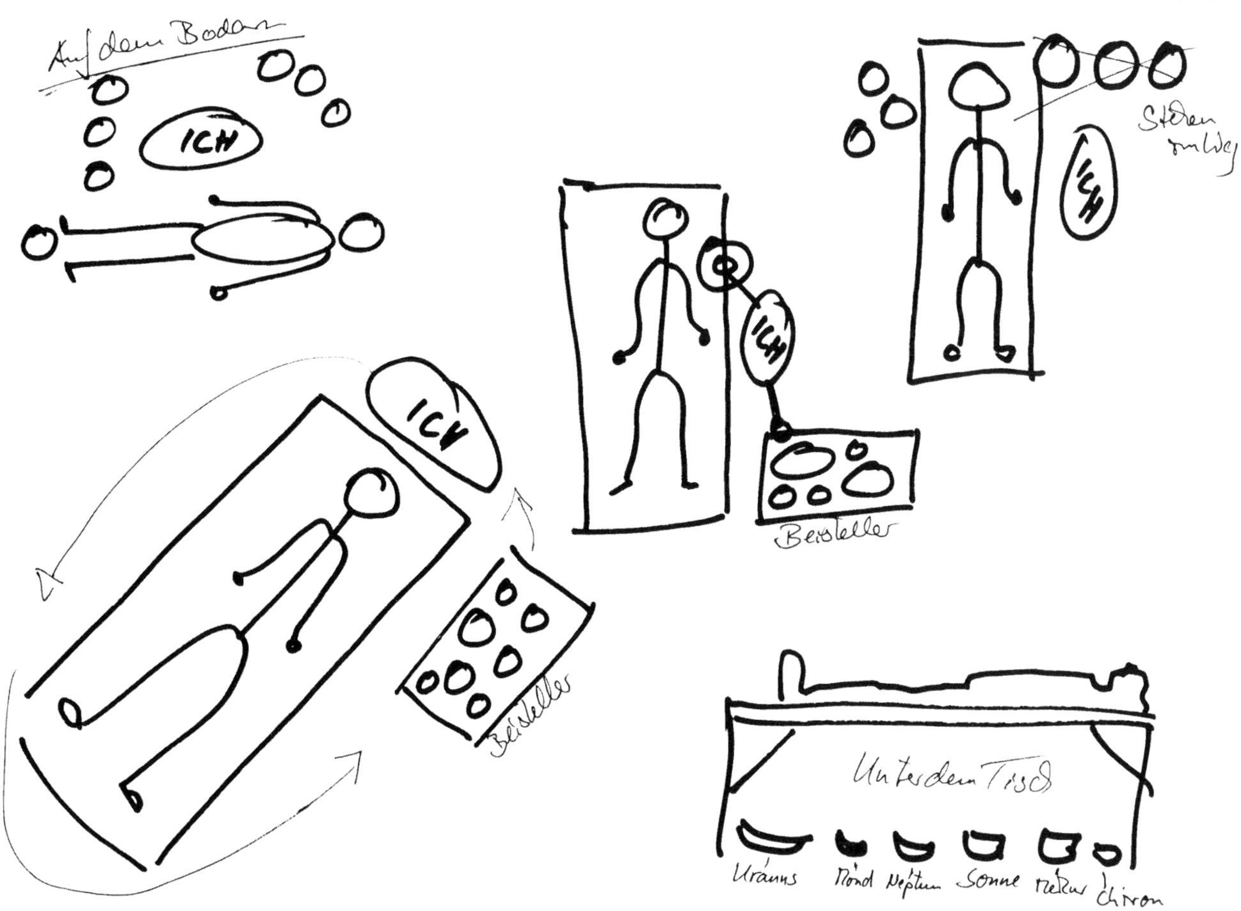

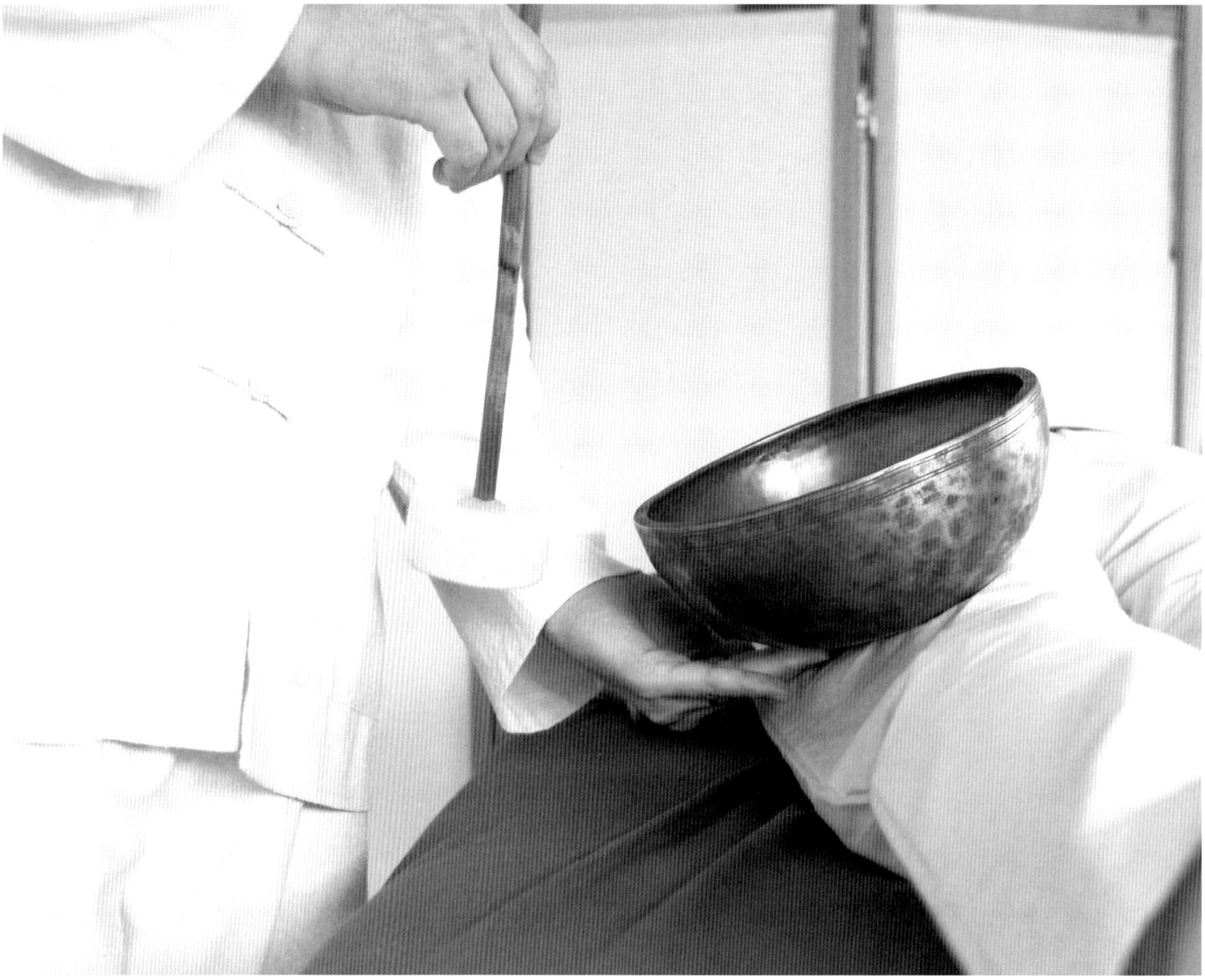

Übung Vier

Das Anspiel an unebener Stelle

Es kommt in jeder Klangmassage vor, daß du die Klangschalen auf einem Klienten positionieren möchtest, und zwar an einer unebenen Stelle wie dem Gesäß, den Füßen, an der abfallenden Schulter oder seitlich am Bein .

Die Position erweist sich hier als etwas rutschig und die Schale wird hier auf keinen Fall von selbst halten. Hier mußt du die Schale mit deinen Händen unterstützen (Siehe Fotos auf diesen beiden Seiten).

Das solltest du ebenfalls ausführlich üben. Erst an dir selbst, so zum Beispiel sitzend und mit der Klangschale auf deinem Oberschenkel (siehe Foto rechts). Die Schale steht hier zum Teil auf dem Oberschenkel und zum Teil stützt du sie mit den Fingern ab. Wenn du sie anspielst, kann sie frei schwingen, und du spürst sie sowohl im Oberschenkel als auch in deinen Fingern.

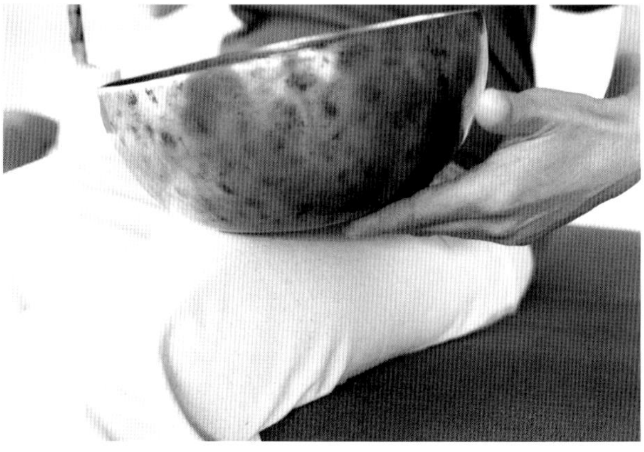

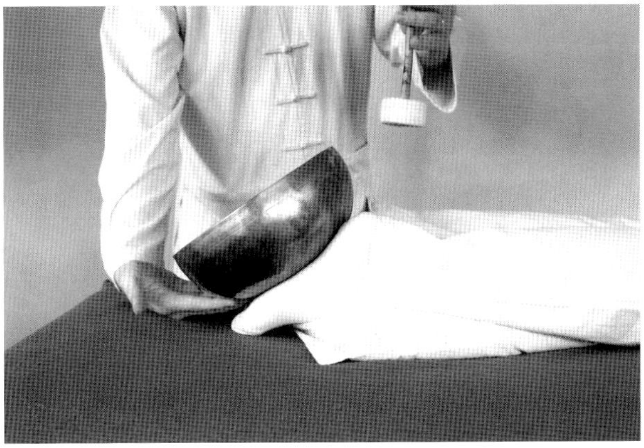

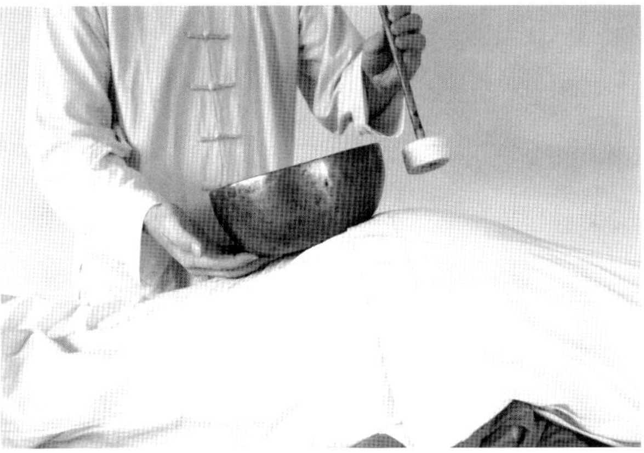

Schräge Lage an den Fußsohlen.
Schräge Lage am Gesäß.

Wesentliches für diese Übungen:

⇨ Der Klang der Schale soll sich trotz der schrägen Lage frei entfalten können. Deine Finger dürfen also nur am Schalenboden, ganz unten am aufsteigenden Rand der Schale unterstützen.

⇨ Du solltest dich zu keiner Zeit an keiner Anspielstelle schwer verrenken müssen, um die Schale zu unterstützen und das Anspiel auszuführen. Es ist wichtig, daß du zentriert bleiben kannst und körperlich nicht aus dem Gleichgewicht gerätst.

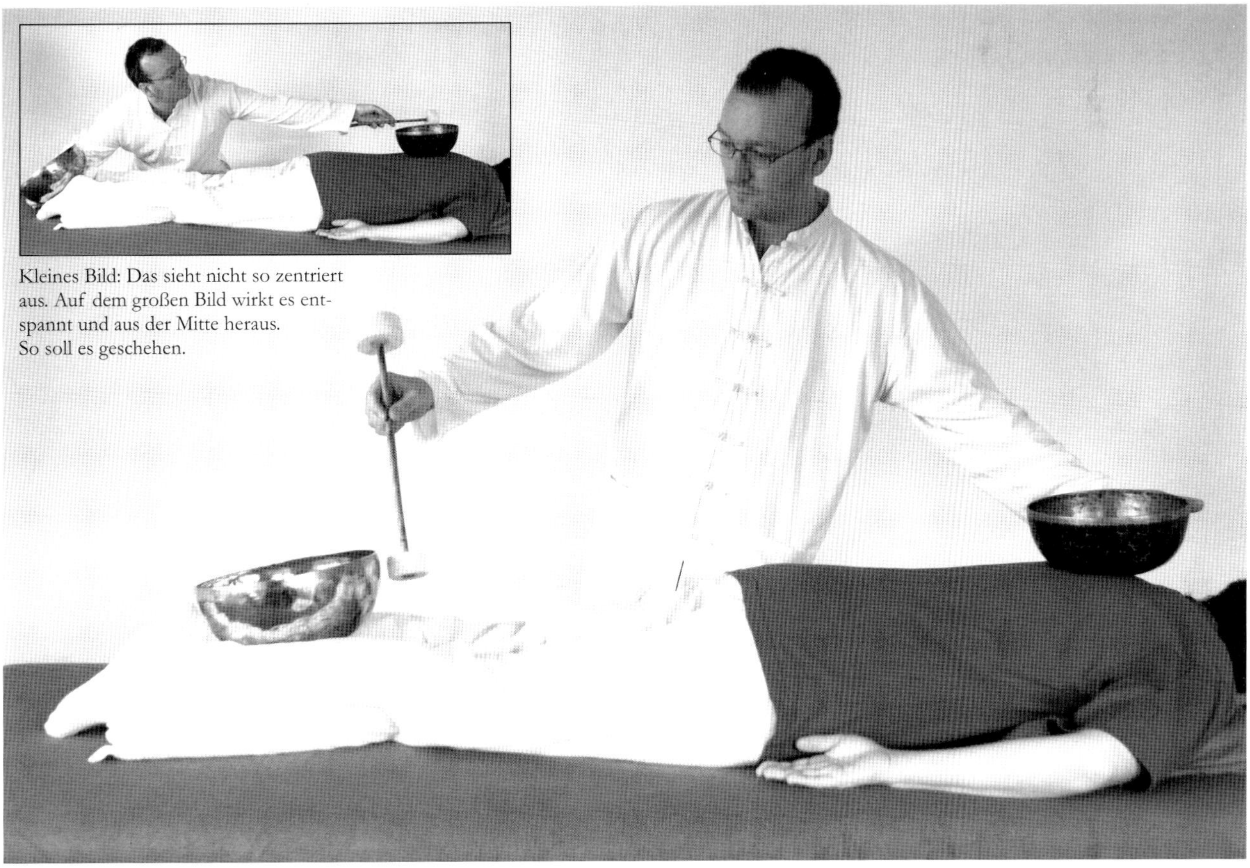

Kleines Bild: Das sieht nicht so zentriert aus. Auf dem großen Bild wirkt es entspannt und aus der Mitte heraus. So soll es geschehen.

Übung Fünf

Mit verbundenen Augen

Besorge dir eine Augenbinde. Das kann ein einfacher Schal sein, den du dir um den Kopf wickeltst. Mache es dir auf dem Boden auf einer weichen Decke oder auf einem Bett mit all deinen Klangschalen um dich herum bequem. Wenn alle Klangschalen um dich versammelt sind und du dich sicher niedergelassen hast, dann verbinde deine Augen. Du solltest, wenn möglich, nichts

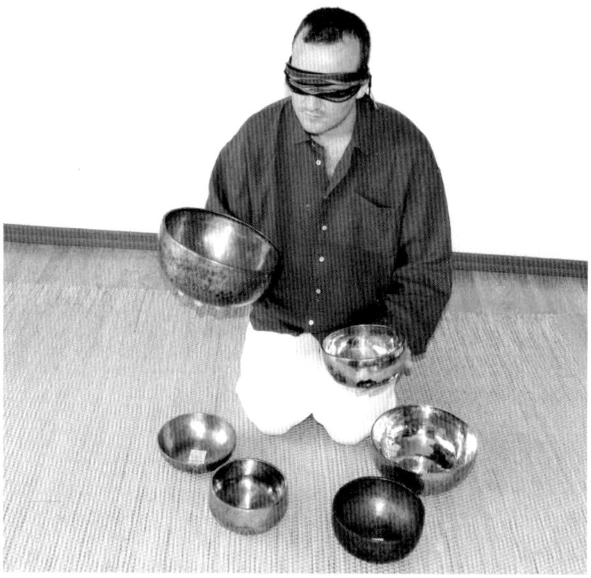

mehr sehen können. Diese Übung betrifft erstmal nicht den Klang der Schalen, sondern das Haptische, ihr Gewicht, ihre Oberfläche, ihre Temperatur, ihre Beweglichkeit.

Ertaste so künstlich blind gestellt in aller Ruhe deine Klangschalen mit den Händen. Nimm sie einzeln auf.

Nimm in jede Hand eine andere Schale.

Spüre ihr Gewicht.

Nimm die Schalen am Rand, nimm sie am Boden auf.

Nimm die Schalen auf die Handfläche. Nimm sie auf die Fingerkuppen (Foto oben rechts).

Schließlich spiele sie auch an - immer noch mit verbunden Augen. Bitte mit viel Gefühl, nicht runterfallen lassen!

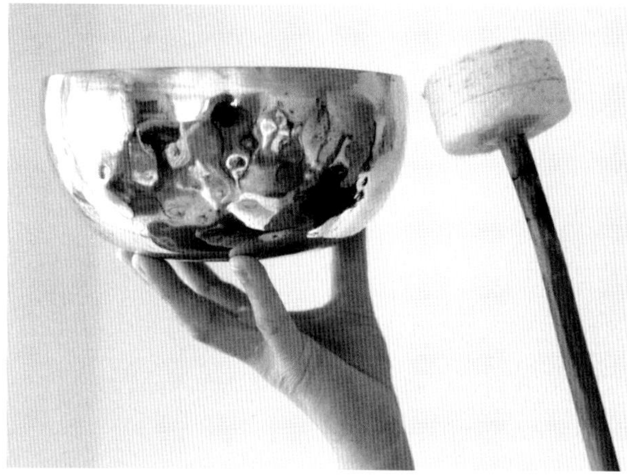

Dann stelle die Schalen auf deinen Körper. Überall. probiere alle Schalen an allen Stellen des Körper durch, damit du ein Gespür dafür bekommst, wie sich ein kleine und ein große Schale an verschiedenen Orten anfühlen. Während du so schön dabei bist, beginne die Schalen auch in all diesen Positionen anzuspielen. Teste alle erdenklichen Positionen (viele Positionen siehst du im Kapitel: Eigenmassage) wie in den vorherigen Übungen angegeben.

Übung Sechs

Die gleichen Übungen in verschiedenen Räumen an verschiedenen Tagen bei verschiedenen Wetterlagen

Nach einer Weile des Probierens und Übens wirst du feststellen, daß die Schalen an verschiedenen Tagen oder in verschiedenen Räumen anders klingen als sonst. Je vertrauter du mit deinen Schalen bist, desto deutlicher wirst du diese Schwankungen im Ton wahrnehmen. Auch Wetterlagen haben Einfluß auf die Schalen. Schließlich wirst du so vertraut mit einzelnen Schalen, daß du bemerkst, wie sie von deinen Stimmungen abhängig verschieden klingen und, vor allen Dingen, auf den Klienten reagieren.

Übungserfahrung

Blockade und Überschuß

Diese Übungserfahrung kannst du nicht absichtlich herbeiführen, sie wird sich jedoch sehr bald bei deinen Klangexperimenten und den ersten Klangmassagen sehr schnell von selbst einstellen. Nach einer Weile des Praktizierens wirst du nämlich einmal unvermittelt feststellen, daß der Klang einer Schale während einer Behandlung zwischen zwei gleichen Anschlägen stark variiert. Eben noch klang sie hell und rein und plötzlich klingt sie ganz flach.

Du spielst eine dir vertraute Schale auf dem Körper eines Übungspartners an und dann klingt sie, als hättest du sie nicht richtig angespielt, ganz flau und dumpf! Wenn einem dieser flaue Sound das erste Mal begegnet, dann wiederholt man meist ganz unwillkürlich das Anspiel, weil man denkt, der Anschlag hat nicht gepaßt. Doch der Sound bleibt auch bei einem weiteren Anspiel flau.

Dann korrigiert man womöglich die Position der Schale auf dem Übungspartner, weil man vermutet, daß die Schale von der Kleidung irgendwo berührt wird und nicht sauber schwingen kann. Wenn auch diese mögliche Fehlerquelle überprüft ist, dann verschiebt man die Schale ein wenig in ihrer Position und: siehe da! Meistens klingt sie wieder sauber und rein. Man schiebt sie zurück und: sie klingt flau. Du bist auf eine energetische Blockade deines Klienten geraten. Das ist ein tolles Erlebnis, denn es beweist direkt und überprüfbar, daß über einer Blockade, einem Störfeld oder einer Verspannung ein physikalisches Muster entsteht, das doch tatsächlich den Klang einer Schale massiv abdämpfen kann.

Ebensogut kann es vorkommen, daß die Schale plötzlich heller, schriller, ja fast klirrend erscheint. Hier liegt dann ein energetischer Überschuß vor. Vielleicht bist du gerade auf einem Chakra oder einem Meridianpunkt, der ein zuviel an Energie hat und die Schale bildet so eine Art Ventil, über welches die überschüssige Energie sich entlädt.

Ich finde diese Beobachtung immer wieder geradezu faszinierend. Das Wunder der Klangphysik selbst testen und erleben.

Bei der Arbeit mit dem Klienten wird es erstaunliche Rückkopplungen im Klangschalenspiel und damit -sound geben. Die Art, wie du die Klangschalen anspielst, wird nicht nur von dir und den Schalen, sondern besonders auch vom Klienten mit beeinflußt. Je nachdem, ob er voller Energie ist oder ob ihn eher ein Mangel an Energie prägt, ob er Verspannungen und Blockaden hat, ob du die Energie zum Kopf hin bewegen willst oder vom Kopf weg.

Auflösung eines Ungleichgewichtes

Wenn du eine solche Situation mit einem flauen oder überspitzten Klang vorfindest, dann solltest du die Klangschale auf dieser Körperstelle so lange schwingen lassen, also immer wieder anspielen, bis der Sound sich wieder normalisiert hat. Da du mit deinen Schalen inzwischen gut vertraut bist und jede Schale in der Klangmassage vor der Berührung mit dem Partner außerhalb seiner Aura anspielst, kennst du den Klang der Schale in Reinform.

Ein Ungleichgewicht muß behoben werden, die gestörte Körperregion muß durchlässig werden, bevor du die Schale austauschst, wegbewegst oder ganz aufhörst.

Die lauschenden Finger

Wenn du beim Anspielen der Klangschalen unten einen Finger am Boden der Schale hast (Foto nächste Seite), dann bekommst du eine wunderschöne Rückmeldung darüber, wie die Schale auf dem Körper deines Partners (oder später deines Klienten) schwingt.

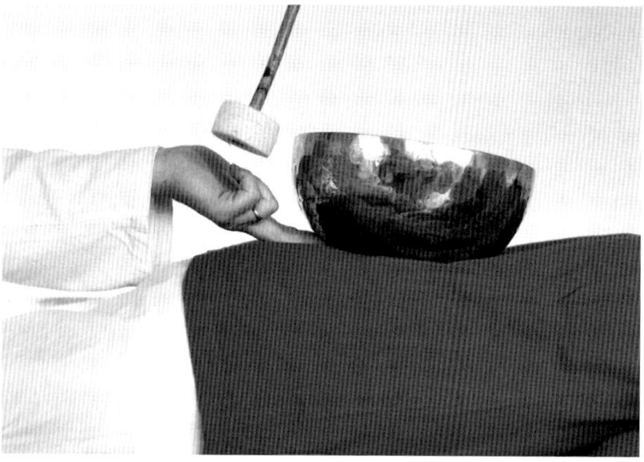

Manchmal läßt es sich nicht mit den Ohren hören, was sich zwischen Klangschale und Mensch abspielt. Mit Hilfe deiner lauschenden Finger wirst du dann eher spüren, was in der Einheit Schale/Empfangender vor sich geht. Je trainierter du im Umgang mit den Klangschalen bist, desto mehr werden deine Finger erlauschen können.

Die lauschenden Finger sagen dir auch, ob eine gestörte Region durchlässig geworden ist.

Partnerübung

Wohin geht die Anspielenergie?

In der Klangmassage ist es nicht sinnvoll, sich selbst als Klangmasseur die Klänge zuzuspielen. (Unten: Foto 1) Du leitest damit nämlich die Energie, die bei deinem Partner kommen soll, zu dir hin, und das ist nicht der Sinn der Klangmassage. Die Anspielenergie soll in Richtung des Bespielten fließen. (Foto 4)

Nimm eine Klangschale auf deine Hand.

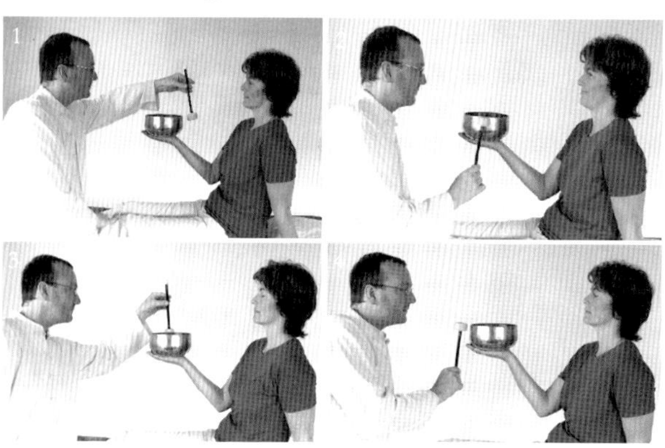

Schließe die Augen und entspanne dich.

Dein Partner soll jetzt die Klangschalen anspielen, und zwar indem er sie zu dir hin anspielt. Spüre und lausche da hinein. Dann spielt der Partner die Schale von dir weg. Spüre und lausche und vergleiche.

Wiederholt diese Übung mit vertauschten Rollen.

Ihr werdet den Unterschied mit einiger Übung oder gar sofort bemerken.

Übung Sieben

Klingende Schalen absetzen

Optimal ist diese Übung mit einem Partner, sie läßt sich jedoch auch mit einer Decke oder einem festen Kissen üben. Es geht darum, daß du lernst, eine Schale noch schwingend abzusetzen, ohne daß der Klang abbricht.

Die Schale wird aufgenommen und auf der Hand angespielt. Wenn du mit einem Partner übst, dann führe die schwingende Schale in einer liegenden Acht kreisend über seinem liegenden Körper. Spüre hinein, wo die Schale hinmöchte. Falls du kein Signal bekommst, spiele ruhig noch einmal oder zweimal an und laß die Schale kreisen.

Schließlich setzt du die Schale auf einem Punkt, der dich ruft, ab und zwar ohne den Schalenrand zu berühren, sonst stoppt der Klang ab und das willst du vermeiden. Verfahre dabei wie folgt: Während die Schale

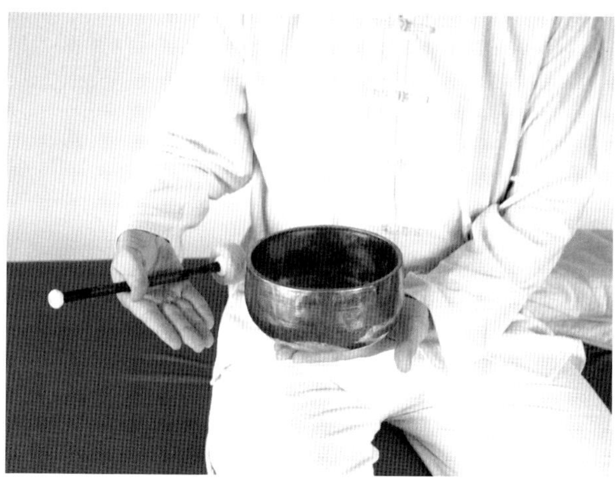

auf deiner Hand schwingt, klemmst du den Klöppel in der Schlaghand (der Hand, mit der du die Schale anschlägst) zwischen Daumen und Handinnenfläche ein. (Foto vorige Seite unten rechts.) Deine andere Hand ist ja nicht frei - deine Schale steht auf ihr. Jetzt kannst du mit der Schlaghand unter die schwingende Schale gehen und diese abstützen. Dabei klingt die Schale

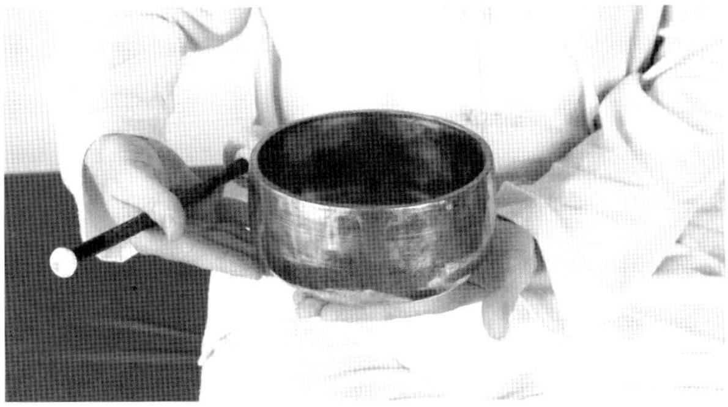

weiter (Foto oben). Ziehe die Schalenhand jetzt nach außen an den Rand (Foto unten). Nun ist der Boden

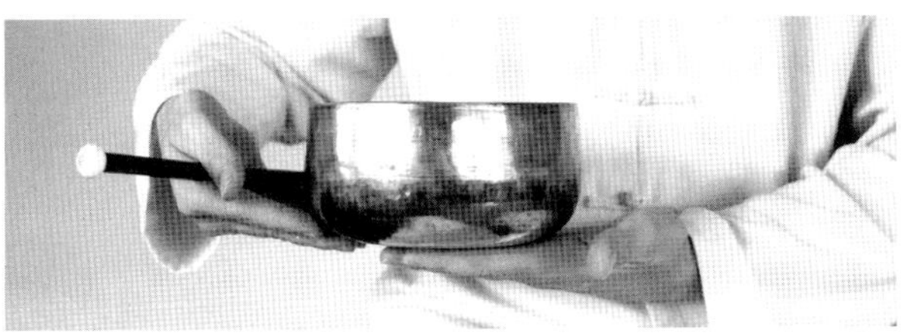

der Schale ganz frei (Foto unten) und du kannst die Schale absetzten (Fotos oben rechts). Sie wird jetzt

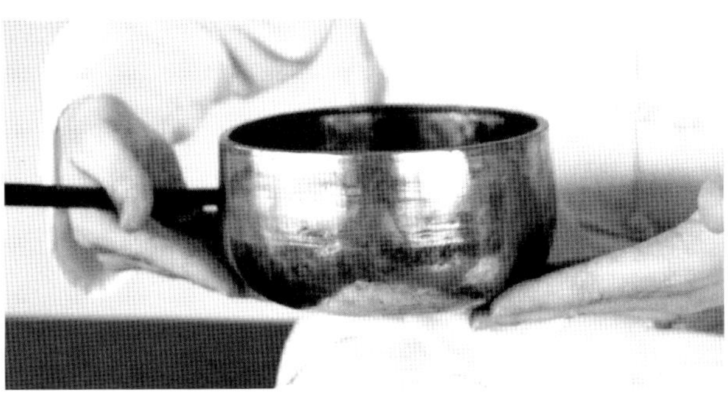

vielleicht ausklingen und nicht mehr vibrieren, das macht aber nichts. Deine Absicht, die Schale abzusetzen, ohne den Klienten zu erschrecken, und die Sanftheit der Bewegung unterstützt die Klangmassage ungemein.

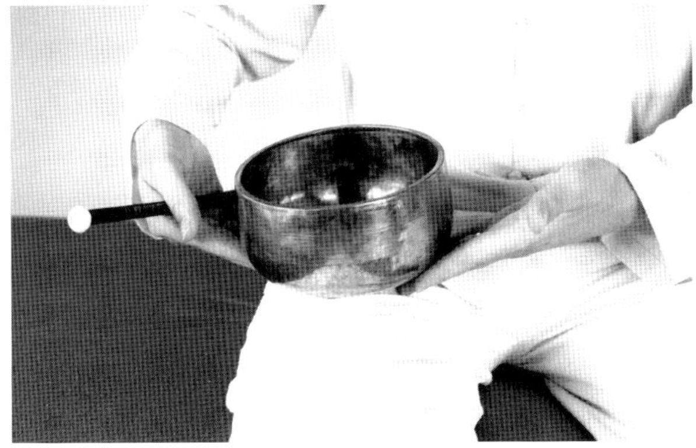

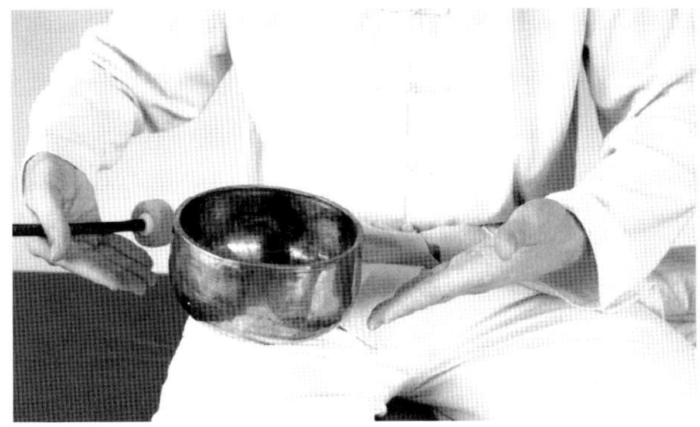

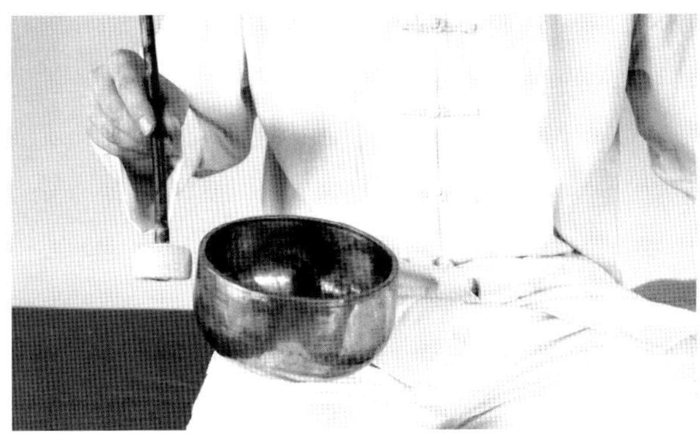

Nachdem du die Schale abgestellt hast, kannst du sie dann wieder anspielen. So gehen die Abstellbewegungen nahtlos im Spiel beziehungsweise in der Klangmassage auf.

Keinesfalls darf die Schale beim Abstel-len auf den Körper plumpsen!

Übe dies immer wieder. Reichlich und öfters. Je mehr du diese Technik, die bei den ersten Versuchen deiner ganzen Aufmerksamkeit bedarf, übst, desto selbstverständlicher und entspannter kannst du sie schließlich bei einer Klangmassage einsetzen. Auf keinen Fall solltest du hier nervös sein oder hektisch werden. Ruhe, Rhythmus und Fluß sind die Zauberwörter.

Übung Acht

Die Klangschalen auf dem Partner bewegen

Eine sehr sanfte und für den Bespielten sehr angenehme Technik, die Klangschale zu bewegen, während sie klingt, ist das Fingerkuppengleiten der Schalen. Bedauerlicher Weise habe ich bei dieser einen Technik keinen Weg gefunden, ihn nachvollziehbar über Fotos zu dokumentieren.

Du berührst die Schale mit der freien Hand und drei bis vier Finger ganz unten am Rand, dort wo die Schalenwand in den Schalenboden übergeht und dann Kontakt zur Auflagefläche bekommt, ähnlich wie beim lauschenden Finger, nur daß du alle Finger einsetzt, statt nur eine oder zwei. Bei dieser Übung ist es ganz wichtig, das du die Unterlage, also später den Klienten, nicht berührst. Die Hand schwebt knapp über ihm am Schalenrand.

Der Ton darf bei der Bewegung oder beim Abheben der Schale nicht abbrechen. Das geht zum einen genau mit der Methode wie in Übung Sieben, nur eben umgekehrt - die Schale wird sachte mit den Fingerspitzen von beiden Seiten am Übergang Schalenwand zu Schalenboden gegriffen und abgehoben oder bewegt. Dann gibt es noch eine weitere Methode, mit nur einer Hand: Während die Schale schwingt, gehst du mit den Fingern einer Hand an oben genannte Stelle und bewegst die Schale leicht in sich drehend mit einem Teil des Schalenbodens auf der Unterlage. Das geht ganz prima, da das Eigengewicht der Schale und die Haftung der Metallfläche an den Fingern die Schale gut an den Fingern fixieren. Stell dir einfach vor, deine Finger sind kleine Tentakeln und du willst die Schale Finger für Finger bewegen, ohne daß die Schale den Kontakt zum Klienten völlig verliert und ohne daß sie im Sound abstoppt.

Während eines Anspiels solltest du die Klangschalen nicht mehr als zwei bis drei Zentimeter bewegen.

Diese langsame Bewegung vermittelt Ruhe.

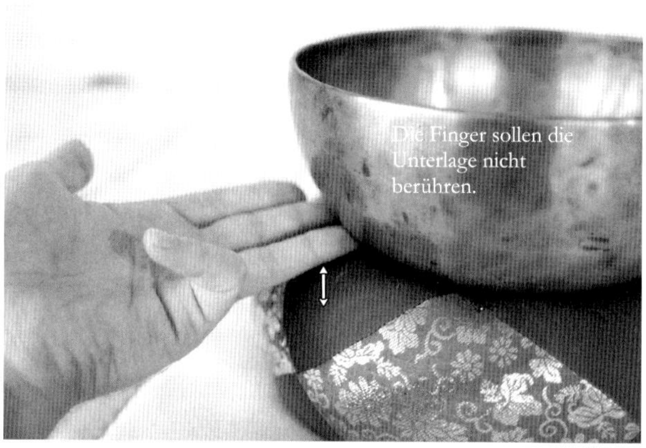
Finger sollen die
Unterlage nicht
berühren.

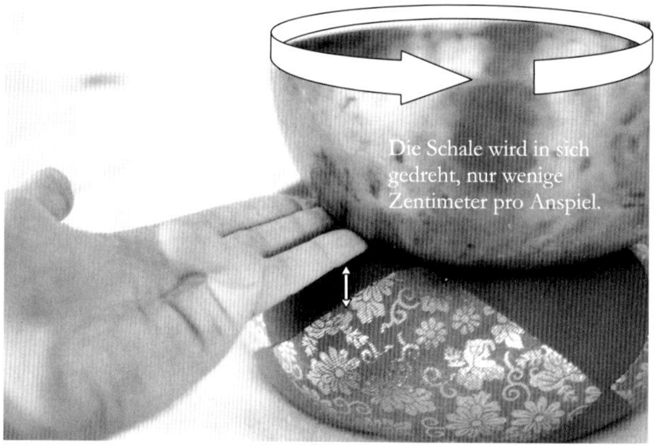
Die Schale wird in sich
gedreht, nur wenige
Zentimeter pro Anspiel.

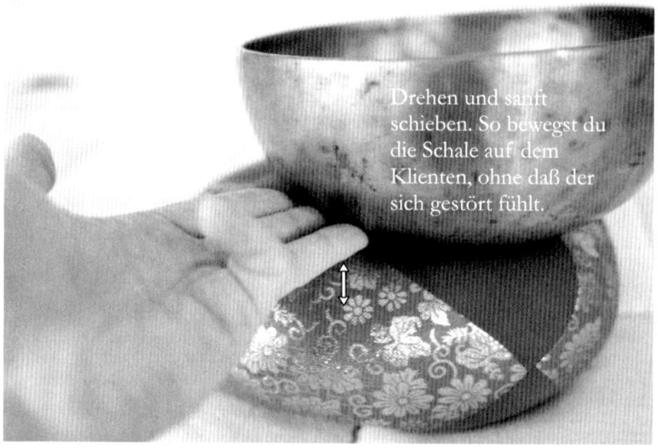
Drehen und sanft
schieben. So bewegst du
die Schale auf dem
Klienten, ohne daß der
sich gestört fühlt.

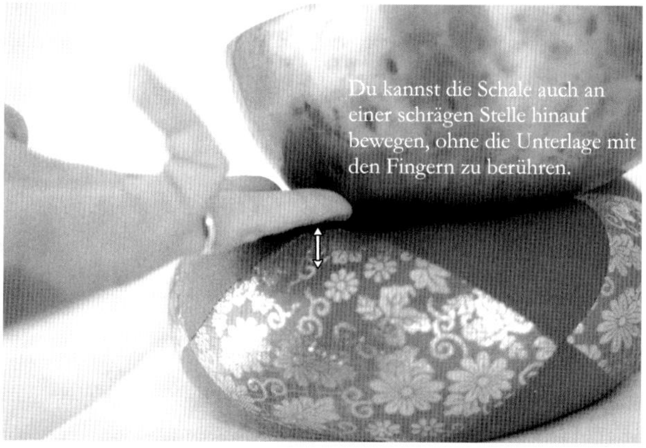
Du kannst die Schale auch an
einer schrägen Stelle hinauf
bewegen, ohne die Unterlage mit
den Fingern zu berühren.

Das Setting

- Nichts ist ohne Bedeutung -

Als Setting bezeichnet man die Gesamtsituation, in der eine Behandlung stattfindet. Diese Gesamtsituation setzt sich aus unzähligen Kleinigkeiten zusammen, die rund um den Ablauf einer Klangmasage geschehen. Ein Setting beginnt bei der Begrüßung des Klienten, es beinhaltet die Erscheinung und das Auftreten des Therapeuten, die Gestaltung der Behandlungsräume und den Ablauf der Klangmassage. Das Setting bestimmt den Erfolg einer Behandlung entscheidend mit.
Ein schlechtes Setting ist in der Lage, einem sensiblen Klienten eine ansonsten gute Klangmassage völlig zu verderben. Auf der anderen Seite kann das richtige Setting eine technisch vielleicht „nur" gute Klangmassage zu einer unvergeßlichen und tiefgehenden Erfahrung, also einem perfekten Klangmassage-Erlebnis für den Klienten machen.
Ich habe hier einige wichtige Punkte zusammengetragen, die dir helfen können, ein angemessenes Setting aufzubauen. Wie immer in diesem Buch handelt es sich um Empfehlungen, die du variieren und erweitern kannst.

Trinken und ... Entleeren

Vor einer Klangmassage solltest du genügend Flüssigkeit zu dir nehmen. Bei energetischer Arbeit ist es besonders wichtig, deinen Elektrolyt-Haushalt regelmäßig auszugleichen. Vor der Behandlung ein Glas Wasser zu trinken ist hier zu empfehlen.

Auch deinem Klienten solltest du etwas zu trinken anbieten. Gerade für ihn ist ein Glas Wasser oder eine Tasse Tee vor und nach der Klangmassage sehr wichtig. Sein Körper benötigt die Flüssigkeit. Über die Verarbeitung der Flüssigkeit im Stoffwechsel kann er besser entgiften. Außerdem ist das Anbieten und Trinken einer Tasse Tee ein entspannendes Ritual. Es trägt zur Kraft der Behandlung bei.

Du solltest nicht während der Behandlung auf die Toilette müssen, eine Unterbrechung wäre eine Zumutung für den Klienten.
Frage auch deinen Klienten vor der Behandlung, ob er noch einmal auf die Toilette möchte. Weise ihn darauf hin, daß bei einer Klangbehandlung der Stoffwechsel manchmal so überraschend angeregt wird, daß er eventuell während der Behandlung Harndrang bekommen könnte (die Ausscheidungsfunktionen der Nieren laufen dann auf Hochtouren). Selbstverständlich darf der Klient die Sitzung für einen Toilettengang jederzeit unterbrechen, erfolgreicher verläuft die Massage jedoch ohne Unterbrechung. Deshalb: Vorher entleeren!

Die Massageliege/Liegemöglichkeit

Der Klient sollte während der Klangmassage liegen. Es sind Variationen im Sitzen denkbar, doch sie wären Behelf. Zum Liegen bieten sich drei Möglichkeiten an:
1. Ein Bett. Stabil sollte es sein und nicht durchhängen. Mindestens zwei bis drei oder vier Seiten des Bettes sollten zugänglich sein, sonst wird es auch nur ein Behelf.
2. Auf dem Boden. Das müssen natürlich dein Rükken und deine Beine mitmachen, denn während der Klient auf einer oder mehreren Decken oder Matten

oder eventuell einem Futon liegt, muß du auf dem Boden sitzen und dich sitzend und kniend um den Klienten herum bewegen. Das ist nicht jedermanns Sache.

Die Unterlage soll angenehm weich sein, man darf jedoch nicht einsinken. Sie muß Halt vermitteln, also keine Luftmatratzen oder superweiche Schaumstoffunterlagen!

Optimaler geht es mit der:

3. Massageliege (das kann auch ein großer sehr stabiler Tisch sein, der mit Hilfe von Decken umfunktioniert wird). Auf jeden Fall sollte die Liege stabil sein. Eine klapprige Garten- oder Campingliege ist nicht dazu geeignet, deinem Klienten ein Gefühl der Geborgenheit zu vermitteln.

⇨ Für den professionellen Einsatz gibt es wunderbare Massageliegen von verschiedenen Herstellern. Die Vorzüge von solchen Liegen sind nicht von der Hand zu weisen:

⇨ Sie sind höhenverstellbar.

⇨ Sie haben eine abwaschbare Polsterung und lassen sich problemlos mit einem passenden Spannbezug beziehen.

⇨ Bei den besseren läßt sich eine zusätzliche Kopfstütze montieren. Diese erweitert den Liegekomfort und damit die Wirkung des Gesamtsettings erheblich.

⇨ Viele Fabrikate lassen sich zusammenklappen. Das ist sehr komfortabel, wenn man mit der Liege auch mal zu einem Klienten nach Hause muß oder wenn man keine eigene Praxis hat oder der Praxisraum auch für Tätigkeiten genutzt wird, bei denen eine Liege im Wege wäre. Die Klappliegen können nach der Massage zusammengeklappt und verstaut werden.

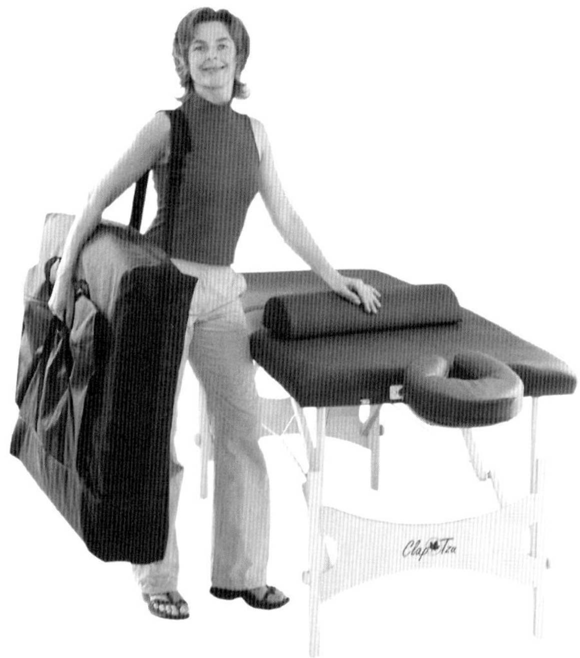

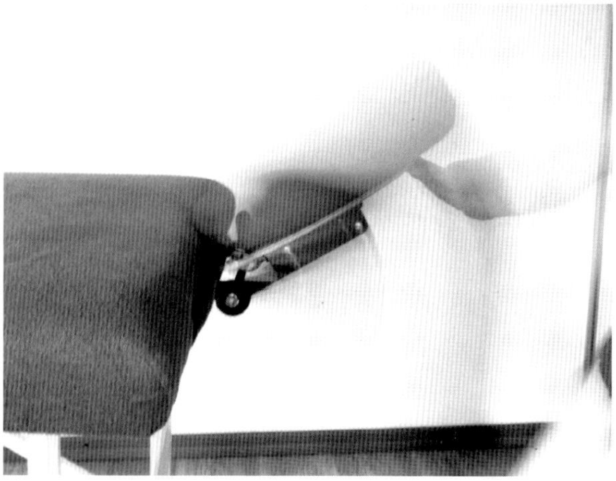

⇨ Auf den Fotos in diesem Buch siehst du ein Exemplar von der Firma Clap Tzu. Obwohl die Tischbeine etwas dünn aussehen, ist dieser Massagetisch durch seine raffinierte Konstruktion erstaunlich stabil. Er läßt sich in einer Spezialtasche transportieren.

⇨ Das Wichtigste aber: Du kannst dich an einem Massagetisch frei um den Klienten herumbewegen. Du mußt dich nicht verbiegen oder die Beine sonstwohin falten wie in der Bodenposition. Man kann sich auf einen bequemen Bürorollstuhl setzen oder auch stehen. Ein guter Stand, ein guter Sitz geben dir Kraft und lassen dich aus deiner Mitte heraus arbeiten. Eine Liege schont den Rücken des Masseurs und ist, besonders mit Kopfstütze, sehr komfortabel für den Klienten.

Frank empfiehlt, der Klientin die Wahl zu überlassen, in welche Richtung die Massageliege stehen soll. Hier wählt jeder Mensch anders und die Position ist oft als "seine Position" für Setting und so auch die Wahrnehmungen der Klientin sehr hilfreich.

Der Klangmasseur

Du solltest deinem Klienten mit einer gepflegten Erscheinung begegnen. Saubere Hände und Fingernägel, gewaschene Haare, saubere Kleidung und frische Socken sind schon empfehlenswert.
Angemessene Kleidung tragen. Logos, Schriftzüge, Muster und allzu prächtige Farbkombinationen in deiner Bekleidung können den einen oder anderen Klienten verwirren. Schlichte und bequeme Kleidung in zeitlosem Design in dezenter Farbgebung wirken angenehm und entspannend auf die Wahrnehmung. Tai Chi oder Shiatsu-Anzüge, wie auch schlichte Joggingbekleidung ohne Logos vermitteln Ruhe.
Körpergeruch kann sehr stören. Doch mindestens genauso störend ist ein falsches oder ein überdosiert aufgetragenes Parfüm. Parfüms sind echt tückisch, weil viele Menschen sich selbst als wohlriechend empfinden, dabei riechen sie gar nicht, sie nebeln.
Solltest du Raucher sein, dann rauche deine letzte Zigarette einige Stunden vor der Klangmassage. Achte besonders auf deine Mundhygiene. Für einen Nichtraucher ist der Geruch eines Rauchers oft eine garstige Belästigung.
Zum Thema regelmäßigen Alkoholkonsums, reichlichen Süßigkeiten und Fleischverzehrs, Kaffee und Schwarztee in rauhen Mengen, Tabletten, schweres Übergewicht oder Magersucht möchte ich mich hier nicht weiter äußern. Wenn du dich selbständig machen möchtest, dann wirst du von selbst herausfinden, was dich erfolgreich macht und wieviel Sucht du leben kannst und magst.

Die Klangarbeit jedenfalls kann nur hilfreich sein, diese Konsumschemata aufzulösen.

Gesund und dennoch ungünstig für das Setting ist der Genuß zum Beispiel von zuviel Knoblauch und Zwiebeln. Dem Klienten könnten etwaige Ausdünstungen des Therapeuten nach dem Genuß dieser oder anderer Lebensmittel die Freude an der Klangmassage vergällen. Also Obacht, was du am Abend zuvor und natürlich unmittelbar vor der Klangmassage zu dir nimmst.

Du solltest Ruhe und Gelassenheit ausstrahlen
Ein nervöser Therapeut ist indiskutabel! Nervosität ist ein Zeichen von Mangel! Es mangelt dem Therapeuten an Ruhe. Eine Klangmassage kann durch einen nervösen Therapeuten nicht fachgerecht durchgeführt werden.
Den Klienten verlangt es bewußt oder unbewußt nach Entspannung, Orientierung und Hilfe, nach Führung durch den Therapeuten. Kein Mensch möchte sich einem nervösen Führer anvertrauen.

Solltest du durch ein unvorhersehbares Ereignis vor einem Behandlungstermin nicht in dir ruhen, so bitte deinen Klienten, den Termin zu verschieben.
Ein Todesfall, ein Unfall oder eine Tragödie in der Familie oder im Freundeskreis können auch einen erfahrenen Profi aus der Bahn werfen. Es ist ein Zeichen von Souveränität und Können, wenn du in dieser Situation die Behandlung ablehnst. Erkläre dem Klienten, daß du aus den gegebenen Gründen nicht für sein Wohlbefinden garantieren kannst. Jeder vernünftige Mensch wird dir Verständnis entgegenbringen. Es ist ein Zeichen deiner therapeutischen Qualität, wenn du ehrlich und verantwortungsvoll handelst und in Verantwortung für deine Klienten auf Umsatz verzichtest.

Ein unruhiger oder nervöser Klient sollte dich nicht aus der Fassung bringen können. Wenn du das Gefühl hast, gerade einen nicht ganz passenden Ton auf der Klangschale erzeugt oder eine falsche Bewegung gemacht zu haben, dann gibt es nicht den geringsten Grund, fahrig, nervös oder unruhig zu werden. Der Klient registriert einzelne kleinere Fehlleistungen in der Regel gar nicht. Arbeite einfach und ruhig weiter. Wenn du hektisch wirst oder dich gar für einen Fehler entschuldigst, den der Klient gar nicht registriert hat, dann wird er aufmerksam. Den nächsten Patzer bemerkt der Klient dann garantiert!

Was tun, wenn sich der Klient von einem Klang, einem Ausspruch, einer Berührung oder etwas anderem während der Klangmassage unangenehm betroffen zeigt?
Es gibt absolut nie einen Grund, nervös zu werden. Selbst oder gerade wenn der Patient eine Herzattacke bekäme, ist Ruhe und besonnenes Handeln jeglicher Nervosität oder gar Panik vorzuziehen.
Beschwert sich der Klient zum Beispiel darüber, daß ihm die Klänge zu laut oder zu leise sind, dann bestätige ihm, daß seine Empfindungen völlig korrekt sind. Erkläre weiter, daß die Wahrnehmungen von Mensch zu Mensch verschieden sind und daß sein Feedback für dich sehr wertvoll ist, denn du kannst dann dein Verhalten den Bedürfnissen des Klienten anpassen.
Sage dem Klienten niemals, seine Wahrnehmung sei falsch. Bestätige ihn und frage unter Umständen nach, was genau, wie genau, wo genau stört. Dein Klient gibt dir auf diesem Wege Hinweise, wie du ihn perfekt behandeln kannst. Passe die Art und Intensität der Behandlung den Bedürfnissen des Klienten an.

Wer ist hier der Patient?
Bedauerlicherweise erlebt man mit schöner Regelmäßigkeit Therapeuten, Heilpraktiker und Ärzte, die die kleinste Chance nutzen, um der Klientin ihr Herz auszuschütten und von sich und ihren Erlebnissen, Erfolgen und - üblerweise - Problemen zu erzählen.
Jeder von uns schleppt sein Päckchen durchs Leben. Jedem begegnet hier und dort der Lauf der Ereignisse mit nicht immer leichten Aufgaben, oft mit Schmerz, Angst und Trauer. Fast jeder Mensch hat das Bedürfnis, hier und dort über sich und seine Last zu reden. Therapeuten haben zuzuhören!
Deine mögliche Lebensproblematik wie auch dein glorreicher Ruhm ist für die Klientin im Behandlungssetting nicht zu kommunizieren. Vielmehr ist es deine Aufgabe, auf die Bedürfnisse der Klientin zu lauschen und so sie ihr Herz ausschütten möchte, diesen Fluß nicht zu unterbrechen, indem du ihr klarmachst, daß es dir auch nicht an Erfahrungen mangelt.

Deine Sorgen, Probleme, Ängste, Egotrips, dein Bedürfnis nach Lob, Selbstdarstellung, Reflexion haben in der Klangmassage nichts zu suchen! Wenn dir danach ist, dann suche einen Kollegen auf, laß dir dort eine Klangmassage geben und schütte dein Herz aus. Du erkennst einen wahrhaftigen Profi daran, daß er dir nicht sein Leid klagt! Ebenso wird er nur sehr dezent darauf hinweisen, was er kann!

Der Klient steht im Mittelpunkt deiner Wahrnehmung! Ihm gehört das Privileg, sein Herz auszuschütten, so er es wünscht. Sei ganz für ihn da und du wirst erfolgreich sein in deiner Arbeit.

Sei ein Kanal
Eine weise Auffassung heilender Kräfte kommt aus dem Reiki. Hier sieht sich der Helfer nur als eine Art Kanal, der in der Lage ist, sich universell vorhandenen Lebensenergien zu öffnen und diese durch sich hindurch in den Klienten fließen zu lassen.
Mit diese Sichtweise ist es unmöglich, beim Behand-

lungsprozeß Energie zu verlieren. Denn es gilt ja die grundsätzliche Auffassung: Ich gebe dir nicht meine Energie. Ich leite nur etwas weiter.
Bei einer Klangmassage, die du mit dieser geistigen Einstellung stattfinden läßt, gibst du keine Klangmassage, du läßt sie nur durch dich geschehen. Der Klang, der Raum, die Ruhe, das Angenommensein ist ohne Bedingungen und ohne Limitierung vorhanden. Es kann also kein Mangel bei dir entstehen. Im Gegenteil: Je mehr du diese Einstellung lebst, sie in die Klangmassage integrierst, desto eher wird dir der Reichtum des Da-Seins gegenwärtig.
Also kannst du nichts verlieren, mußt dich dann auch nicht schützen. Das ist das Geheimnis des Lebens: Es ist genug von allem da. Oder kannst du dir vorstellen, daß deine Klangschale müde würde, zu schwingen? Klänge zu erzeugen?
Das Beste kommt nicht zum Schluß: Als Klangmasseurin mußt du die Entspannung und Ruhe nicht „inszenieren". Sie wird vielmehr zu einer Selbstverständlichkeit. Mit anderen Worten: Wenn du deinen Klienten etwas Gutes tust, wirst du selbst dabei an Energie, Kraft, Ruhe und Zentrierung gewinnen. Es wird dir guttun, Gutes zu tun.
Wenn du mit deinen Klienten entspannt bist, werden sie noch entspannter, das entspannt dich noch mehr, was sie wieder mehr entspannt.
Bist du mit innerer Freude und Liebe bei der Arbeit, dann weckst du die Selbstakzeptanz der Klienten und ihre Fähigkeit, sich selbst in Liebe anzunehmen. Wenn du siehst, wie dies dem Klienten gelingt, lernst du von dir selbst wie von ihm. Das Gefühl pflanzt sich fort.
Bist du ehrlich und offen, wirst du es dem Klienten erleichtern, ebenso zu agieren, und so beschenkt ihr euch gegenseitig.
In allen alternativen und helfenden Berufen hast du die spektakuläre Chance, direkt während der Arbeit an dir und deinem Selbst zu arbeiten. Ja, wenn du deinen Beruf langfristig und professionell betreiben willst, dann ist diese Arbeit am Ich mindestens so wichtig, wie dein „Können" zum Beispiel als Klangmasseurin.
Sehr viele Menschen lassen sich in ihren „Jobs" mehr oder weniger nötigen, ihr Selbst nicht zu leben, nicht sie selbst zu sein. So wird ihr „nicht-sein-was-ich-eigentlich-bin" mit der Weile zu einer zweiten Identität und schließlich sind sie sich tatsächlich selbst fremd und treiben so die Entfremdung aller in ihrer Umgebung unbewußt mit fort.

Der Helfer aber kann nur helfen durch Hingabe, Verständnis, Selbstakzeptanz und mit der grundsätzlichen Einstellung, daß alles, was einem im Leben begegnet und scheine es noch so widrig, eine Chance birgt, sich zu erweitern und dazuzulernen. Und zu erkennen, wer man wirklich ist.
Das ist das unglaublichste Geschenk, was man sich und seinen Klienten machen kann. Denn wer erkennen kann, wer er wirklich ist, trachtet nicht mehr danach, andere zu führen. Er kann ein Licht sein, auf das sie ihren eigenen Weg im Dunkeln finden.

Der Behandlungsraum

Wie sollte der Raum beschaffen sein, in dem ich eine Klangmassage gebe? Er sollte aufgeräumt sein. Er sollte sauber sein.
Sollte dir genügend Raum zur Verfügung stehen, so richte einen Raum extra für die Massagebehandlungen ein. In diesem Raum empfehle ich eine reduzierte Inneneinrichtung, das Zimmer darf einem Meditationsraum sehr ähnlich sein. Neben der Liegefläche, einigen Decken und Kissen, den Klanginstrumenten sowie eventuell einer kleinen Fläche für Räucherwerk oder eine Skulptur muß gar nichts weiter in diesem Raum enthalten sein.
Der Gestaltung von Wänden wird im allgemeinen zu

wenig Aufmerksamkeit gewidmet! Kunstwerke mit spirituellem Hintergrund oder Poster mit schönen Naturaufnahmen können Leben in den Raum bringen. Je nach Größe des Zimmers und der Wände reicht oft schon ein Bild. Auch andere Accessoires sind möglich. Achte hier auf Schlichtheit, Wärme und eine positive Aussage des Bildes.
Wenn du professionell Klangmassagen gibst, solltest Du sicherstellen, daß der Behandlungsplatz nicht auf einer für den Menschen ungünstigen geomantischen Störzone wie einer Wasserader oder einer Verwerfung liegt.

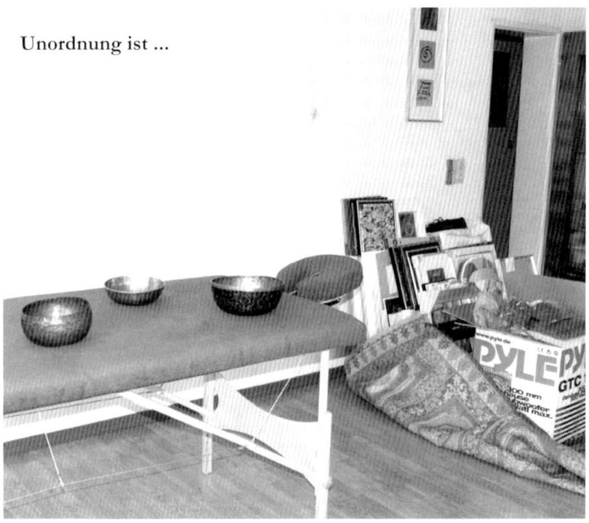

Unordnung ist ...

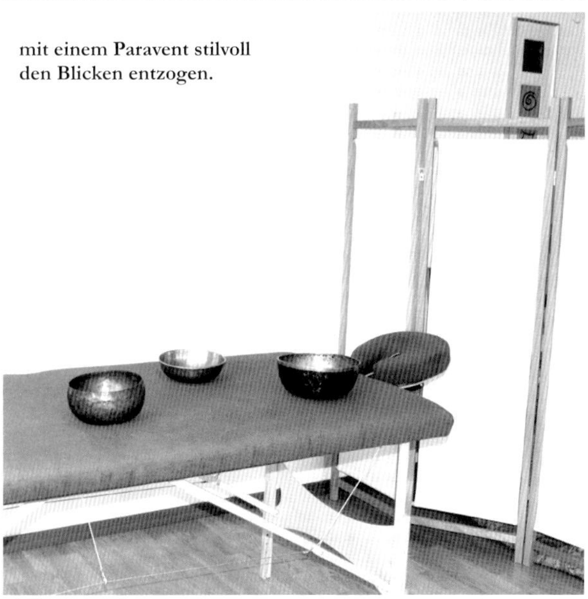

mit einem Paravent stilvoll den Blicken entzogen.

Ein zu dunkler Raum ist unheimlich, ein zu heller Raum ist ungemütlich.

Es sollte etwaigen Nachbarn nicht möglich sein, durch Türen oder Fenster in deinen Behandlungsraum zu schauen oder gar auf den Behandlungsplatz. Du und der Klient müssen vor den Blicken anderer geschützt positioniert sein. Ist dies nicht möglich, helfen Gardinen, Jalousien oder Raumtrenner (Paravents), wie auf dem Foto links unten zu sehen ist. Wie du dort siehst lassen sich mit Paravents auch problemlos unordentliche Ecken ausblenden.

Der Raum sollte eine angenehme Arbeitstemperatur haben, die du individuell auf die Wünsche eines Kunden anpassen kannst. Es gibt Menschen, die lieben es mollig warm, andere empfinden einen Raum ohne auf Spalt geöffnete Fenster schnell als stickig.

Kein direktes Licht! Glühbirnen sollten vom Behandlungsplatz aus auf keinen Fall sichtbar sein (weder für dich noch für den Klienten), sondern durch einen Schirm oder die Ausrichtung auf eine Wandfläche dem direkten Blickkontakt entzogen werden. Lampen sollten warmes, weiches Licht verströmen. Dimmer sind hier sehr hilfreich. Grelles Licht „verbrennt" die Vitalkraft des Menschen.

Der Behandlungsplatz sollte sich nicht unbedingt inmitten einer geraden Linie zwischen zwei Türen, der Eingangstür und einem Fenster oder zwischen zwei Fenstern befinden. Ist das aufgrund der Zimmergröße nicht anders möglich, so helfen Raumteiler, Paravents oder Gardinen.

Spiegel

Die Anwesenheit von Spiegeln im Behandlungsraum ist ungünstig! Geomanten und Radiästheten (Rutengeher) empfehlen schon seit langem, Spiegel aus Ruhezimmern zu entfernen. Auch aus Sicht des Feng Shui haben sie dort nichts zu suchen.

Gerade Feng Shui-Berater setzen Spiegel in den letzten Jahren inflationär an allerlei Stellen außerhalb des Schlafzimmers im Haus ein. Doch ist hier Vorsicht geboten: Ein Spiegel kann - richtig eingesetzt - sehr hilfreich im Sinne des Feng Shui sein. Geht man in seiner Plazierung nur ein wenig fehl, dann wird er zu einer potentiellen Störquelle, die nicht zu unterschätzen ist!

Spiegel wirken in mannigfaltiger Weise auf die bewußte und unterbewußte Wahrnehmung des Menschen. Da wir unsere Wahrnehmung bei der Klangmassage jedoch den feinen und feinsten Vorgängen widmen wollen, ist ein Spiegel dem Setting nicht zuträglich.

Weiterhin reflektieren und potenzieren Spiegel elektromagnetische, geomantische und feinstoffliche Chi-Flüsse innerhalb eines Raumes und bilden bisweilen erhebliche Störfelder oder sie verstärken diese gar.

Vorhandene Spiegel

Sind Spiegel in einem Raum, den du zur Klangmassage nutzen willst, bereits vorhanden (zum Beispiel bei Hausbesuchen), so ist das kein Drama. Der Spiegel wird einfach durch ein schönes Tuch in angenehmer Farbgebung und mit neutralem Design verhängt und so einer eventuell ungünstigen Wirkung weitgehend entzogen.

Elektroanlagen

Wenn es eben geht, entferne Hifi-Anlage, Fernsehen und andere elektrisch betriebene Geräte aus dem Behandlungsraum. Diese Geräte sind von elektrischen Feldern umgeben, die für den Menschen zum Teil gesundheitsschädlich sind. Außerdem sehen sie in der Regel nicht so besonders hübsch aus.

Neue Einrichtung

Wenn du professionell zu arbeiten gedenkst und einen Raum für die Klangmassagen neu einrichtest, dann achte darauf, möglichst viele der verwendeten Materialien zu verwenden, die aus baubiologischer Sicht zu empfehlen sind. Ob Wandputze, Farben, Bodenbeläge, Möbel, Gardinen, Lampen oder Decken: Ökologisch verantwortungsbewußt hergestellte Produkte verströmen viel weniger Gifte, dafür aber eine Aura des Besonderen und Wertvollen ohne „overstyled“ zu wirken.

Verzichte soweit wie möglich auf Kunststoffe. Im Zweifelsfalle ziehe einen baubiologischen Berater zu Hilfe.

Farben

Richtest du einen Raum extra für die Behandlungen neu her, so achte auf deine Farbwahl für die Wände, Gardinen und einen eventuellen Teppich. Eher ungünstig für einen Behandlungsraum sind Blautöne, reines Weiß, Schwarz, Grau, Lila.

Bei den Grüntönen ist ebenfalls Vorsicht geboten, nur eine Farbnuance daneben und grün wirkt weniger vitalisierend als vielmehr leicht morbid.

Die Farben der Wahl sind Pastelltöne in warmem Gelb, Gelborange, sanftem Orange, einem warmen, nicht schreienden erdigen Rotton in den Akzenten.

Grelle Farben, und sei es als Effekt, würde ich meiden.

Optimale zu dir passende Farben findest du mit Hilfe einer Farbberatung.

Hölzer & Pflanzen

Wenn möglich, vermeide bei der Möbelwahl im Behandlungsraum die Verwendung von sehr harten

Hölzern wie zum Beispiel der Eiche. Tropenhölzer sind schon aus ökologischen Gesichtspunkten indiskutabel, aus energetischer Sicht für unsere Breiten ebenso. Harte Hölzer umgibt ein energetisches Muster von Härte, Ausdauer, Haltbarkeit und so fort. Diese Tugenden spiegeln nicht gerade die Schwingungen einer Klangmassage, wo es ja um Loslassen, Fließen und Weichsein geht.

Bambuspflanzen sind sehr schön für viele Räume, doch bitte nicht im Behandlungszimmer selbst. Der Bambus ist ein Schnellwachser: Ihn umgeben hochschießende Energien.

Kakteen kannst du gerne über Nacht in den Behandlungsraum stellen, sie zerteilen vorhandene ungünstige Energien.

Während der Behandlung ist ihr Signal „Stacheligkeit“ nicht erwünscht!

Grundsätzlich ist ein Strauß mit Blumen ein wunderschöner und belebender Blickfang für jeden Raum. Doch müsstest du deine Klienten bei der Terminabsprache fragen, ob Allergien oder gar Blütenstauballergien vorliegen. Ist dem so, bitte die Blumen einige Zeit vor dem Behandlungstermin aus dem Raum entfernen. Sie stehen im Vorzimmer so oder so besser.

Energetische Raumreinigung

Nach unserer Erfahrung transformiert der Klang von Klangschalen, Gongs und Didgeridoos und Monochorden in und um den Klienten oder im Raum befindliche Energien. Mit einer gründlichen Lüftung nach jeder Sitzung verflüchtigen sich die energetischen Reste dieser Transformation.

Dennoch sei nach jeder Sitzung achtsam! Wenn du das Gefühl hast, im Raum befinden sich noch Stimmungen, Gedanken, Gerüche, Erinnerung, Elemente oder gar Wesenheiten, dann verlaß dich darauf: Du liegst richtig. Fast jeder Mensch hat ein intuitives Gespür für diese feinstofflichen Kräfte und wenn du dich erst einmal eine Weile mit der Welt der Schwingungen beschäftigst, wirst du vielleicht bald sehen lernen, was du heute noch „nur“ erspürst.

Reinigung von Massageliege und Möbeln

Alle paar Tage bis Wochen kannst du die im Behandlungsraum befindliche Massageliege und die Möbel reinigen. Besorge Dir Rosenöl oder Rosenwasser. Von diesem setzt du dem Putzwasser nur ein ganz wenig hinzu. Es löst beim Putzen alte energetische Strukturen und … riecht gut.

Feng Gong oder Rahmentrommel

Der Windgong oder eine Rahmentrommel sind gut geeignet, um Räume von unerwünschten Kräften zu reinigen. Nimm diese Klangkörper deiner Wahl und bewege dich laut lärmend durch den Behandlungsraum (oder die Praxis oder die ganze Wohnung).

Lasse dich vom Klang leiten. Führe den Trommelwirbel, das Kreischen des Gongs in jede Ecke des Raumes, schwinge hin und her, tanze, lasse dich von deiner Intuition führen. Verjage die Energie nicht sondern komplimentiere sie lärmend hinaus. Es gibt andere Ort, an denen sie gebraucht werden. In deinem Behandlungsraum haben sie nichts zu suchen.

Als Alternative kannst du auch wild und scharf mit den Händen klatschend durch den Raum gehen und seine Ecken und Winkel „freiklatschen“.

Nach dieser Aktion durchlüften! Du wirst es sehen: Der Raum wirkt nach so einer Aktion verändert. Irgendwie heller und freundlicher.

Willst du Räume in einem alten Haus als Behandlungszimmer nutzen, dann kann es vorkommen, daß hier

noch die Seelen verstorbener Menschen zugegen sind. Das kommt oft vor. Wenn du so eine Empfindung hast, bleib erstmal ganz entspannt: Es sind fast immer verirrte und verwirrte Seelen, die gerne stören, sie sind jedoch nicht in der Lage, kurzfristig Schaden zu verursachen. Sie wirken eher durch ihre geistige Präsenz störend. Es gibt keinen Grund sich zu ängstigen!
Schamanisch arbeitende Menschen helfen dir in dieser Situation weiter. Auch gute Feng Shui-Berater oder Geomanten sind manchmal im Umgang mit diesen Situationen vertraut.

Räucherungen und Duftlampen

Je nach Bedarf kannst du deine Räume ein bis zwei Mal am Tag (oder vor und nach einer Behandlung) mit Räucherstoffen reinigen und für guten Duft sorgen. Achte bei der Wahl der Rauchwaren darauf, daß sie aus natürlichen Kräutern, Harzen, Gräsern und Ölen zusammengesetzt sind. Produkte mit synthetischen Zusatzstoffen riechen oft erbärmlich und ungesund.

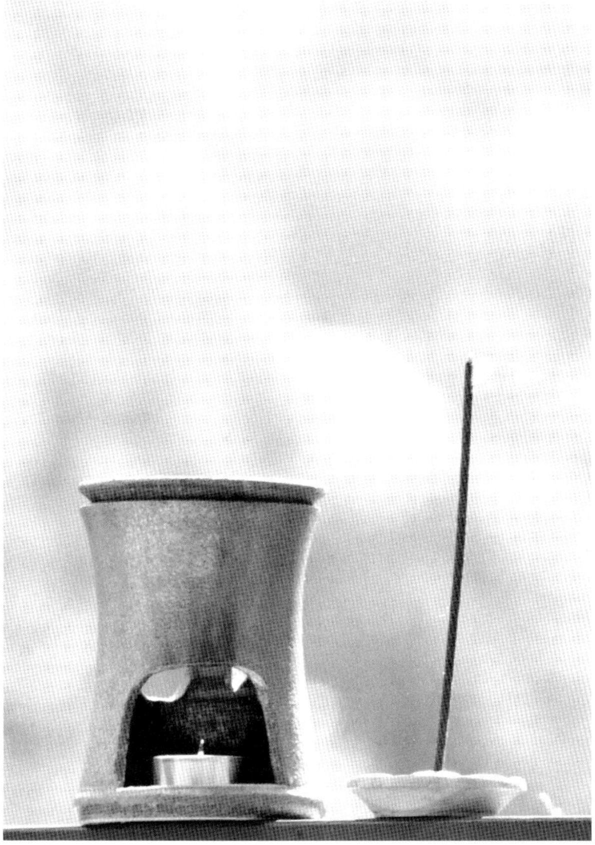

Nicht zu kurz vor einer Behandlung räuchern, viele Menschen sind empfindlich gegenüber allzu intensiven Düften.
Vorsichtig mit Weihrauch oder anderen Stoffen, die auch in Kirchen geräuchert werden. Nicht wenige Menschen in unserem Kulturkreis assoziieren mit der Kirche nicht unbedingt etwas Positives.

Ätherische Öle, die du über Duftlampen in die Raumluft einbringst, heben nicht nur die Atmosphäre, sie verringern auch nachweislich die Anzahl der in der Raumluft befindlichen Keime und Krankheitserreger.

Vor einer Klangmassage kannst du deinem Klienten auch die vorhandenen Düfte zur Auswahl anbieten um dann den von ihm gewählten Duft in die Aromalampe zu träufeln. Das ist ein Service, über den sich dein Klient freuen wird.

Zu guter Letzt noch ein uraltes Reinigungsritual:
Decken und Kissen draußen ausschütteln und ausklopfen! Je nach Benutzungsintensivität sollten sie regelmäßig gewaschen werden.

Decken, Kissen und Taschentücher

Es sollten genügend Decken für deinen Klienten bereitliegen und ebenfalls zwei bis drei Kissen und/oder Nackenrollen für den Kopf, als Knieunterlage oder zur Stabilisierung des Klienten in einer Seitenlage.

Taschentücher, falls der Klient mal schnupfen muß, kannst du auch in Reichweite zu halten.

Die Instrumente

Die von dir verwendeten Instrumente sollten so in der Nähe des Behandlungsplatzes stehen, daß du sie ohne Probleme, ohne dich groß zu verrenken, erreichen und einsetzen kannst. Gleiches gilt für alle benötigten Anschlagklöppel.

Reinigung der Instrumente

Klangschalen und Gongs müssen unserer Erfahrung nach nicht energetisch gereinigt werden. Solltest du dennoch das Gefühl haben, dies sei nötig, gehe wie folgt vor: Die Instrumente mit einem frischen feuchten Lappen abputzen und anschließend mit einem Trockentuch abtrocknen. Dann die Schale mit in die Natur nehmen an einen Ort, der dir Kraft und Schönheit vermittelt. Hier spiele die Schale und stell dir dabei vor, wie sie sich durch dein Spiel erneuert.
Wenn du das Gefühl hast, Wesenheiten hängen an deiner Schale, dann werden sie sich hier mit dem Klang zerstreuen. Keine dunkle Kraft vermag es, sich dauerhaft an eine ausgewogen klingende Schale anzuhaften. Klangschalen wirken wie Klangschilde und, besser noch, wie Klangtransformatoren (siehe auch Kapitel: Klangschalen transformieren).

Du kannst eine Visualisierung machen: Stell dir vor, wie du deine Instrumente in ein warmes weißes Licht hüllst, so als würden sie mit Licht gewaschen. Stell dir regelrecht vor, wie alle anhaftenden Kräfte im Licht aufsteigen und sich von den Instrumenten hinfort verflüchtigen.
Anschließend umgib die Instrumente in deiner Vorstellung mit einem Feld reinen oder farbigen Lichts. Wähle Farbtöne, die dir intuitiv als die passenden begegnen werden. Unmöglich, daß dir deine Intuition eine Farbe liefert, die nicht wirkt.

Du kannst die Metallinstrumente auch einen Tag in die Sonne stellen oder eine Nacht in den silbernen Schein der Vollmondin. Instrumente regenerieren sich auf diesem Wege nicht nur, sondern laden sich gleichzeitig mit kraftvollen neuen Energien auf.

Vor- und Nachbereitungen

Vor und nach einer Klangbehandlung ist der Raum grundsätzlich je nach Jahreszeit kürzer (Winter) oder länger (Sommer) zu lüften, ganz unabhängig davon, ob dir Gerüche oder Sauerstoffmangel im Raum auffallen. Lasse das Lüften zu einem regelmäßigen Ritual werden, es hilft dir und dem Raum und damit deinen Klienten.
Ich empfehle eine Stoßlüftung, wobei das Fenster komplett für eine kurze Zeit geöffnet wird. So kann verbrauchte und abgestandene Luft innerhalb weniger Minuten ausgetauscht werden.
Noch besser ist eine Querlüftung. Hierbei werden zwei sich gegenüberliegende Fenster (oder zwei Fenster in verschiedenen Räumen oder Fenster und Tür mit Verbindung nach außerhalb) geöffnet und die Luft kann frei durchwehen.
Ein regelmäßig gelüfteter Raum heizt sich schneller wieder auf. Bei gut dichtenden Fenstern sollte ein Raum von ungefähr fünfzehn bis zwanzig Quadratmetern alle ein bis zwei Stunden kurz gelüftet werden, wenn zwei Personen in ihm Sauerstoff verbrauchen.

Gekippte Fenster lüften die Räume häufig nicht ausreichend. Sie sind kein Ersatz für Stoss- und Querlüftungen!

Vollendete Klangmassage

Das „Drei-Säulen"Prinzip

Der Klangraum ist das Ziel

Die Erfahrung zeigt uns immer wieder: Viele Klangarbeiter machen im Umgang mit ihrem Instrument einen Fehler. Soweit man hier von Fehler sprechen kann.

Das Ziel ihrer Bewegungen zur Erzeugung des Klanges, so bei der Klangschale die Anschlagbewegung, beim Didgeridoo das Spielen an sich, beim Gong ebenso die Anschlagbewegung, das Ziel ist sehr häufig das Instrument.

Was ist daran falsch? Natürlich nichts, denn richtig und falsch existieren im natürlichen Universum nicht, es sind moralische Wertigkeiten und keine Wahrheiten. Dennoch: Wir wollen uns entwickeln und Freude verbreiten und so geht es uns um ein: „Wie kann ich tiefer gehen" anstatt um ein was kann ich „besser" machen.

Ist es das Ziel der Klangmassage, die Klangschale anzuschlagen?
Eindeutig nein.
Warum ist dann das Ziel der Schlagbewegung die Klangschale?

Das mag in deinen Ohren spontan etwas kleinlich klingen, jedoch birgt diese Frage eine Weltwahrnehmung. Es geht um den Gedanken, mit dem die Klangschale angeschlagen wird. Es geht darum, was deine Gedanken bei der Klangmassage bindet.

Wenn du auf die Klangschale zielst und sie anschlägst, dann ist es sehr wahrscheinlich, daß deine Gedanken die Informationen „zielen", „schlagen", „treffen" und „Treffer!" Enthalten.

Kannst du dir vorstellen, daß du von einem Masseur behandelt werden willst, der „zielen", „schlagen", „treffen" und „Treffer!" denkt? Ich nicht!

Gedanken sind eine sehr mächtige Form der Energie. Sie gehen nicht verloren. Sie finden ihren Weg ins Universum, wie jede Energieform es tut. Und damit du jetzt gleich und sofort feststellen kannst, wie groß, ja wie riesig der Unterschied ist, bieten wir dir hier einige praktische Übungen an. Frank hat eine Technik entwickelt, wie man das Anspiel der Klangschale perfektionieren kann.

Erste Säule

Die Klangraum-Anspieltechnik

Die grundsätzliche Idee ist die: Mit einem falschen Anschlag erzeuge ich einen prägnanten Anspielsound. In der Klangmassage zur Tiefenentspannung wirkt dieser Anschlagsound störend. Uns geht es um die Erzeugung eines Klangraumes, in den der Klient wie auch die Masseurin eintauchen können. Spielt man die Klangschalen schalenorientiert, wie es in vielen Ausbildungen gezeigt wird, dann dengelt und klingelt und pengelt es. Im Klangraum schwingt der Geist der Schale, nicht gestört durch gefühllosen Anschlag, sondern entfacht durch gefühlvolles Anspiel.

Anstatt zahlloser Worte, die doch nur Verwirrung schaffen, dokumentieren wir dir hier den Weg zum Klangraum-Spiel mit kommentierten Fotos auf den nächsten beiden Seiten. Obwohl die Übungen sehr einfach aussehen, kann es einige Stunden dauern, bis du das sanfte Anspiel lernst und einige Tage des Probierens und Übens, bis du es in deine Wahrnehmung integrieren kannst. Schließlich wirst du gar nicht mehr über das richtige Anspiel nachdenken müssen - Es geschieht dann aus dir heraus.

Übungen zur ersten Säule

Mit einem oder zwei Fingern schlägst du mit Schwung zügig in die offene Handfläche der anderen Hand. Die Finger dürfen nur hin- und herschnalzen. Sie berühren die Handfläche nur den Bruchteil einer Sekunde. Entwickle hierbei ein Gefühl für Schwung, Anschlagstärke und Berührung. Weder Finger noch Handfläche dürfen weh tun. Die Handfläche soll keinen starken Schlag bekommen, sondern mit einer dynamisch-schnellen Bewegung sanft und doch bestimmt angetippt werden.

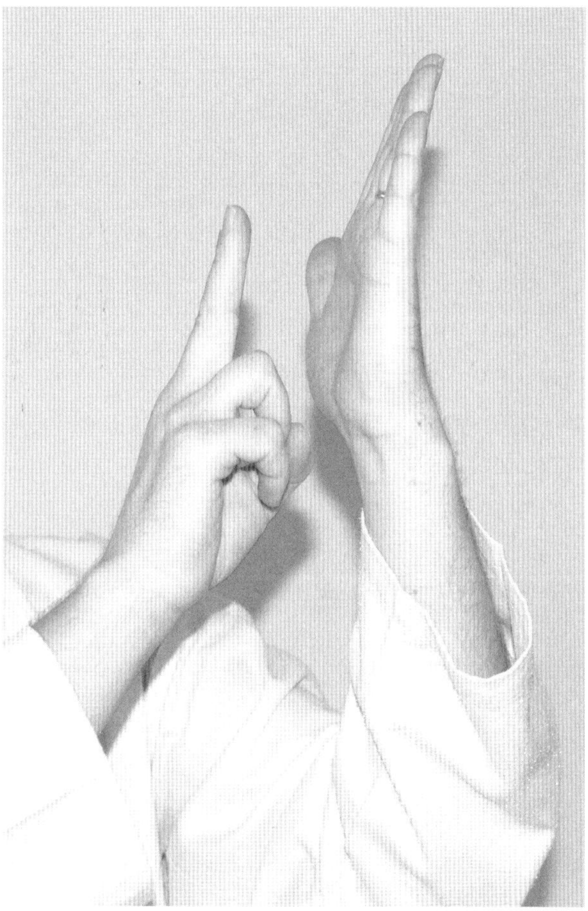

In der nächsten Vorübung nimmst du einen Gongklöppel zur Hilfe. Halte das gepolsterte Ende so fünf bis zehn Zentimenter von deiner ausgestreckten Hand entfernt. Nun vollziehe mit einem bestimmten und dennoch sanften Schwung aus dem Handgelenk einen Anschlag in die Handfläche. Dabei bleiben Arm und Schulter weitgehend in Ruhe, der Schwung kommt aus dem Handgelenk! Es darf nicht wehtun.

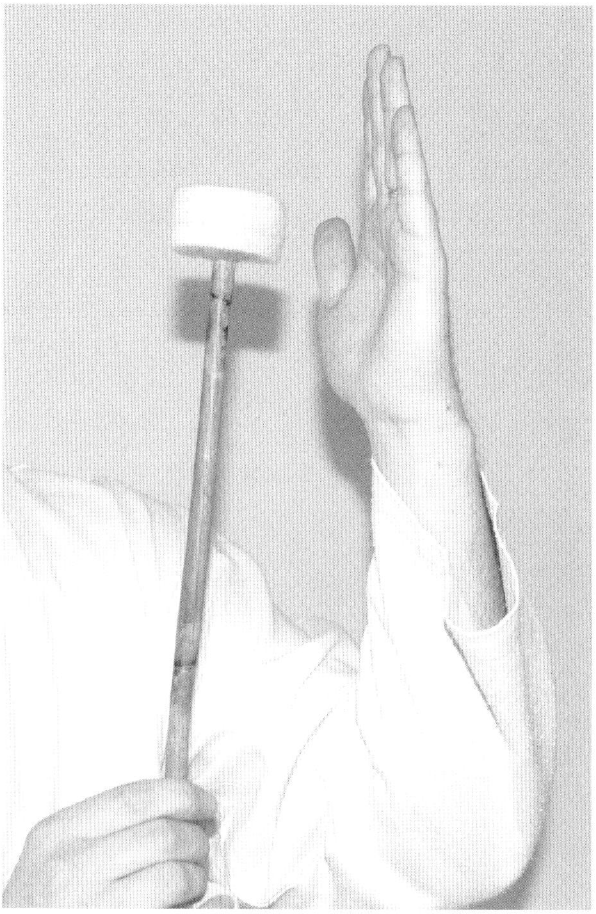

Du kannst dich jetzt in einer weiteren Übung testen: Wenn du ebenso wie zuvor mit Finger und dann Klöppel mit der Kante eines Lineals in deine Hand schlägst, dann solltest du dir nicht weh tun. Es darf nicht zippen. Die Bewegung geht schneller zurück als vor, du berührst die Haut der Innenhand nur kurz und sanft. Zurückziehen, wenn du die Haut spürst. Doch bitte: NICHT mit einem Messer probieren.

Das Bild auf der nächsten Seite oben zeigt eine weitere Vorübung: Nun schlägst du mit den bloßen Fingern an den Rand der Klangschale und zwar so, daß sie auch ganz gut erklingt. Doch deinen Fingern darf es nicht wehtun! Eine schnippende Bewegung. Sanft und doch präzise.

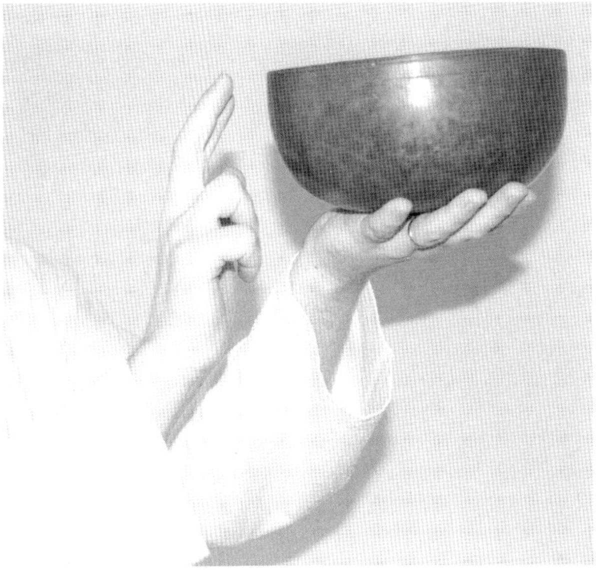

Unten siehst du schließlich mit Hilfe eines Fototricks, wohin die Reise gehen soll: Der Klöppel zielt auf den Rand der Schale, knapp unterhalb der Kante. Verfahre wie folgt:

⇨Berühre den Rand der Schale mit dem Klöppel an der Stelle, die du anspielen möchtest,

⇨ziehe den Klöppel zurück und in der gleichen Bewegungen fahre nach vorne, die Schale anspielend,

⇨und schon geht der Klöppel wieder ein paar Zentimeter zurück.

⇨Der Klöppel soll knapp unter dem Rand der Klangschale auftreffen. (Siehe Foto unten)

⇨Der Klöppel trifft mit seiner ganzen Fläche auf, nicht mit der Kante.

Das Zielen, Zurück und dann Anspiel-Zurück ist *ein* Bewegungsablauf, sanft und bestimmt. Der Ablauf ist das Ziel, nicht das Anspielen.

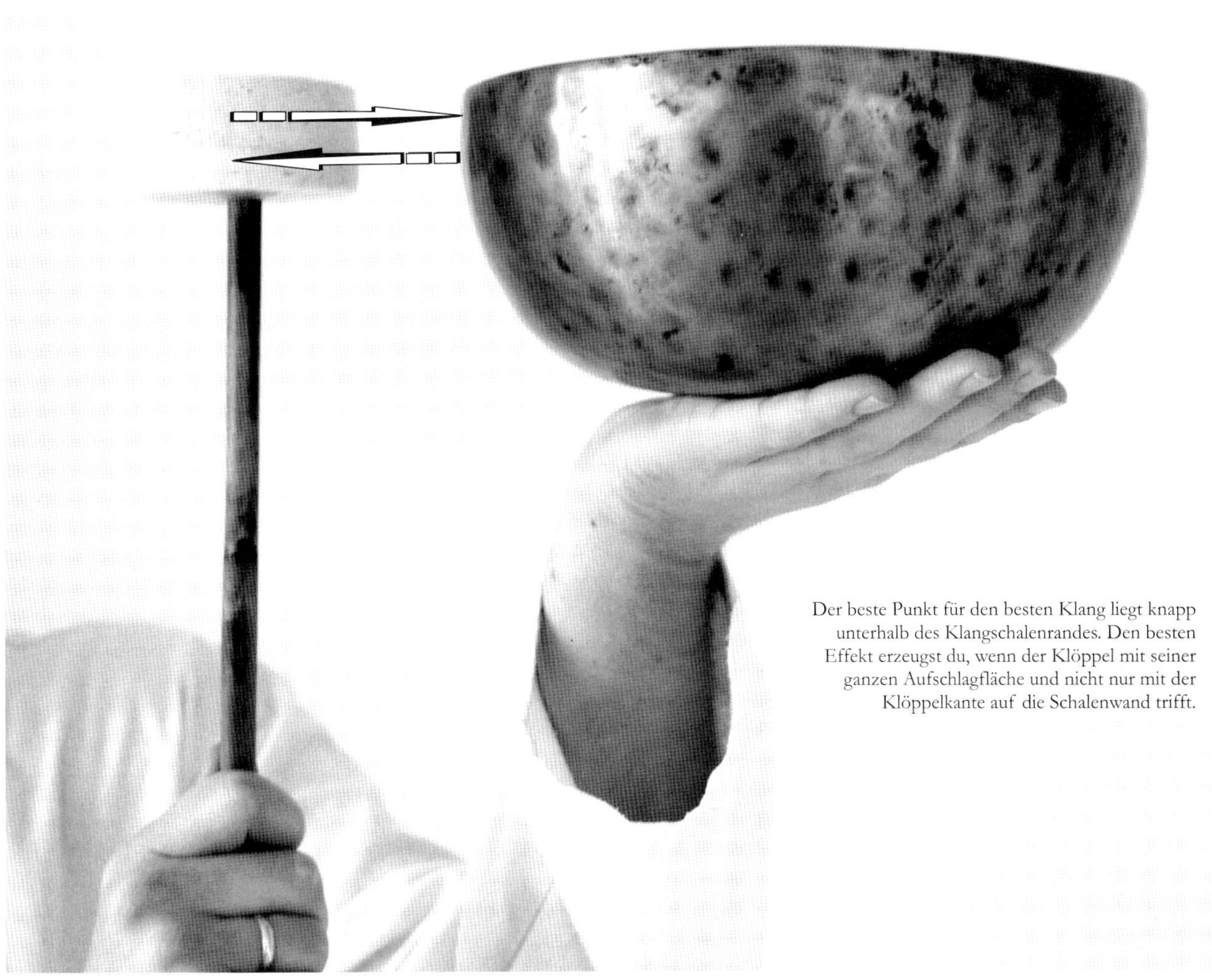

Der beste Punkt für den besten Klang liegt knapp unterhalb des Klangschalenrandes. Den besten Effekt erzeugst du, wenn der Klöppel mit seiner ganzen Aufschlagfläche und nicht nur mit der Klöppelkante auf die Schalenwand trifft.

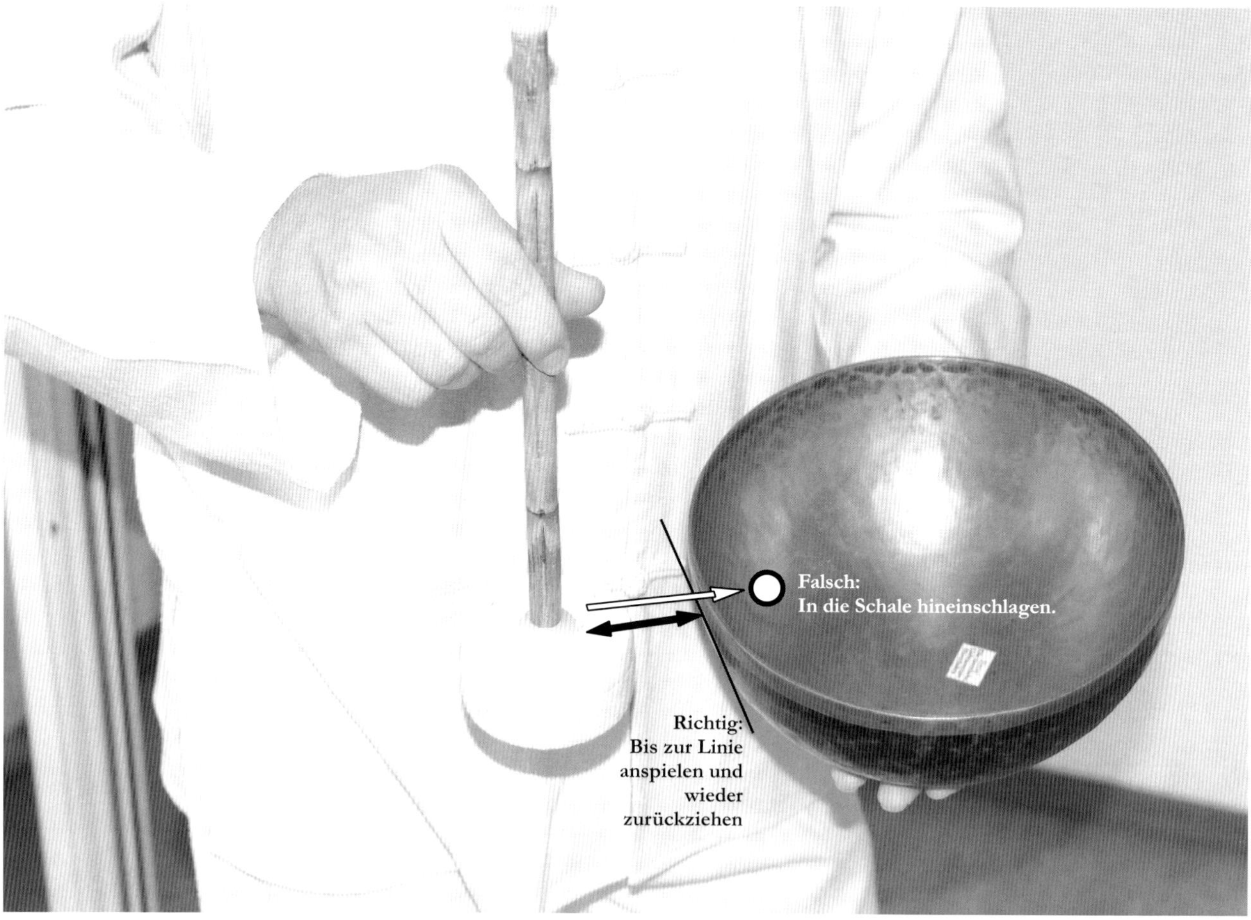

Schließlich ein letzter hilfreicher Tip von Frank: Wenn du die Klangschale anspielst, dann sollte deine Bewegung am Rand der Klangschale zurückgehen. Deine Spielbewegung sollte nicht hinter die Schalenwand führen, sondern wirklich nur an den Rand der Schale. Und von dort sofort wieder zurück. Das große Foto auf dieser Seite zeigt dir, was ich meine.

Wahrnehmung zur Kraft der Gedanken

Plaziere eine Klangschale deiner Wahl auf deiner flachen Hand oder stelle sie auf deine Oberschenkel oder leg dich mit einem Kissen unter dem Kopf hin, die Klangschale auf deinem Bauch.
Nimm dir Zeit Luft zu holen, anzukommen. Atme ein und zähle dabei bis sieben. Halte den Atem eine Zahl acht lang still. Dann atme langsam und vollständig aus und zähle dabei bis sieben. Halte dann still bis du zur acht gezählt hast und atme wieder sieben Zahlen lang ein.
Du wirst ruhiger und zentrierst dich dabei.

Jetzt ziele mit deinem Klöppel kurz unterhalb des Randes der Klangschale. Du willst sie genau treffen und es soll ein toller Ton dabei herauskommen. Dein Ziel ist es, die Schale kräftig anzuschlagen, damit der Ton kommt. Ziele genau, denn du hast nur einen Schlag. Danebentreffen, einen halbgaren Ton erzeugen, das sollte dir als Profi oder ambitioniertem Amateur nun wirklich nicht geschehen.
Jetzt schlage zu. Lausche dem Klang. Lausche.
Lausche auf deine Gefühle, deine Wahrnehmung.

Wiederhole den Vorgang vielfach. Denke immer an

zielen, an treffen, an schlagen, daran, daß ein schlechter Ton dein Versagen spiegelt. Du willst treffen. So, als wolltest du eine Mücke treffen, die auf der Schale sitzt, und du willst sie tödlich treffen. Triffst du sie nicht, wird sie dich nervig umsummen und schließlich stechen. Also hau drauf!
Nimm dich wahr.
Nimm wahr, wie du dich dabei fühlst.
Achte auf jede Kleinigkeit.

Dann steh auf. Schüttle deine Arme und Beine aus. Gähne ausgiebig, räkle und strecke dich - am besten am offenen Fenster oder gleich draußen vor der Tür oder auf dem Balkon.
Nun begib dich wieder in die gleiche Position wie zuvor, die Klangschale stellst du an den gleichen Ort auf deinen Körper.
Atme wieder im Sieben ein - Acht halten - Sieben aus - Acht halten - Rhythmus.

Jetzt schau dir mal deine Klangschale an. Ist sie nicht wunderschön? Sie ist einfach, wie sie ist. Ihr ist es vollkommen egal, was du mit ihr machst. Sie will klingen und sie klingt gerne und sie klingt, ohne nach Lohn zu fragen und nach Dank. Sie ist auch niemandem böse, wenn sie nicht klingen darf. Für sie ist es auch egal, ob sie schön oder schräg klingt. Sie ist einfach nur da. Sie ist ohne Wollen.
Ihr ist es egal, ob du sie liebst oder haßt.

Nun richte deine Wahrnehmung auf deine Wünsche. Wäre es schön, entspannt zu sein? Wäre es nicht himmlisch, mit den Schwingungen des Klanges zu zerfließen, eins zu werden mit allem, was schwingt und sich bewegt und das Universum am Pulsieren hält.
Wäre es nicht schön, dir selbst näher zu kommen? Dir zu begegnen, wie du wirklich bist. Dir im Kern deines Seins?
Was fühlst du, was du dort bist, in der Mitte deines Selbst, in der Urtiefe deines Seins. Was bist du wirklich? Was macht dich aus?
Wer bist du?

Es gibt jemanden, der kann dich dorthin geleiten, der kann die Tore öffnen, die Pforten in das tiefste Empfinden, die Präsenz des Göttlichen in dir. Es gibt jemanden, der kann das. Aber es ist nicht deine Schale. Ihr ist es egal, was du mit ihr machst.
Doch die Schwingung ihrer Selbst kann dich führen zu dir. Das ist ihr absichtsloses Nicht-Wollen. Ihr göttliches Da-Sein. Die Schale ist ohne Absicht, sie sendet einfach Schwingungen aus und wenn du bereit bist, können diese Schwingungen etwas in dir bewegen. Sie können dich in Fluß bringen.

Dazu mußt du sein wie die Schale. Ohne Absicht. Ohne Wollen. Es geht darum, einfach nur da zu sein. Die Schale zu locken, sie möge dir Schwingung senden, ist schon zu viel Wollen. Dein Ziel muß die Schwingung sein. Die Schale und dein Versuch, ihr Klänge zu entlocken, sollten nicht in dir auftauchen. Du solltest versuchen, voller Vorfreude und voller Liebe, voller Begeisterung und voller Offenheit zu sein und, mit diesem Sein bewege deinen Klöppel an die Schale und schon wieder von ihr weg. Der Weg hin zur Schale---Schale---zurück von der Schale ist schon die Erfüllung. Die Schale schließlich verschwindet. Es ist nur noch die Bewegung hin und wieder zurück.
Auch der Klang bewegt sich so.

Spüre dich. Vergiß die Schale. Höre den Klang. Die Bewegung ist alles. Du schwingst hin und her und der Klang schwingt hin und her und du bist wie die Schale
und du bist wie der Klang und
alles ist Eins.

Schließlich wird auch dein Spüren zum Klang und zur Bewegung. Das kann Wochen und Monate des Übens benötigen. Und manch einem gelingt es gleich sofort oder schon morgen.
Es ist in deinem Denken, in deinem Fühlen. Wenn du nicht zielst, mußt du nicht treffen. Wenn du dich nur bewegst, mußt du nicht ankommen und warten und zurück und beurteilen.
Du bist einfach nur im Fluß. Bist da.
Irgendwo dort bist du, wer du wirklich bist.

Die meisten Menschen finden diesen Ort von so unerschöpflicher Liebe und Güte und Geduld und Ruhe beseelt, daß sie nicht umhin können, zu erwachen.
Das Ziel der Klangmassage ist es, Menschen sich und Menschen einander näherzubringen.
So sei mit deiner Klangschale.

Blindes Spiel

Mit dem neuen Bewußtsein und den ersten Übungen der sanften Anspieltechnik kannst du nun eine Übung von weiter unten wiederholen - die mit den verbundenen Augen. Jetzt ist es natürlich nicht mehr egal, ob du die Klangschale einfach nur triffst. Du möchtest sie sanft anspielen in der geübten Technik der ersten

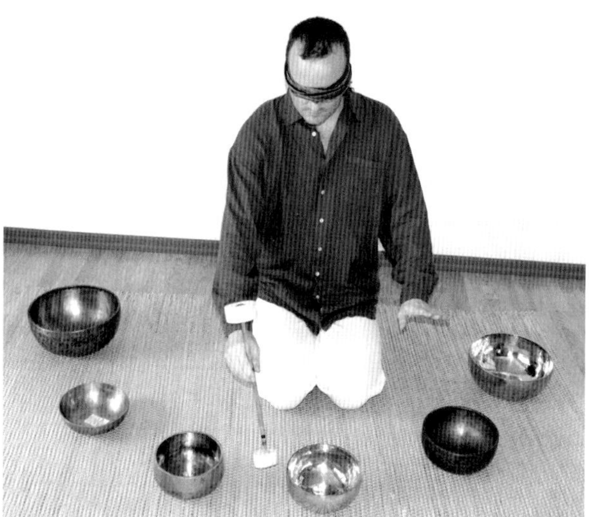

Säule. Ohne Augen mußt du die Schale sanft mit dem Schlegel ertasten und dann sehr gefühlvoll anspielen.
Dazu eine nette Anekdote:
Auf einem Kampfkunst-Festival sah ich einmal einen japanischen Schwertmeister. Er hielt ein Katana in den Händen, das ist ein höllisch scharfes japanisches Kurzschwert. Seine Augen waren verbunden.
Rund um den Meister stellten sich drei seiner Schüler auf. Ein jeder von ihnen legte sich eine Melone auf den Körper. Der eine oben auf den Kopf, der nächste beugte sich hintenüber und legte die Melone auf den Hals, der dritte beugte sich vornüber und legte die Frucht auf den Nacken.
Der Meister nahm mit seinem Schwert und geschlossenen Augen Tastkontakt zu den Melonen der um ihn stehenden Schüler auf. Einen nach dem anderen tastete er, bis er alle drei getastet hatte.

Schweigen in der Halle.

Der Meister hielt sein Schwert vor sich. Jeder in der Halle konnte spüren, daß sich die Konzentration in diesem Schwertmeister sammelte, als wäre er eine Art schwarzes Loch, das reines Bewußtsein anzieht.
Dann
mit einem Augenblick und ich glaube nicht länger als eine Sekunde dauernd hieb der Meister dreimal gezielt in drei Richtungen und dreimal fiel eine geteilte Melone von je einem Schüler hinunter.
Ich kriege heute noch eine Gänsehaut, wenn ich dies berichte: Keiner der drei Schüler hatte auch nur den geringsten Kratzer ...
Der Meister wurde anschließend von einem Moderater oder Journalisten befragt, wie er das denn mache, ohne die Schüler zu verletzen. Wie er wisse, wann das Schwert zurückgezogen werden muß.
Der Meister antwortete nur „Ganz einfach: Ich ziehe das Schwert zurück, wenn ich die Haut spüre!“

Wir sollten nicht vergessen, daß dieser Mann seit mehreren Jahrzehnten täglich viele Stunden, wenn nicht den ganzen Tag, nur Kampfkunst, Schwertübungen und Meditationen übt und lebt. Doch diese kurze Geschichte mag dir ein Ideal vermitteln: Was mit der Wucht eines rasiermesserklingenscharfen Schwertes möglich ist, läßt sich selbstverständlich auch mit der Klangschale realisieren: Daß man den Klöppel zurückzieht, wenn man die Klangschale spürt.
Dieses Ideal läßt sich hervorragend mit geschlossenen Augen üben.
Wenn du schließlich drei oder vier oder fünf Klangschalen um dich herum auf den Boden stellst und sie alle abtastest und dann versuchst, sie nacheinander ohne weiteres Zielen und Tasten anzuspielen, und das sanft, dann bist du auf dem Weg zur Meisterschaft. Ich für meinen Teil habe diese Übung erst zu Beginn meiner Arbeiten an diesem Buchprojekt begonnen und kann dir flüstern: es ist sehr schwer. Ich treffe maximal drei von sechs Schalen wirklich sanft.
Also: Üben, üben, üben ...

Klangschalen neben dem eigenen Ohr

Eine schöne Übungsvariante ist mir auch erst bei der Arbeit am Buch eingefallen: Du kannst die Klangschale auf den Rand eines Tisches stellen und dich so hinhocken, daß sich eines deiner Ohren parallel zur Klangschale befindet. Wenn du geradeaus schaust, dann kannst du die Schale nicht wirklich scharf sehen, sie steht am äußersten Rand deines Blickfeldes, nur schemenhaft für dich zu sehen.
Mit der dem Tisch abgewandten Hand kannst du nun den Klöppel zum Anspiel der Schale nutzen. (Foto oben rechts)
Je näher du dein Ohr an der Schale hast, desto sensibler mußt du anspielen, sonst klingt die Schale schnell unangenehm.

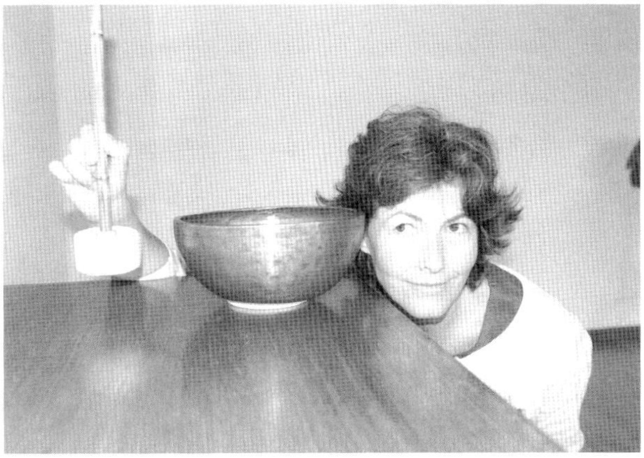

Die Übung kannst du auch mit geschlossenen Augen machen, das verstärkt den Übungsfaktor „hineinfühlen".
Verwechsle den Abstand bei dieser Übung nicht mit dem nötigen Mindestabstand von 30 und mehr Zentimetern bei deinen Klienten beim Anspiel im Kopfbereich! Wenn man selbst nicht die Kontrolle über Anspielzeitpunkt- und intensität hat, dann nimmt man den Anspielton viel intensiver wahr.

Die zweite Säule

Rhythmik und Fluß

Die Klangmassage nach Franks Methodik setzt bindend voraus, daß die Massage rhythmisch und fließend erfolgt. Frank nutzt die Wirkung dieser Methode, um seinen Klienten eine möglichst tiefe Entspannung zu verschaffen. Ich nutze sie eher als Werkzeug schamanischer Reisetechniken. Die Grenzen zwischen beiden Ansätzen sind fließend.
Die Rhythmik: Die einzelnen Klangschalen beziehungsweise die einzelnen Töne sollten nicht willkürlich und mit verschieden langen Zeitabständen zwischen den einzelnen Tönen angespielt werden, sondern in einem kontinuierlichen, regelmäßigen Rhythmus. Diese „Gleichförmigkeit" in Anschlag, Klanglänge und Klangarrangement führt schließlich automatisch zum

Klangfluß: Ein Fluß hört nie auf zu fließen, er versiegt nicht. Er ist immer da und ist überall. Mal beschleunigt er ein wenig, mal wird er ein wenig langsamer, doch er ist was er ist: Ein Fluß.
So soll eine Klangmassage sein: Ein Fluß von Klängen, auf dem der Klient und du nahezu schwerelos dahintreiben und getragen werden.

Warum?
Ein langsamer, sanfter und gleichmäßiger Rhythmus trägt die Wahrnehmung und führt den Hörer tiefer in die Entspannung. Unsere unterbewußte Wahrnehmung erwartet bei einem klaren Rhythmus schon den nächsten Ton, und wird diese Erwartung bestätigt, so fühlt sich unsere unterbewußte Wahrnehmung ebenfalls bestätigt und damit gut aufgehoben.
Rhythmen durchziehen das ganze Universum, jedes Sein, jedes Leben ist von sichtbaren und unsichtbaren Rhythmen geprägt. Nur der moderne Mensch führt ein hektisches Leben. Hektik kann auch eine Rhythmik entfalten, aber es ist selten eine, die unsere unbewußte Wahrnehmung behütet und trägt. Im Gegenteil: Jeder weiß, daß Hektik krank macht. Wir essen nicht mehr nach regelmäßigen Rhythmen, unser Tagesablauf richtet sich nicht mehr nach den natürlichen Rhythmen. Wir finden keine Rhythmik zwischen Aktivität und Entspannung. Unser Arbeits- und Sozialleben erfordert immer häufiger, daß wir mit vielen verschiedenen Anforderungen gleichzeitig zurechtkommen. Wir geraten aus dem Tritt. Herzrhythmusstörungen bis zum Herzinfarkt sind eine Volksseuche geworden. Lebensbedingte Probleme und schließlich psychische Krankheiten werden mehr und mehr eine Regel als die Ausnahme. Beziehung, Erziehung, Arbeit und Freizeit, Ernährung, Politik: Nirgendwo geht es mehr in überschaubaren Rhythmen zu. Alles wird immer verwirrender. Und unsere Seele dürstet nach Rhythmik und Klarheit. Das macht uns so anfällig für Diktatoren, sie versprechen Klarheit und Orientierung. Deshalb lieben wir rhythmische Musik, wippen automatisch mit dem Fuß, erklingt ein Marsch oder ein Popsong.
Der Mensch liebt Rhythmik.
Rhythmik steht für Sicherheit.
Es gibt sicher Dutzende von Erklärungen aller Art, eine ist auch naturwissenschaftlich faßbar: Rhythmen wirken auf unser nervöses System und regen uns an (Rockrhythmen, Jazz, komplexe Rhythmen in klassischer Musik, afrikanische Percussionmusik) oder beruhigen uns (sanfte, getragene Rhythmen).

Es empfiehlt sich also unbedingt, eine Klangmassage, die den Behandelten tief entspannen und ihn im Vertrauen des Seins wiegen soll, in einem ruhigen Rhythmus zu spielen.

Worauf solltest du dabei achten?
Spiele ruhig, gelassen, tragend und langsam.

Lasse dich von deinem eigenen Spiel weiter beruhigen.

Spiele die Töne ohne Unterbrechungen, das heißt, nicht drei Töne schlagen und warten und drei Töne schlagen und warten, sondern in einem durch, ohne Taktung: 1 - 1 - 1- 1 - 1 - 1 - 1 - 1 - 1 - 1 ...

Es bietet sich zum Beispiel an, im Rhythmus deiner Atmung die Schalen anzuspielen, also entweder jeweils zwischen Ein- und Ausatmung oder der Aus- und Einatmung. Beide Pausen zu nutzen empfiehlt sich bei den meisten von uns nicht, dafür atmen wir zu schnell.
Wohl ist es möglich, innerhalb eines Rhythmus einen einzelnen Ton prägnanter anzuschlagen.
Dennoch sollten die Pausen gleich bleiben.

Ziel ist es, ein Klangkontinuum zu schaffen, in dem der Klient, aber natürlich auch du, im wahrsten Sinne der

Worte „auf dem Klang“ getragen werdet, ihr angst- und sorgenfrei dahingleiten könnt.

Während der ganzen Klangmassage gibt es keine Klangpause. Sie beginnt mit dem ersten Ton und bewegt sich von Ton zu Ton bis zum Ende der Massage. Dabei beachte folgendes: Natürlich dürfen eine einzelne oder auch mehrere Schale mal aufhören zu schwingen, nur sollten nie alle Schalen aufhören zu schwingen. Wenigstens eine muß immer klingen.

Du beginnst zum Beispiel am Fußende und endest an den Schultern. Während du die oberste Schale im Schulterbereich anspielst, klingen die unteren womöglich schon nicht mehr. Wohlgemerkt: Es geht nicht darum, alle Schalen immer am Klingen zu halten, sondern immer einen Klang zu erhalten.
Nie schwingt eine Schale vollständig aus, ohne daß nicht schon mindestens eine zweite Schale zu schwingen begonnen hat. Es sind also immer mindestens zwei oder mehr Klangschalen im wechselnden Einsatz.

Für geübte Klangmasseure, die auf technische Abläufe und die Eigenwahrnehmung keine Energie mehr verwenden müssen, bietet es sich weiterhin an: Die Spielrhythmik an den Klienten und seine Atmung anzupassen. Dabei achtest du darauf, wann der Klient ein- und ausatmet und legst den Anspielton auf eben diese Rhythmik fest.
Fortgeschrittene Klangmasseure werden feststellen, daß sich nach einer Weile ihre Atmung in ihrer Rhythmik mit der Atmung des Klienten einpendelt: Ihr atmet dann oft im gleichen Rhythmus. Dem Rhythmus der Klangschale.
Oder schlägt die Klangschale im Rhythmus eurer Atmung an?

Übung

Das Ausschwingen der Schalen

Für das Eintauchen ins Klangkontinuum ist es wichtig, daß ein angespielter Ton nicht abbricht, indem er zum Beispiel von deiner Hand abgestoppt wird. Wenn du nur eine einzelne Schale anspielst und diese noch ganz leise am Klingen ist, so hörst du, hört die Klientin, dieses Stoppen als Störung. Noch mehr als das Verklingen stört das plötzliche Ausbleiben der Schwingung.
Auch wenn mehrere Klangschalen klingen, verschwindet der Sound einer einzelnen Schale dadurch nicht viel früher für unser Hören. Das kannst du fein mit deinen Schalen üben:
Stelle deine Schalen rund um dich herum auf dem Boden oder eine Unterlage und spiele sie nacheinander an, alle zehn Sekunden eine Schale. Wenn alle Schalen der Reihe nach einmal deutlich angeschlagen wurden, fasse die erste angeschlagene Schale an. Hörst du einen Klangunterschied? Bricht der Sound ab oder war er schon nicht mehr zu hören?

Hier gilt es, mit verschiedenen Tempi die Schalen allesamt anzuschlagen und einzelne von ihnen dann mit der Hand zu berühren, wenn du glaubst, sie nicht mehr zu hören. Verändert sich durch dein Berühren nichts im Gesamtsound, so hast du gut gehört. Stoppst du doch einen Ton, so fällt das meist deutlich auf. Obwohl der einzelne Ton einer Schale im Reigen von vier oder mehr Schalen schon nicht mehr hörbar schien, zeigt sich durch ein Abstoppen, daß er sehr wohl noch präsent war.

Je häufiger du diese Übung wiederholst und dabei die Anspielreihenfolge und die Anspielintensität änderst, desto sensibler wird dein Hören in bezug auf den Zeitpunkt, da eine Schale noch oder nicht mehr hörbar ist.

Übrigens: Deine Klangschalen schwingen noch lange nachdem du sie nicht mehr hörst. Wir haben im Tonstudio größere Klangschalen mit hypersensibler Technik aufgenommen und oftmals eine Schale noch über eine Minute lang, nachdem wir sie nicht mehr live wahrnehmen konnten, über das Mikrofon schwingen hören.

Geschehenlassen im Tun

Die von uns hier vorgestellte Form der Klangmassage möchte den Klienten tief entspannen. Das ist unsere vornehmliche Absicht. Aus dieser Entspannung heraus kann natürlich, doch nur auf ausdrücklichen Wunsch des Klienten, eine tiefergehende Arbeit zum Beispiel an lebensbedingten Problematiken erfolgen.
Dieser Wunsch wird in der Praxis jedoch recht selten vorkommen. Die meisten Menschen wünschen sich schlicht Entspannung. Viele Klienten spüren durch die Klangmassage das erste Mal, was es heißt, ein ruhiger und entspannter Mensch zu sein. Durch dieses Erleben oder Erinnern der inneren Qualität der Entspannung in der Klangmassage können diese Klienten nach einer Weile lernen, dieses Gefühl in ihr Leben zu übertragen. Das Erlebnis einer Tiefenentspannung durch Klangmassage setzt vieles in Bewegung.

Das Ziel der in diesem Buch praktizierten Klangmassage ist es also, dem Klienten vor allem anderen ein Gefühl tiefer Entspannung und Geborgenheit zu vermitteln. Alle anderen Methoden, Ideen oder Informationen sind lediglich inspirierendes Beiwerk.

Wenn man sich Ziele setzt, so führt das fast immer zu einer gedanklichen Fixierung. Wenn man ein Ziel erreichen möchte, richtet sich das Denken und Streben, das Fühlen und Sehnen auf das Ziel aus.
Die hohe Kunst der Massage besteht darin, das Ziel zu kennen, es jedoch nicht zu wollen, sondern geschehen zu lassen. Es geht um ein Bewußtsein der Absicht, nicht um das Ziel selbst.
Das ist schwer zu erklären, die Idee dahinter stammt aus dem chinesischen Denken und ist überaus effektiv. Ich als Helfer oder Musiker habe kein Ziel. Ich lausche nur, wohin die Klienten, wohin die kosmischen Kräfte, wohin der Klang möchte, damit sich die Absicht in der Wirklichkeit entfalten kann. Ich werde zum Erfüllungsgehilfen von etwas, was unbedingt geschehen möchte. Ich bin nicht der Bogen und ich bin nicht das Ziel, ich bin der Pfeil auf dem Weg. Ich wirke nur als Katalysator, bin ein Helfer, ein Wegbereiter, ein Unterstützer.
Der Unterschied liegt in der Idee.
Wenn ich denke „So, der Klient wird jetzt entspannt, das ist mein unbedingtes Ziel, das werde und muß ich erreichen" oder wenn ich mir sage „Ich bin in meiner Mitte. Durch mich fließt Entspannung. Meine Absicht ist es, einen Raum der Entspannung zu schaffen und meine Klangmassage ist dieser Raum.
Sie ist, was sie ist durch mein Tun, mein Können, mein Bewußtsein. Ich wende mich diesem Klienten in der liebevollen Absicht zu, meinen Raum der Entspannung zu öffnen, auf daß er, wenn er bereit ist, in ihm eintauchen kann."
Verstehst du den Unterschied? Im ersten Fall ist die Entspannung das Resultat einer Anspannung auf deiner Seite. Im zweiten Fall ist die Entspannung des Klienten eine Art Kettenreaktion durch die Berührung mit deinem Tun im Geschehenlassen.

Die dritte Säule

Klangwellen

Die dritte Säule der vollendeten Klangmassage scheint der zweiten sehr zu ähneln. Es ist das Bild der Klangwelle. Wellen sind ewig, eine folgt auf die andere und sind die Wellentäler und Höhen doch unterschiedlich lang und tief, so ist es doch das Prinzip des Dahin-

rollens, das Wogenartige, was die Klangmassage inspirieren kann.
Die Welle beginnt mit dem ersten Ton und hört es auf, wenn die Klangmassage endet. Doch während der Fluß der zweiten Säule dafür steht, daß der Klang nie aufhört zu sein, steht die Welle für die Dynamik der Klangentfaltung. Sie vereint gewissermaßen die Prinzipen Rhythmik und Fluß in sich neu.
Es geht um die Reihenfolge, in der Klangschalen auf dem Körper des Klienten angespielt werden. Die Schalen werden nämlich nicht willkürlich und nach Lust und Laune gespielt, zum Beispiel Füße, Waden, Schultern, Gesäß, Oberschenkel, unterer Rücken, sondern immer in eine Richtung: Entweder von den Füßen zum Kopf hin oder vom Kopf zu den Füßen hin. Fuß, Waden, Kniebeugen, Oberschenkel, Gesäß, unterer Rücken, mittlerer Rücken, Schulterbereich oder umgekehrt.
Nun haben einige Ausbilder kundgetan, daß nur eine Richtung die einzig wahre ist.
Diese Aussage brauchen wir hier nicht mehr ausführlich kommentieren, oder? Soweit sind wir bereits: Wir trauen unserem Gefühl und nicht der Wahrheit anderer Leute! Die Richtung wählst du intuitiv in der Klangmassage. Du entscheidest und du wirst richtig entscheiden. Laß dich bloß nicht von ach wie erfahrenen Profis irritieren.

Die Arbeit von den Füßen zum Kopf ist tendenziell eine aufbauende, puschende, zur Geistigkeit hin bewegende Richtung. Vom Kopf zu den Füßen hin kann man sie als erdende, sedierende, auf den Boden der Tatsachen bringende Richtung interpretieren. Funktioniert auch oft. Nur eben nicht immer.
Ein Streit über die Richtung ist so überflüssig wie über die Metalle in einer Klangschale: Wichtig ist die Gesamtsituation, dein Können. Wichtig sind Anspiel, Rhythmik, Fluß und Wellenbewegung.

Was ist so wichtig an der Welle?
Wenn du die Schalen in Wellenbewegung anspielst, dann werden immer ein bis zwei oder mehrere Schalen nicht oder kaum noch hörbar schwingen. Das ist das Wellental. Währenddessen schwingen ja ein, zwei oder mehrere andere Schalen auf der Wellenhöhe.
Das bedeutet, die Klangschwingungen bewegen sich nicht ständig überall gleich intensiv in den Körper des Klienten, jede Körperpartie hat während der Massage Zeiten der intensiven Klangschwingung und Zeiten der Stille. Oder mit anderen Worten: Aktivität und Ruhe, Klang und Stille, wechseln sich ab. Das tut gut, darin ist wieder das Prinzip Rhythmus verborgen.

Welche Richtung du nun wählst, entscheidest du, wie gesagt, alternativ.
Es muß auch nicht immer von oben nach unten gehen. Vielleicht sagt dir dein Gespür, daß du von einer großen Blockade im unteren Rücken des Klienten wegspielen sollst. Dann kannst du die Wellen auch in zwei Richtungen fließen lassen.

Ebenfalls denkbar ist es, die Welle von unten nach oben, dann von oben nach unten zu spielen. Wichtig ist das Prinzip der Wiederkehr. Wichtig ist das Prinzip von Wellental und Wellenhöhe, von Klang und Stille.

Vollendet wird jede Klangmassage, in der sich Spielstil, Rhythmik, Fluß und Welle mit deiner Souveränität vereinen.

Der Umgang mit dir selbst

Viel wichtiger aber als das *Wo?* des Anspiels ist das *Wie?* und das *Warum?* Eine Klangschale an einer halbwegs korrekten Stelle zur Klangerzeugung anzuspielen, das macht fast jeder erwachsene Mensch intuitiv nach kurzer Zeit richtig (Kinder neigen eher dazu, reichlich Lärm zu machen, das heißt, gerne auch mit allerlei harten Gegenständen an die Schale zu scheppern).
Trotzdem hören wir immer wieder zum Teil sehr erfahrene Klangmasseure, ja gar Ausbilder der Klangtherapie, deren Spiel öde, leer, lieblos, fade, flach, blechern oder ganz einfach superlangweilig klingt.

Fast immer fehlt es hier scheinbar an Bewußtsein für drei wichtige mentale Prinzipien oder zumindest mangelt es an der Umsetzung dieser.

Das Prinzip Freude

Wenn du eine Klangmassage geben möchtest, so gibt es drei mentale Prinzipien, die unabdingbar für den ganzheitlichen Erfolg sind.
Das erste Prinzip heißt Freude.
Natürlich kannst du auch hervorragende Klangmassagen geben, nur mit der Motivation, Geld zu verdienen und die Massage technisch korrekt durchzuführen - technisch korrekt im Sinne von „zum Wohlbefinden des Klienten“.
Du würdest dich allerdings um einen Großteil des Lohns bringen, wenn du auf diese Weise fokussiert an die Klangmassage herangehen würdest, denn wenn du die Dinge mit Freude tust, dann bekommst du Freude zurück, und wer findet das nicht gut?

Denn stell dir mal vor:
Du bekommst ja selbst eine Klangmassage, während du arbeitest. Das ist doch herrlich.
Der Klient vertraut dir. Vertrauen ist ein kostbares Gut. Grund zur Freude, wenn es einem gegeben wird.
Du hilfst einem anderen Menschen, sich besser zu fühlen. Na, wenn das kein Grund ist, sich gut zu fühlen.
Ich finde, jede kreative Arbeit macht Freude. Wenn man mit dieser kreativen Arbeit dann noch andere Menschen glücklich macht, wow! das ist doch phantastisch. Es macht Freude, diese Zeilen hier zu schreiben, denn du liest sie ja gerade, und vielleicht kann ich dich über diese Zeilen inspirieren, mal darüber nachzudenken, wie schön es ist, lesen zu können - alleine in Deutschland gibt es vier Millionen Menschen, die gar nicht lesen können, und viele mehr, die mit Lesen nichts anfangen können!
Wie schön es ist, sich Gedanken darüber zu machen, wie man sich oder anderen mit einer Klangmassage etwas Gutes tun kann. Wer kann das schon! Du bist ungeheuer privilegiert, daß dein Weg es dir erlaubt, über so exquisite Dinge wie die Wirkung von Klängen nachzudenken und nachzufühlen. Ach, ist das nicht fein. Das ist Freude wert, viel Freude. Außerdem macht es einen Heidenspaß und das ist dann wieder Grund zur Freude.

Das Prinzip Liebe

Es gibt ein weiteres Prinzip, das dir in der Klangarbeit ungemein helfen kann: Wenn du die Welt und deine Mitmenschen durch die Augen der Liebe sehen kannst.
Es gibt ohne Frage Tage, da fällt es einem schwer,

Freude zu fühlen. Genau wie es unzählige Gründe gibt, sich zu freuen, so existieren tausenderlei Gründe, die Anlaß zu Trauer, Wut, Verzweiflung und Depression bieten. Es gehört zum Menschsein, diese Gefühle zu haben.

Doch in der Arbeit mit den Klienten haben zumindest Wut, Verzweiflung und Depression nichts zu suchen. Traurig sein wird aus Liebe geboren, die sich verloren fühlt oder die jemanden verloren hat. Es ist o. k. mitzufühlen. Mitfühlen heißt lieben.

Es kann vorkommen, daß dir ein Klient nicht sympathisch ist. Es kann vorkommen, daß er - aus deiner Sicht - den letzten Bullshit von sich gibt. Es kann vorkommen, daß er aggressiv, gar wütend auf dich reagiert. Es gibt nicht wenige Menschen, die, wenn man ihnen Dinge sagt, die ihnen nicht passen, sehr schnell sehr böse reagieren können.

Sie meinen nicht dich.

Also gibt es keinen Grund, mit den gleichen Gefühlen auf sie zu reagieren.

In jedem Umgang mit Menschen ist Liebe die Einstellung, die es einem am einfachsten macht, sich in die Sicht des Gegenübers einzufühlen, die einem hilft, ihn in seiner Ganzheit, also auch mit Verzweiflung und Wut, Starrsinn oder Arroganz anzunehmen. In der Klangmassage geht es darum, eine Ausnahmesituation zu schaffen, einen Hafen der Wahrnehmung, einen Hort der Innenreise. In unserem Menschsein sind wir alle fehlerhaft, haben wir alle dunkle Momente.

Doch letztendlich sind wir vollkommene Wesen, jeder für sich.

Wenn du den Tag, deine Mitmenschen, den Lauf der Dinge mit den Augen der Liebe betrachtest, dann verteilst du großzügige Geschenke und du wirst reich dafür belohnt. Denn wenn du Liebe schenken kannst, dann bist du in ihr. Wenn du in der Liebe bist, dann bist du in Gott.

Solltest du an keinen Gott glauben: Liebende Menschen haben ein intakteres Immunsystem, sind leistungsfähiger, kreativer und zufriedener. Alles Neurobiologie. Liebe wirkt.

Nebenbei bemerkt: Die Welt und die Menschen mit den Augen der Liebe zu betrachten, macht Freude …

Das Prinzip Resonanz

Das dritte mentale Prinzip ist das Gesetz der Resonanz. Es besagt, daß uns nichts im Leben und in der Arbeit als Klangmasseur begegnet, was *nicht* mit uns zu tun hätte. Das scheint zuerst einmal ganz logisch, denn wenn jemand zu dir kommt und eine Klangmassage haben will, dann habt ihr zweifelsohne miteinander zu tun, keine Frage.

Doch darüber hinaus ist in jeder Begegnung, die dich berührt, eine Chance verborgen, dich zu erleben und mehr über dich zu erfahren. In dem, wie dir deine Klienten, deine Geschäftspartner, deine Mitbewerber, dein Lebenspartner begegnen, in all dem schlummert stets die Möglichkeit, dich selbst tiefer und besser kennenzulernen. In deinen lichten Aspekten genauso wie in deinen weniger hellen. Gerade in den unangenehmen Dingen des Lebens wirst du Chancen finden ohne Unterlaß. Frage dich stets: Was hat das unangenehme mit mir zu tun? Wieso begegnet es mir? Was will es mir über mich sagen?

Die Weltenseele spricht ohne Unterlaß zu uns, in allem, was uns begegnet. Ihr Ziel ist es einzig, daß wir uns tiefer erinnern, wer wir wirklich sind, was wir wirklich wollen und das bringt einen weiter, es zu wissen! - was wir nicht wollen.

Bezahlt ein Kunde seine Rechnungen nicht? Frage dich, wo im Leben du Rechnungen noch nicht beglichen hast.

Hast du nur oberflächliche Menschen in der Behandlung, die sich nur für den „Trend“ Klangmassage in-

teressieren und nichts von tiefergehenden Wirkungen wissen wollen? Dann frage dich, wo du nicht in die Tiefe willst, was du einfach nur so konsumierst?
Ist dir ein Mensch unangenehm? Sehr oft hat er etwas an sich, was du selbst gerne leben würdest, aber dich nicht traust. Oft traust du dich nicht mal wahrzunehmen, daß du es gerne machen würdest - irgendeine alte Moralvorstellung zensiert in dir das Gefühl, bevor es überhaupt richtig erwachen kann.
Als Feng Shui-Berater kann ich mich nach jeder telefonischen Auftragserteilung fragen: Wieso habe ich diesen Fall mit dieser Problematik bekommen? Was hat es mit mir zu tun? Wie würde ich das Problem in meinem Leben lösen? Wie löse ich es in meinem Leben?

Es ist unmöglich, daß in unserer persönlichen Welt etwas geschieht außerhalb des Prinzips der Resonanz. Das Resonanzprinzip gilt als ein grundlegendes physikalisches Gesetz unserer Welt. Das ist manchmal schwer zu akzeptieren und es bricht mit der Logik unserer bisherigen kulturell-geistigen Prägungen, in der wir die Verantwortung für die unangenehmen Ereignisse in unserem Leben gerne anderen auflasten: den Eltern, der Schule, dem Staat, dem Kanzler oder gar der Menschheit, die ja ach so schlecht ist, während wir selbst ja so gute Seelen sind.

Doch die Integration des Bewußtseins über die Gesetze der Resonanz eröffnet dir unglaubliche Möglichkeiten. Es gibt in Zukunft keine schlechten Erlebnisse mehr. Alles, was geschieht, hat Sinn. Wir sind hier, um uns zu erinnern. Um zu erkennen, was der Sinn ist. Sinnlose Dinge sind physikalisch unmöglich.
Spirituell sowieso.
Ein Beispiel aus der Praxis: Die Erfahrungen eines geübten Klangmassage-Kollegen gehen dahin, daß die meisten Menschen, die eine Klangmassage wünschen, hier vornehmlich ein Gefühl tiefer Entspannung suchen. Arbeit an tieferen Ebenen kommt seiner Erfahrung nach schon vor, ist aber doch deutlich weniger häufig nachgefragt.
In meiner Erfahrung ist es genau umgekehrt: Meine Klienten nicht nur im Bereich Klangmassage, sondern auch in der schamanischen Arbeit und im Feng Shui möchten in der überwiegenden Mehrzahl aller Fälle tiefe Veränderungen in ihrem Leben einleiten. Sie leben oft in problematischen Lebenssituationen und sie sind sich bewußt, daß die Probleme ihres Lebens mit ihnen und ihrer Lebensweise zu tun haben. Sie wünschen sich Veränderung und ahnen, bewußt oder unbewußt, daß dies nur mit zum Teil intensiver Arbeit am Ich zu erreichen ist.
Wie kommt es, daß zwei Praktiker so verschiedene Erfahrungen machen?
Ganz einfach aus dem Prinzip der Resonanz heraus. Jeder von uns beiden zieht eben jene Menschen an, die in Resonanz zu seiner Art des Arbeitens stehen.
Die Art des Kollegen ist es, den Menschen über die tiefe Entspannung Kraft zu vermitteln und bei Bedarf geht er auch tiefer mit seiner Klangarbeit.
Meine Absicht ist es, den Kern einer Problematik ausfindig zu machen und an ihm zu rütteln, ihn in Bewegung zu bringen, ich bin ein Wachrüttler, ein Querulant.
Jeder von uns zieht nach dem Gesetz der Resonanz die Klienten an, die zu ihm passen. Den Fehler, den wir beide und den die meisten Menschen allzu gerne machen, ist anzunehmen, die Welt sei so, wie sie uns begegnet. Ist sie nicht.
Ich fragte mich zu Beginn meiner Beratertätigkeit oft, warum ich nur schwierige Feng Shui-Fälle bekomme. Heute weiß ich: Weil ich die Fähigkeit habe, mit den schwierigen Fällen umzugehen und weil ich gerne herausgefordert werde. Anfangs schaute ich neidvoll auf die Kollegen, die ganz entspannt einfache Wohnraumgestaltung machen. Heute weiß ich, daß ich Wohn-

raumgestaltung langweilig finde. Ich will tiefer, massiver, entscheidender arbeiten.
Nichtsdestotrotz fällt es dir und mir und vielen Menschen oft schwer, Schwierigkeiten als Logik der Resonanz genauso zu akzeptieren, wie man die angenehmen Ereignisse im Leben gerne annimmt. Wenn man das aber schafft, dann erweitert es die eigene Welt, es verdoppelt die Zeit, es verzigfacht die Freude. Jedes Problem ist die Resonanz eines Universums, welches dir mit dem Problem eine Erfahrung sendet, die du unbedingt machen möchtest.

Lebe deine Wahrnehmungen

Wir wissen heute dank zahlloser wissenschaftlicher Untersuchungen, Forschungen und Erkenntnisse, was die Weisen Asiens schon seit Jahrtausenden lehren: Der Mensch nimmt Wirklichkeit nicht so wahr, wie sie tatsächlich existiert, sondern so, wie seine Wahrnehmungsfilter es ihm gestatten, sie wahrzunehmen.
Der Mensch wie auch jede wissenschaftliche Methodik sind nicht in der Lage, Wirklichkeit objektiv wahrzunehmen. Objektivität existiert wahrscheinlich nur in einem Parameter und der besagt: Objektivität ist nicht möglich. Das heißt, was immer wir sehen, fühlen, riechen, schmecken und denken, ist nur eine Reaktion auf unsere Umwelt und diese Reaktion hat eine Verarbeitung und Interpretation der tatsächlichen Wirklichkeit hinter sich, bevor sie in unser bewußtes Denken eintritt. Wir Menschen sind nicht in der Lage, zu beurteilen, was Wahrheit und Wirklichkeit überhaupt ist. Gerade die Wissenschaft, die uns in populärer Weise so gerne als objektive Instanz inszeniert wird, hat das Wissen über die Unmöglichkeit jeglicher wirklicher Objektivität hervorgebracht und in allen Facetten bewiesen. Sie kann sich einem Phänomen immer nur nähern und sie bildet grundsätzlich nur Theorien von Wirklichkeit ab, nie aber die Wirklichkeit selbst.
Was heißt das für uns?
Genau das, was wir an so vielen Stellen in diesem Buch zu kommunizieren suchen: Es gibt keine allgemeingültigen Regeln, es gibt kein Gut und kein Schlecht, es gibt keine Klangmassage, die ultimativ übel ist und keine, die am besten wirkt.
Es gibt kein Wissen zum Thema.
Nur Erfahrungen.
Erfahrungen, die für viele Menschen gelten mögen. Doch eben nicht für alle. Deswegen möchten wir hier eben auch Inspiration vermitteln und nicht Wissen. Wir wissen nämlich gar nicht, was für dich gut ist. Wir ahnen es zwar, wir haben unsere Theorien und diese Theorien funktionieren in der Anwendung bei 90 oder sogar 98 von 100 Lesern.
Aber die zwei oder zehn anderen nehmen die Welt eben anders wahr. Und das ist gut so. Aus dieser anderen Wahrnehmung heraus werden Visionen geboren. Ghandi und Einstein und Mozart und Picasso und Martin Luther King und Van Gogh und natürlich Jesus und so viele andere haben die Welt anders wahrgenommen als die Mehrzahl ihrer Mitmenschen. Sie schufen neue Wahrnehmungen.
Jeder von uns kann das im Kleinen.
Buddhisten und Quantenphysiker haben in aller Tiefe und Ausführlichkeit klargemacht, daß die Welt um uns herum nur eines kann: Uns spiegeln. Das heißt, was immer wir wahrnehmen und worüber wir dann nachdenken, was wir schließlich tun, ist viel weniger vom Lauf der Welt abhängig als vielmehr vom Lauf unserer Gedanken. Unser Denken erzeugt die Welt, wie wir sie wahrnehmen.
Innerhalb dieser Welt, in der uns nur Dinge und Vorgänge und Menschen betreffen, die etwas mit unserem Inneren zu tun haben, wird jede Begegnung, wird jede Prüfung, jeder Schmerz, jedes unangenehme Ereignis zu einer wundervollen Chance, mehr über uns selbst zu erfahren.

Es gibt kein Gut und kein Böse in absoluter Form. Es gibt kein Richtig und kein Falsch in absoluter Form. Nichts im uns bekannten Universum existiert in absoluter Form. Also gibt es auch weder Subjektivität noch Objektivität in reiner Form. Darin liegt die Riesenchance für die Schulung unserer Wahrnehmung.

Wenn wir unsere Wahrnehmungen mit dem Wissen betrachten, das sie subjektiv sind und eine Spiegelung unserer Umwelt enthalten, dann können wir, indem wir uns aufmerksam und achtsam selbst betrachten, eine Art spiegelverkehrte Wirklichkeit in uns wahrnehmen. Diese Wirklichkeit betrifft immer nur uns selbst und ist eine Resonanz, eine Spiegelung des Geschehens um uns. Sie ist wahr in der Weise, daß sie für uns hier und jetzt wahr ist. Sie gilt nicht für andere Menschen und sie gilt nicht für andere Zeiten und sie ist immer verzerrt, spiegelverkehrt verzerrt.

Wenn du ein Gefühl hast, dann ist dieses Gefühl immer wahr. Gefühle sind außerstande zu lügen. Wenn dir während der Klangmassage etwas unangenehm erscheint, dann ist das deine Wahrnehmung. Du kannst dich plötzlich komisch fühlen. Vielleicht bekommst du Kopfweh. Druck auf den Augen. Ein eigenartiges Ziehen im Bauch oder unter dem Fuß.

Nimm jedes Gefühl wahr. Bewerte es nicht. Nimm es einfach nur wahr. Wenn du wütend wirst, sage dir: *„Oh, das ist ja was, da werde ich wohl wütend! Wie überaus interessant!“* Wenn jemand dir etwas erzählt und dich beschleicht das Gefühl, er sagt dir nicht die ganze Wahrheit, dann nimm wahr: *„Oh, das scheine ich ihm nicht ganz abzunehmen, was er da erzählt. Wie interessant, ich habe ein Gefühl des Zweifels oder Mißtrauens!“*

Wenn du gerade eine Klangmassage gibst und dir sticht es plötzlich unter dem Fuß, dir juckt es im Nacken, dir krampft der Magen, dann nimm diese Gefühle wahr. Begrüße sie kurz mit einem freundlichen *„Hallo!“*. Wenn sie dann nicht wieder gehen, dann haben sie dir was zu sagen.

Wenn dein Bauch krampft, kann das von einem schlechten Essen vor einigen Stunden oder vom Vorabend herrühren. Dann sagt dir das Gefühl: *Iß abends nicht so viel!* Oder vielleicht sitzt du schief und klemmst dir was ab? Dann sagt dir das Gefühl: *Setz dich aufrecht oder bequem hin!* Es kann aber auch sein, daß du auf etwas reagierst, was von deiner Umwelt ausgeht. Vielleicht zielt eine spitz auslaufende Schrankecke im Raum auf deine Bauchgegend? Dann sagt dein Bauch: *Diese spitze Möbelkante, die tut mir nicht gut, wir sollten die neutralisieren.*

Oder hat das Gefühl gar mit der Klangmassage zu tun? Vielleicht rührt es daher, daß du unsicher bist? Dann hilft es dir, dich zu motivieren, mehr zu lernen oder dich zu beruhigen und entspannt weiterzumachen. Unsicherheit ist ein schlechter Lehrer. Oder hat das Zwicken gar mit dem Klienten zu tun? Vielleicht hat er auch gerade ein Zwicken im Nacken und du spürst, was er spürt. Vielleicht will die Klangschale zum Nacken des Klienten? Frage das Zwicken in deinem Nacken: *„Willst du die Klangschale?“*

Wenn du diese Technik mit Ernst und Ehrlichkeit gegenüber deinen Gefühlen übst, dann wird dir das Zwicken im Nacken antworten! Du stellst die Schale in den Nacken des Klienten und schon sagt er *„Ah, das tut gut, da hatte ich so ein Zwicken vorhin.“* Oder im Nachgespräch berichtet er von diesem Ereignis.

Das Entscheidende in der Wahrnehmungsschulung ist, daß du eine Wahrnehmung, ein Gefühl, ein Spüren in dein Herz läßt und nicht den Wunsch hegst, diese Wahrnehmung unbedingt zu erklären. Die Kunst ist es nicht zu denken, sondern der Wahrnehmung zu folgen. Diese Kunst wird in nahezu allen asiatischen Disziplinen trainiert.

Dein Gefühl sagt dir während einer Klangmassage: *„Schieb die Klangschale mal auf die andere Seite des Rückens!“* Dann schaltet sich dein Verstand ein: *„Nee, nee, Plate und*

Lindner haben das im Buch gar nicht so beschrieben.“

„Ach schade“, denkt da das Gefühl, ohne es dir zu sagen *„er traut mir nicht.“*

Meisterschaft ergibt sich aus dem Beherrschen der Technik und der Hingabe an den Prozeß, der Hingabe an die Weisheit deiner Wahrnehmung.

Ich kann dir nur empfehlen, mit dieser Technik der Wahrnehmungsschule vertraut zu werden. Es gibt da ein sehr anschauliches kleines Büchlein „Focusing - Der Stimme des Körpers folgen“. Es ist kurz, einfach nachvollziehbar und die Technik des Focusing macht dich in jeder Lebenssituation effektiver, effizienter, sinnlicher, geistig klarer.

Werde zu einem fühlenden Menschen und du kommst an im Hier und Jetzt.

Wir neigen dazu, alles gleich zu bewerten und gerade unsere Gefühle, besonders unsere Zipperlein als Einbildung abzutun. Wir haben ja nicht gelernt, unseren Gefühlen zu trauen, sondern den Weisungen anderer Menschen (unserer Eltern, unserer Lehrer, unserer Militärs, unserer Beamtenpolitiker, unserer Kirchen) zu folgen.

Gefühle kann man sich nicht einbilden, das wäre unlogisch. Entweder sie sind da oder nicht. Sie existieren im hier und jetzt. Gefühle sind immer einfach nur Gefühle. Sie sind da, sie sind für dich real.

Vertraue dir.

Deine Gefühle und Wahrnehmungen sind dein und für dich sind sie real. Deshalb kann dich ein Buch wie dieses auch nur inspirieren. Wenn es dir sagen würde, was du wahrnehmen oder fühlen sollst oder gar mußt, dann wäre es nur ein weiterer Priester, ein weiterer Lehrer oder Politiker, der dich in irgendeine Schublade stecken möchte.

Partnerübung: Wahrnehmung

Eine schöne Partnerübung zur Schulung der Wahrnehmung hat Frank entwickelt: Deine Partnerin liegt entspannt vor dir, Rücken- oder Bauchlage, das ist egal. Du nimmst intuitiv eine Klangschale deiner Wahl auf deine Hand und bewegst sie sanft durch die Aura über deiner liegenden Partnerin.

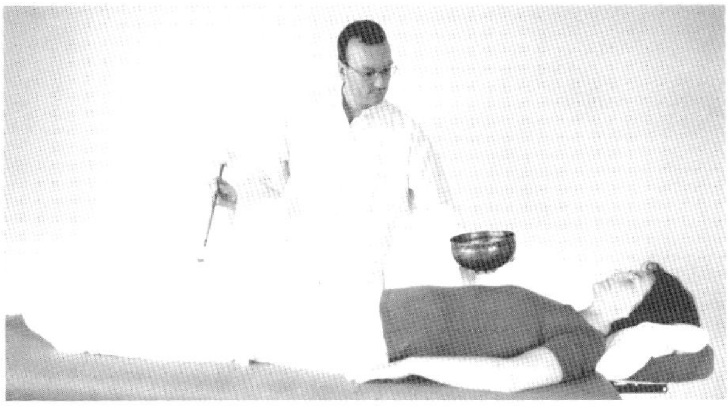

Während du die Schale sanft durch das innere Energiefeld deiner Partnerin führst, versuche zu spüren, wohin die Schale möchte. Laß dir dabei alle Zeit der Welt. Bewege die klingende Schale so langsam oder so schnell, wie es dir richtig erscheint.

Gebe dich dem Augenblick hin. Denke nicht.

Nicht zu denken ist wichtig. Nimm den Körper deiner Partnerin wahr. Spüre dich. Denke nicht! Spüre!

Es gibt nur dich, deine Partnerin, den Klang und den Raum. Nichts existiert außerhalb von euch, nichts. Dieser Augenblick ist die Zeit, die der Raum atmet. Gib dich hin an den Fluß der Wahrnehmung und du öffnest das Tor zu einer größeren Wirklichkeit.

Spüre den Sound. Gib dich hin. Laß los, was soll schon passieren? Nichts kann passieren, du kannst absolut nichts falsch machen, dies ist eine Übung, die du hundertfach wiederholen kannst und mit der du, egal wie du handelst, keinen Schaden verursachen kannst.

Wenn dir irgend etwas sagt, stelle die Schale da oder da auf den Körper der Partnerin, dann folge dieser Weisung, wenn du sie gefühlt hast.

Wenn du denkst: *„Denke ich jetzt, ob die Schale dorthin soll*

oder fühle ich es?", dann lasse es bleiben. Denken heißt zweifeln heißt analysieren heißt: womöglich triffst du nicht den besten Punkt.
Den richtigen Punkt wahrzunehmen, das geschieht für das analytische Denken bei weitem zu schnell. Die Stelle wahrnehmen und die Schale dorthin zu bewegen ist eins. Es ist nicht logisch, in der von uns gelernten Weise. Es folgt einer tieferen, einer älteren Logik.

Wenn du die Schale dann aufgelegt hast, spiele sie sanft weiter. Spüre hinein - nicht denken! - spüren: *Ist die Stelle stimmig oder möchte die Schale noch ein wenig mehr nach links, rechts, oben oder unten?*
Spüre es, während sie klingt. Nicht denken, spüren.
Wenn dein Gefühl sagt, es ist gut, dann kannst du die Schale weiter anspielen, ganz nach Gefühl. Frage jetzt deinen Partner, wie er oder sie die Position der Schale empfindet. Wenn dein Partner Korrekturwünsche hat, setze sie um und spiele noch weiter auf dieser Stelle einige Minuten lang die Schale an.
Schließlich entfernst du die Schale wieder, so wie du sie eingebracht hast: Durch die Aura führen und schließlich außerhalb abstellen.

Dann könnt ihr die Rollen tauschen oder die Übungen beliebig oft wiederholen.
Mit viel Zeit und viel Übung kann es sein, daß du ein Gefühl dafür entwickelst, die Klangschalen punktgenau abzusetzen, dort, wo sie die beste Wirkung entfaltet.

Beobachtungen zur Wahrnehmungsübung

Mit Übungen dieser Art kommst du an die Grenzen zur schamanischen Wahrnehmung und tauchst in ein Reich mit anderen Regeln ein, als jenen in unserer alltäglichen Welt.

Bei dieser Art von Klangarbeit kannst du Experimente machen mit einer nicht einfachen Variation der Übung. Obwohl du ja während der Übung in absichtsloser Präsenz spüren sollst, wohin die Schale möchte, kannst du dir vor dem Einsatz der Klangschale vornehmen, eine Absicht zu fassen. Die Absicht könnte heißen: Ich nehme den Ort wahr, an dem die Klangschale für meine Partnerin die wohltuendste Wirkung entfacht.
Oder: Den Ort, der ihr am angenehmsten ist.

Diese Absicht steht vor dem Fühlen. Diese Absicht rufst du immer in dir wach, wenn deine Gedanken abzudriften versuchen oder du zu denken beginnst. Die Absicht soll als Idee existieren, aber nicht dein Spüren im Augenblick vernebeln.
Es sind nur kleine Variationen in dieser Absicht, und deine Wahrnehmung leitet die Schale an gänzlich verschiedene Orte.

Wenn deine Wahrnehmung die Absicht trägt: Ich suche das, was die Person am meisten weiterbringen kann. Ich suche den Kern, die Ursache ihrer Problematik, dann kann das Ergebnis deiner Klangschalensetzung mit schöner Regelmäßigkeit einen Punkt treffen, den deine Klienten womöglich ablehnen. Ein Gefühl der Traurigkeit, der Wut, der Bedürftigkeit kann die Reaktion sein. Sie fanden den Punkt irgendwie unangenehm, ist dann oft der Kommentar.
Du hast etwas berührt, was sehr intim, sehr tief, sehr groß ist. Das ruft bei einigen Menschen Abwehrreaktionen hervor. Nach dieser Erstreaktion und in der nachfolgenden Besprechung oder weiterer Klangarbeit kann das Erlebte und Gefühlte jedoch meist integriert werden und wird dann schließlich nicht selten als Offenbarung wahrgenommen.

Reagiert ein Klient mit einer Abwehrreaktion, so kannst du folgendes ausprobieren. Frage genau nach:

- ➪ *Was hat sich unangenehm angefühlt?*
- ➪ *Wie genau war das Gefühl?*
- ➪ *Wo genau hatten Sie es?*
- ➪ *Was fällt Ihnen zu diesem Gefühl ein?*
- ➪ *Kennen Sie es von woanders her?*
- ➪ *Was sagt Ihnen das Gefühl?*
- ➪ *Was möchte das Gefühl, damit es ihm nicht mehr so unangenehm ist?*

An dieser Stelle nennt das Gefühl oft Lösungen für Lebensproblematiken, gerade in der Klangmassage ruft es aber auch nach einer bestimmten Klangschale, einer Klangmassage an einem gewissen Punkt des Körpers. Manchmal sagt so ein Gefühl dem Klienten Dinge wie: Ich muß mich endlich mal mit meinem Vater auseinandersetzen, ich muß mir einen neuen Job suchen, ich will mehr Zeit mit Spazierengehen verbringen - so in der Art.
Wenn dein Klient sich nach der Berührung dieses Klangpunktes oder nach der Besprechung unwohl fühlt, dann stelle immer die abschließende Frage:

- ➪ *Was brauchen Sie jetzt noch, damit die Sache für Sie rund ist?*
- ➪ *Was kann ich für Sie tun?*
- ➪ *Was möchten Sie tun, um sich wohl zu fühlen?*

Laß deinem Klienten immer die nötige Zeit und sei in Liebe und Achtung präsent während solcher Frage- und Fühlprozesse.
Zwischen den Fragen laß dem Klienten den Raum zu fühlen und zu finden, stelle nicht zu viele Fragen.

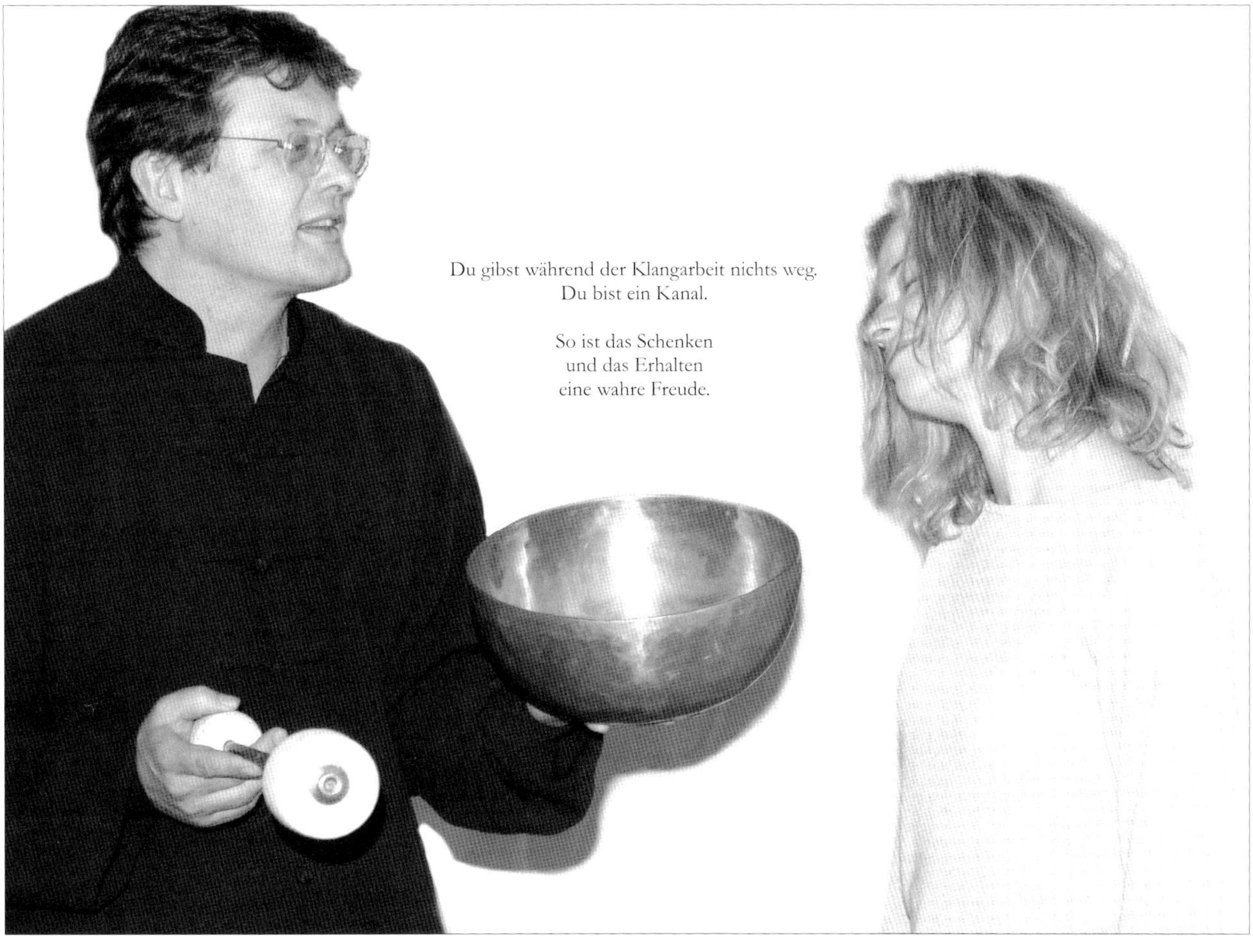

Du gibst während der Klangarbeit nichts weg.
Du bist ein Kanal.

So ist das Schenken
und das Erhalten
eine wahre Freude.

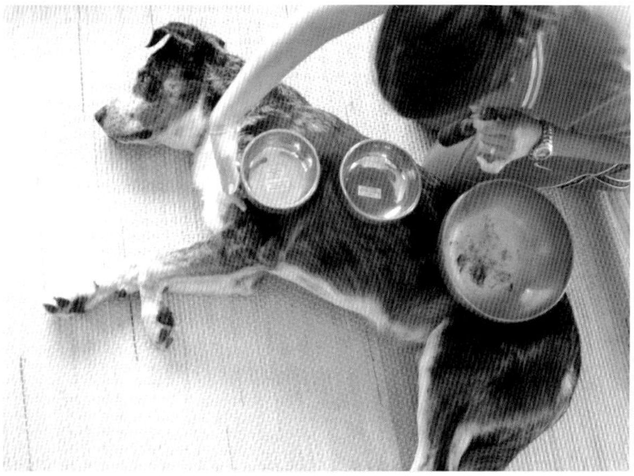

Klangmassage und Tiere

Dein intuitives Können kannst du hervorragend mit Tieren trainieren. Tiere sind nur ehrlich. Wenn ihnen etwas nicht gefällt, lassen sich dich alleine stehen.

An Tiere muß man Klangschalen besonders sanft heran führen. Spielst du die Schale zu nahe oder zu laut an, lassen sie dich stehen.
Spielst du einen Ton an, der ihnen nicht gefällt lassen sie dich stehen. Sie sind nicht sehr charmant. ☺

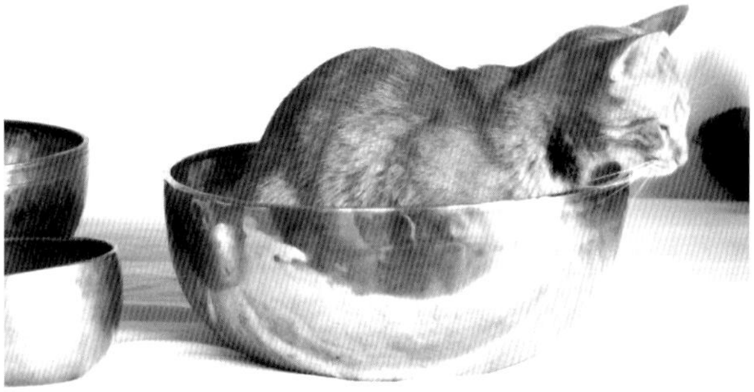

Hunde legen sich gerne unter Klangmassagetische. Katzen klettern in klingende Schalen. Es gibt Geschichten von Pferden und Kühen, die nicht mehr aufstehen wollten. Als eine Klangschale in ihrer unmittelbaren Nähe gespielt wurde, standen die Tiere auf.
Mein Hund Socke und meine Katze Vader sind seit ihren ersten Lebenswochen mit Klängen vertraut. Sokke läßt sich gerne Klangmassagen geben. Vader findet Klangbäder gut. (Siehe Fotos)

Kapitel Zwei

Die Klangmassage

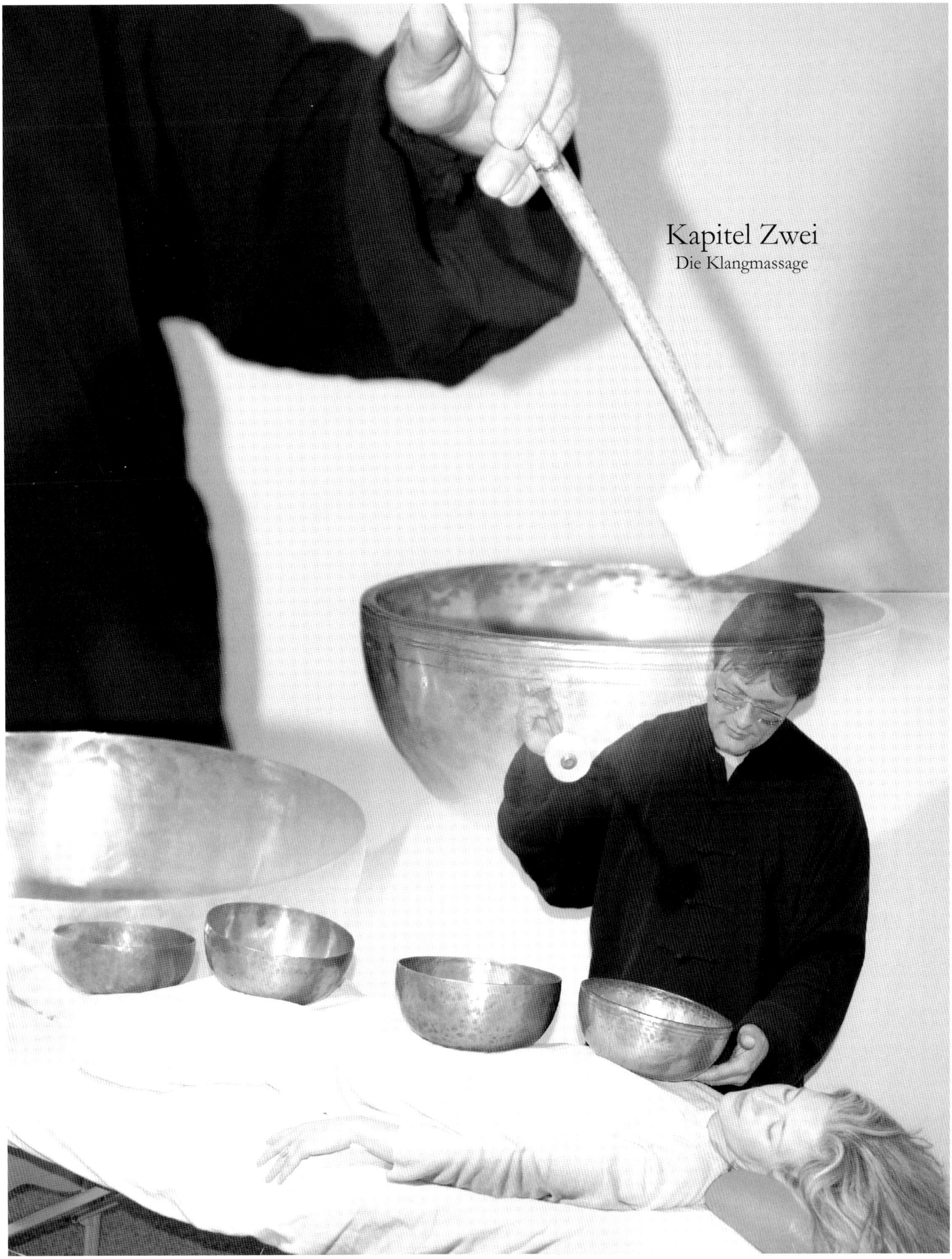

Die Aura-Klangmassage

Unser Energiefeld

Die Aura ist eine Art bioelektrisches Feld rund um jedes lebende Wesen. Die Aura läßt sich messen, man kann sie mit Spezialgeräten sichtbar machen, und hellsichtige Menschen können die Aura eines Menschen erkennen. Aura sehen kann man trainieren und lernen.

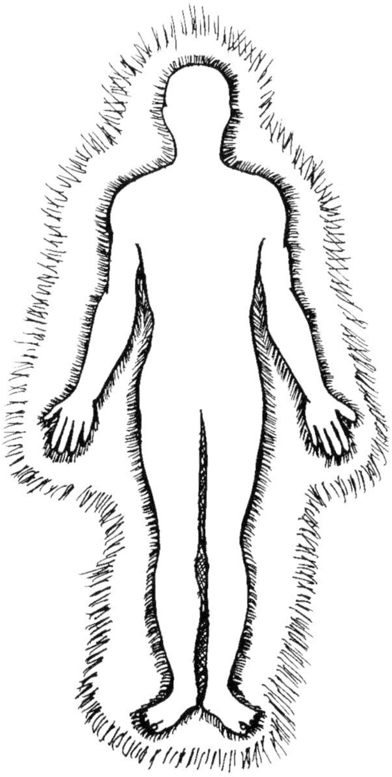

Die Aura ist ein mehr oder weniger stabiles Feld rund um unseren Körper, das uns einhüllt und schützt. Viele Krankheiten können sich erst körperlich manifestieren, wenn schon lange zuvor die Aura beschädigt wurde. Schäden in der Aura sieht man an Löchern im schützenden Mantel oder an starken Farbveränderungen innerhalb der sichtbaren Aura.

Es umhüllen uns mehrere Energiekörper, ähnlich wie eine Zwiebel mehrere Schalen hat.

Im Feng Shui sorgt man sich darum, die Lebensräume so zu gestalten, daß sie keinen schädigenden Einfluß auf diese Energiemäntel um uns haben. Die Architektur des Westens und die Art, wie wir unsere Wohnungen einrichten, führt leider dazu, daß wir Hunderte von Feldern aufbauen, die ständig schädliche Energiepfeile in ihre Umgebung aussenden. Geraten wir in die Schußlinie, schwächt uns dieser Angriff.

Vielleicht kennst du auch noch ältere Kung-Fu-Filme: Da wedeln die Kämpfer immer recht wild mit den Händen herum. Das ist nicht etwa chinesisches Imponiergehabe! Die Kampfkünstler tasten ständig die Aura des Gegners ab, versuchen sie zu beschädigen oder Lücken in ihr zu entdecken. Gleichzeitig sind sie damit beschäftigt, das eigene Aurafeld stabil zu halten. Ein Defekt in der Aura entscheidet hier womöglich über den kampfentscheidenden Treffer!

Eines dieser Felder um uns kannst du selbst leicht ertasten.

Übung

Das Energiefeld der Hände tasten

Setzt dich in Ruhe hin und lasse deinen Geist entspannen. Atme, bis sieben zählend, tief ein, halte den Atem bei acht an und, atme sieben zählend tief aus, halte den Atem eins an, atme tief ein und so fort. Bis du dich geerdet fühlst.

Reibe die Handflächen kräftig gegeneinander.

Dann halte die Hände parallel zueinander, ungefähr einen Meter weit auseinander. (Foto nächste Seite)

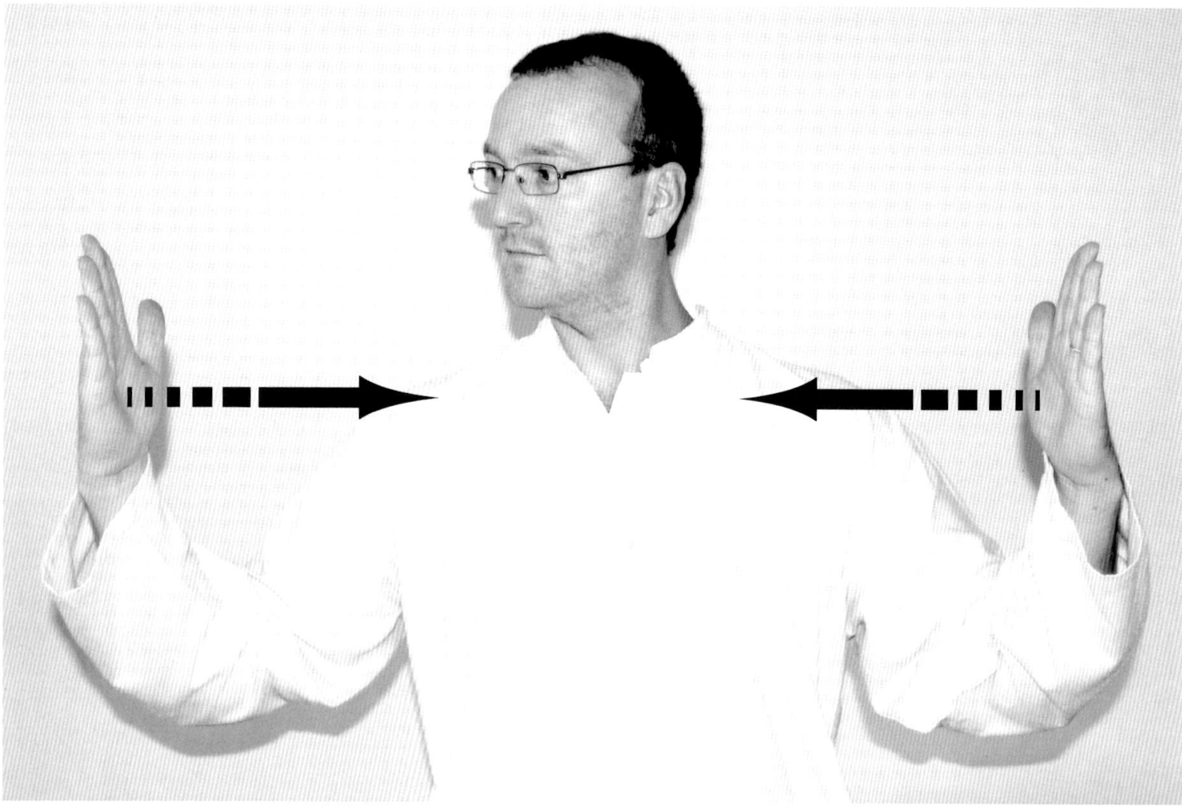

Mit ein wenig Übung gelingt fast jedem Menschen diese erstaunlich einfache Wahrnehmungsübung: Zwischen den Händen wird ein Feld tastbar, einem weichen Luftball gleich, der sich drücken läßt. Wenn du den Ball intensiv spürst, dann gleite mit den Händen in verschiedene Richtungen - die eine nach unten, die andere nach oben. Das Feld fühlt sich tatsächlich rund an - wie ein Ball eben.

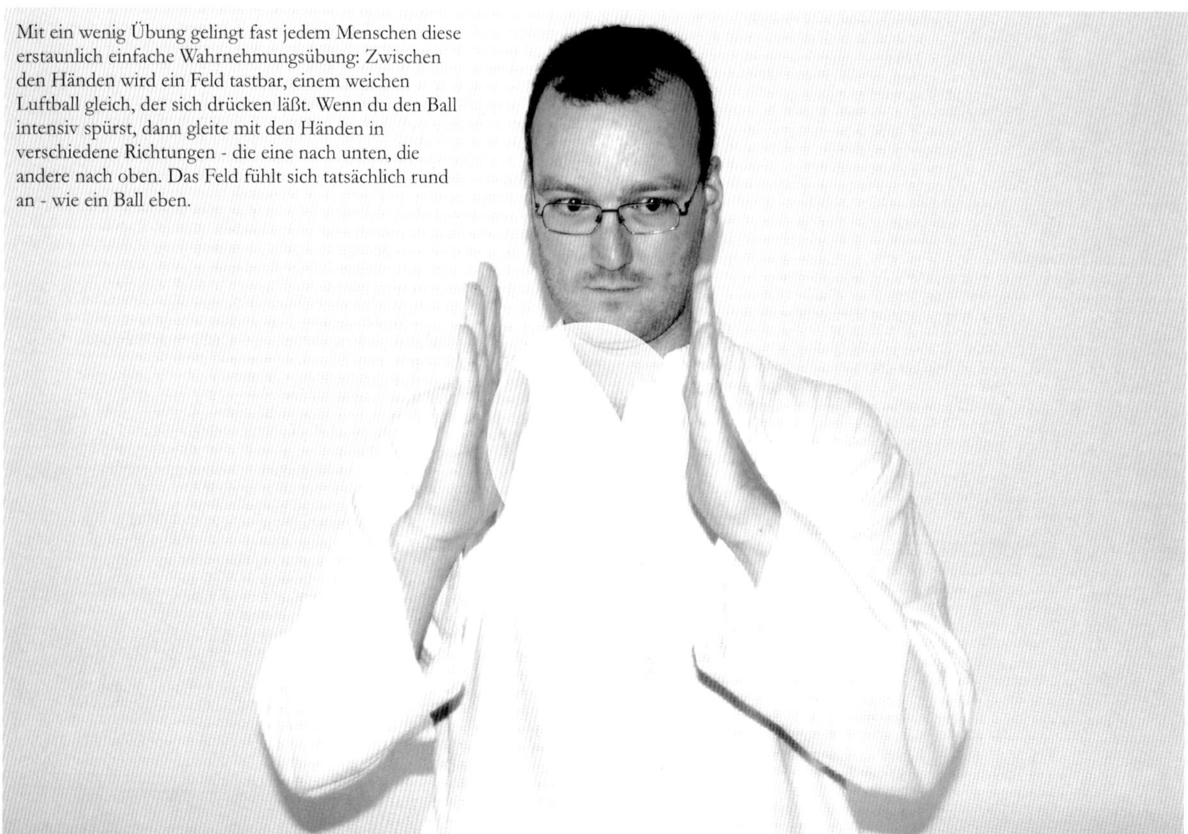

Jetzt führe die Hände ganz langsam und bedächtig aufeinander zu. Konzentriere deine Wahrnehmung auf das Gefühl in deinen Handflächen und Armen. Führe die Hände langsam zusammen, wie in Zeitlupe.
Die meisten Menschen spüren schon beim ersten Versuch plötzlich eine Art von Widerstand, so, als würden die Hände auf eine Art Luftpolster treffen.
Entfernt man die Hände in diesem Augenblick wieder voneinander (alles schön langsam), so läßt das Luftpolstergefühl sofort nach.
Je näher die Hände sich kommen, desto deutlicher wird das Polstergefühl, bis es sich schließlich wie ein regelrechter Widerstand anfühlt.

Wenn man die Hände schließlich so 10-20 Zentimeter voneinander entfernt hält und möchte sie dann wieder auseinanderbewegen, so haben viele Menschen das Gefühl, sie haften auf unerklärliche Weise leicht aneinander. Die Felder beider Hände haben sich miteinander verwoben und erzeugen nun ein einzelnes stabiles Feld, das die Hände gemeinsam umgibt und verbindet.

Partnerübung

Wahrnehmung der Aurafelder

Eine spannende Wahrnehmungsübung für zwei Personen. Ihr solltet für diese Übung nach Draußen gehen. Stellt euch gegenüber auf. Wenn es möglich ist, ruhig mit fünf oder gar zehn Metern Abstand.
Nun beginnt einer von euch beiden auf den anderen zuzugehen. Ganz langsam, zentimeterweise. Versucht dabei Blickkontakt zu halten. Am wichtigsten aber ist: Haltet Kontakt zu eurem Selbstgefühl, zu eurer Wahrnehmung. Lauscht die ganze Zeit aufmerksam nach innen und seid gleichzeitig präsent im Außen.
Irgendwann wirst du als Wartender etwas spüren, so, als käme dir dein Partner plötzlich zu nahe. Es ist ein zutiefst emotionales und persönliches Gefühl, eine winzige Verschiebung in deinem Selbstbefinden. Oft spürt dies auch der sich nähernde Partner sofort. Manchmal spürt es sogar nur dieser und er weist darauf hin: *„Hier war gerade etwas, wie eine Art Widerstand.“* Erst nach dieser Bemerkung ist der fest stehende Mensch in der Lage zu artikulieren: *„Oh, ja, ich fühle mich plötzlich komisch“* oder *“Ja, genau, da war tatsächlich irgendwas!”*
Fast alle Menschen haben eine Zone, bei der sie dann plötzlich genug haben und den sich nähernden Partner auffordern, nicht mehr näher zu kommen. Diese Zone liegt manchmal einen Meter oder mehr weit von dir weg. Bei mir ist diese Zone zum Beispiel dort, wo das gegenüber mein Defensivfeld betritt - als ehemaliger Kampfsportler weiß ich, daß ein sehr schneller Gegner innerhalb dieser Distanz in der Lage ist, mich zu treffen, bevor ich ausweichen oder eine Deckung aufbauen kann.
Wenn du gerade frisch verliebt bist, dann funktioniert die Übung unter Umständen gegenteilig, wenn dein Übungspartner dein Geliebter ist. Meiner Erfahrung nach spürt man hier schließlich ein Feld, in dem man abbrechen muß, weil man sich unbedingt umarmen möchte. Das macht noch mehr Spaß!

Bei dieser Übung zeichnen sich bald echte „Zonen“ ab, in der deine Gefühle eine klar zu identifizierende Qualität bekommen. Vorstellbar wäre:
Fünf Meter - ah ja, da berührst du mein äußeres Feld;
Drei Meter - oh, wir werden miteinander vertraut;
Ein Meter - ich vertraue dir;
Fünfzig Zentimeter - bis hier und nicht weiter!
Wie gesagt: Das sind theoretische Beispiele. Die Entfernungen variieren sehr stark. Ich kann Menschen schon mit einem Abstand von über zwanzig Metern deutlich spüren, besonders wenn sie ihre Gedanken auf mich richten.
Es hängt immer von deiner persönlichen Lebensge-

schichte und von deinem Übungspartner ab. Wenn ihr mit mehreren Menschen gemeinsam übt, dann könnt ihr zügig viel über euch und eure Bedürfnisse und Ängste im Umgang mit anderen Menschen lernen.

Doch zurück zu **Aura-Klangmassage**

Eine Aura-Klangmassage im Stehen ist eine wirklich kinderleichte und effektive Kurzmassage. Sie wirkt geistig klärend und körperlich ausgleichend. Das Einbringen der Klangschwingungen in die Aura des Körpers reinigt diese feinstofflichen Ebenen von Verunreinigungen. Sie ist in der Lage, Anhaftungen aus der geistigen Welt, die sich regelmäßig im Alltagsgeschehen ergeben, mit Klang sozusagen abzuwaschen, bevor sie sich in tieferen Ebenen unseres Daseins verhaften können.

Deine Partnerin oder dein Klient steht entspannt, die Arme locker hängen lassen, die Augen sind am besten geschlossen. Wer die Augen nicht schließen mag - auch in Ordnung. Ich falle mit geschlossenen Augen sofort in die Tiefenentspannung und kippe um, wenn ich nicht acht gebe. Augenlider auf Halbmast oder offen gilt also auch, für alle, denen es lieber ist. Doch die Wirkung kommt ungleich besser, wenn der oder die Massierte die Augen schließt.

Die Klangschale auf deiner Hand das erste Mal in einer Entfernung von vielleicht einem bis eineinhalb Meter von der Partnerin entfernt anspielen.

So klingend, die Schale langsam und aufmerksam der Partnerin nähern. Ganz nach Gefühl bis auf dreißig Zentimeter an den Körper und hier sanft bewegen. Die Schale bleibt in Bewegung, kreisend und rotierend.

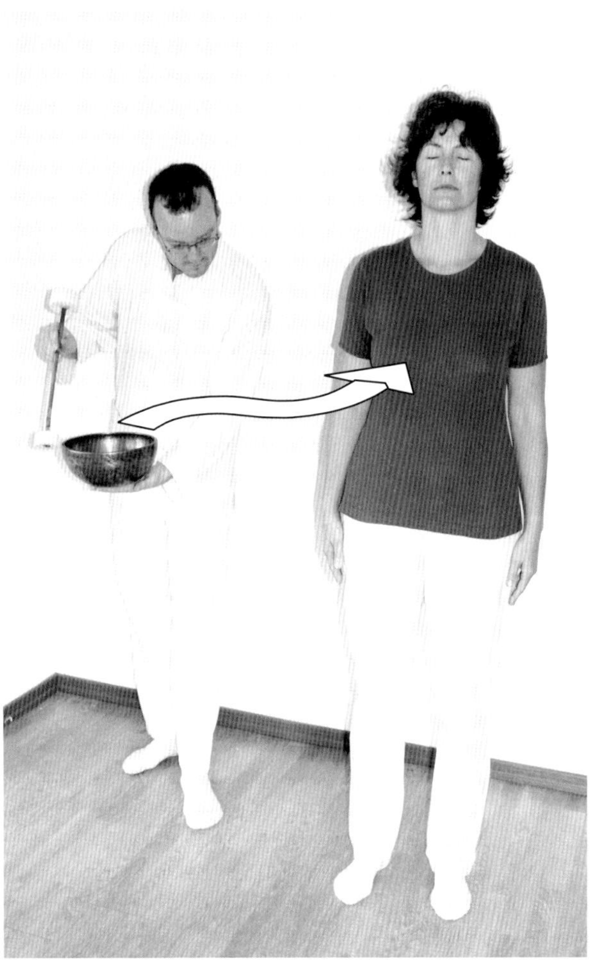

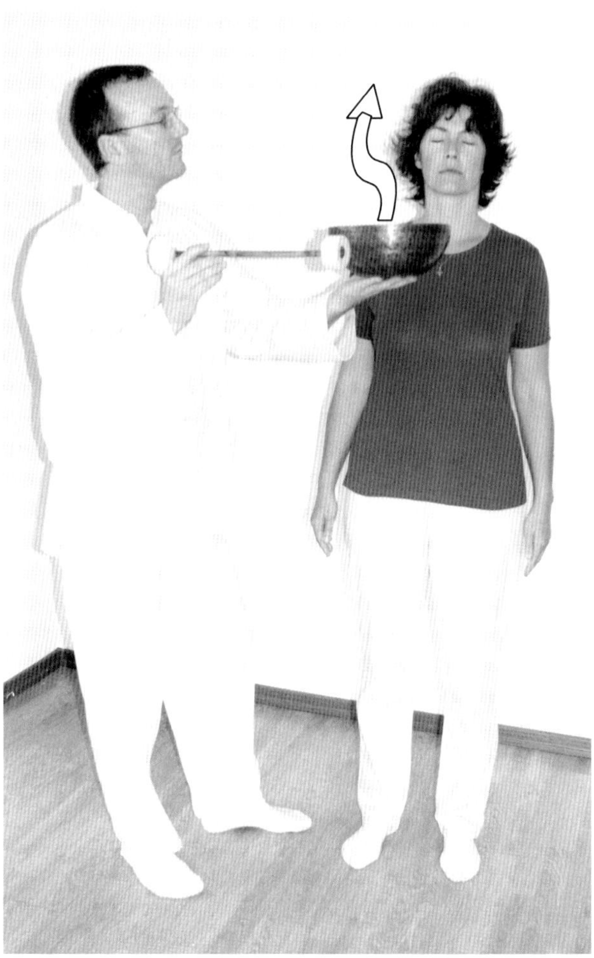

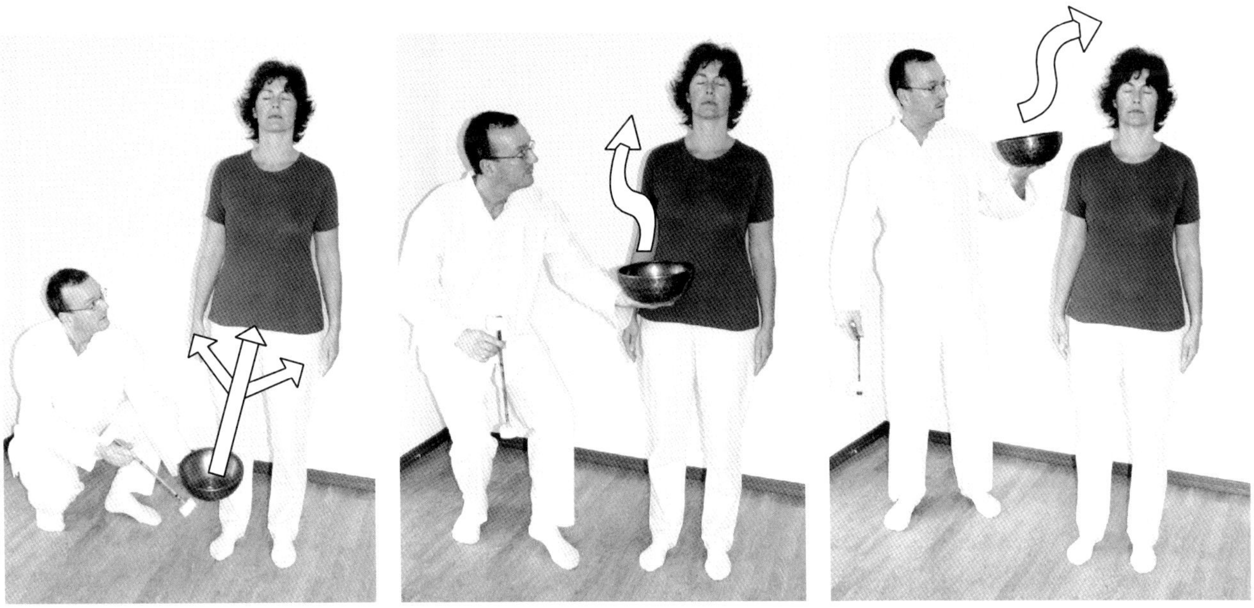

Niemals direkt neben den Ohren der Partnerin anspielen, das gerät schnell zu laut und stört das Ritual.

Als angenehm aufbauend und belebend wird die Bewegung der Schale von den Füßen zum Kopf hin von vielen Menschen empfunden. Je nachdem, in welchem Tempo du die Bewegung vollziehst, kann das Verfahren regelrecht puschen.

Wenn du auf Fußhöhe anspielst und die schwingende Schale innerhalb einer schnellen Bewegung bis über den Kopf führst, dann kann das stark vitalisieren, es kann die betreffende Person aber auch überfordern, ihr unangenehm sein.

Ich ziehe eine langsame Bewegung vor: von unten nach oben in 5-10 Sekunden oder langsamer, manchmal mit mehreren Schlägen auf über eine Minute ausgedehnt.

Sei besonders achtsam beim Anspiel über dem Scheitelpunkt. Je nach Kraft deiner Klangschale kann die Schwingung an dieser Stelle einen energetischen Augenöffner darstellen. Aus diesem Grunde würde ich diese Auramassage auch nicht vor, sondern nach der eigentlichen Klangmassage durchführen, sonst hast du eine Partnerin, der es in den Finger kribbelt - sie täte alles lieber, als still rumzuliegen, so aufgewühlt kann sie sein.

Nach einem anstrengenden Arbeitstag kann man sich gegenseitig in wenigen Minuten ein Aura-Massage geben. Danach fühlt man sich für den Abend wieder klarer und kann ihn genießen. Die Energie des Tages wurde von der Klangmassage gleichsam ausgewaschen.

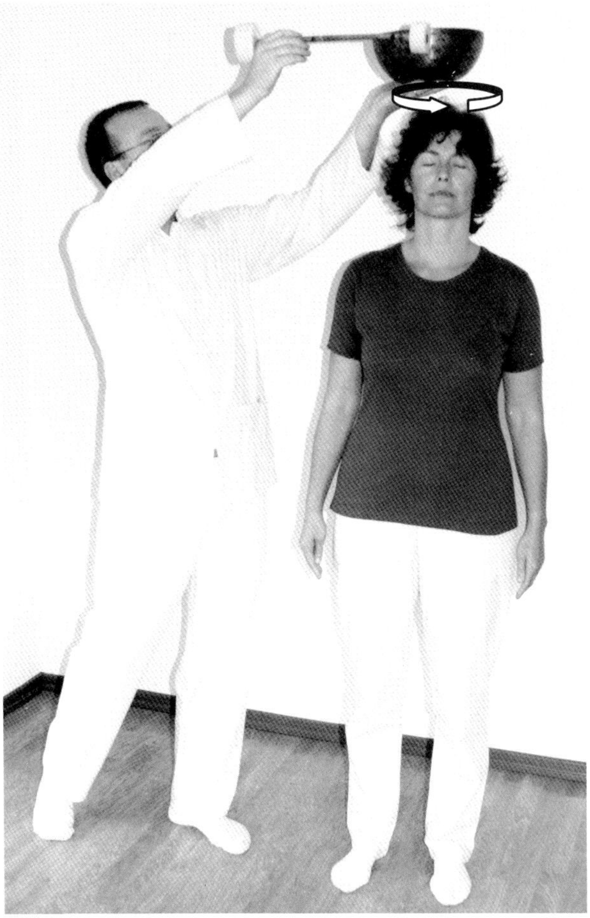

Die Klangmassage

Schritt-für-Schritt umgesetzt

Der rein praktische Ablauf einer Klangmassage ist einfach und läßt sich mit ein bißchen Übung schon sehr bald anwenden.

Wie wirkungsvoll deine Klangarbeit schließlich einmal sein kann, hängt von deiner Erfahrung ab. Es ist auf keinen Fall so, daß ein ausgebildeter Klangmasseur alles sowieso besser kann als du, denn die Tiefenwirkung wird bestimmt von:

- ⇨deinem Umgang mit den Instrumenten. Je professioneller, desto besser. Hier wird ein erfahrener spiritueller Musiker mehr erreichen als ein Therapeut oder ein sehr gut ausgebildeter Klangmassage-Neuling.
- ⇨deinem Feeling für das richtige Setting. Je ganzheitlicher, desto besser wirst du unterstützt. Der Laie mit Gespür kann hier gefühlvoller inszenieren als manch ein altgedienter Profi.
- ⇨deinem Gespür für den Klienten. Hier wird unter Umständen ein erfahrener Therapeut als Einsteiger in der Klangmassage mehr erreichen als ein ausgebildeter Klangmasseur-Neuling, der sensible Laie mehr als der rein akademisch diplomierte Therapeut ohne Einfühlung und Erfahrung.

Erster Schritt

Das Setting

Vielleicht bist du inzwischen ein wenig ungeduldig geworden und hast dich gefragt: „Wann rücken die denn endlich damit raus, wie so eine Massage abläuft?!" Das ist nur zu verständlich, schließlich dürstet es dich danach, die Klangschwingungen einzusetzen und ihre Wirkung auf Körper, Geist und Seele in der Klangmassage zu erfahren.

Die Schritt-für-Schritt-Anleitung läuft schon seit der ersten Seite dieses Buches. Das Wunder und die Möglichkeiten einer Klangmassage eröffnen sich erst vollends in der Vereinigung der Disziplinen, denn in ihr offenbart sich das Bestreben, in der Klangmassage alle Potentiale auszuschöpfen und dem Klienten wie auch dem Klangmasseur weiterzuhelfen. Deshalb ist ein angemessenes Setting, das du ganz nach deinen Fähigkeiten und Möglichkeiten umsetzt, von gleichrangiger Bedeutung wie der genaue Ablauf. Und auch deine eigene Lebenseinstellung ist im Prozeß der Klangmassage wirklich wichtig.

Ja, es ist sogar so: Ein Profi in Sachen Setting und Spirit kann und wird immer wieder von einstudierten und üblichen Abläufen abweichen, um individuell auf feinstoffliche wie faßbar materielle Ereignisse in der Klangmassage zu reagieren.

Der theoretische Ablauf der Klangmassage ist eine Klacks-Sache. Ebenso die einzelnen Details der Klangmassage, wie das Absetzen und Bewegen klingender Schalen. Das lernst du mit diesem Buch oder auf einem Seminar von ein bis zwei Wochenenden.

Die Zusammenhänge von Klang, Körper, Geist und Seele zu erfahren und nutzen zu lernen, das ist eine Lebensaufgabe. Frank, Zoran und ich, wir arbeiten alle schon lange und alle nahezu hauptberuflich mit Klängen und wir stehen gerade erst am Anfang, wir werden nie ausgelernt haben.

Für den Ablauf der Klangmassage ist das Ritual des Settings von elementarer Bedeutung.

Zweiter Schritt

Orientierungsgespräch

Als Teil der Klangmassage steht jedesmal vor der Auswahl der passenden Klangschalen ein Gespräch mit dem Klienten. Wir orientieren uns an der Traditionell Chinesischen Medizin oder dem Shiatsu: Hier wissen die Therapeuten, daß ein Klient eine energetisch sehr dynamische Einheit darstellt, die vor jeder erneuten Behandlung einer Diagnose bedarf. So kann der Klient, der vier mal hypernervös ist, bei der fünften Sitzung über starke Müdigkeit und Lethargie klagen. Eine Klientin, die gestern noch Unterbauchbeschwerden hatte, kann morgen mit Kopfschmerzen zur Sitzung auftauchen. Es zeugt von Professionalität, wenn ein Helfer nicht nach einer Diagnose fünf- oder zehnmal seine veranschlagte Therapie durchrattert, sondern sich jeweils neu um den Klienten und seinen Zustand im Hier und Jetzt bemüht.

In diesem Sinne handelt es sich auch nicht um ein Vor-Gespräch. Das Gespräch ist vielmehr integraler Bestandteil des Gesamtsettings der Sitzung, es findet nur vor dem Einsatz der Klangschalen statt.

Ein Orientierungsgespräch ist kreativ und dynamisch. Also soll die Darstellung hier - wie das ganze Buch - nur als Inspiration dienen und nicht als Eins-zu-Eins-Vorlage! Mögliche Fragen sind:

- ⇨Wie geht es Ihnen heute?
- ⇨Wie ist es Ihnen seit der letzten Sitzung ergangen?
- ⇨Was erwarten Sie von dieser Klangsitzung? Soll sie beruhigen und entspannen oder eher vitalisieren und aufbauen? Soll die Sitzung gezielt auf eine spezielle Problematik Einfluß nehmen?
- ⇨Haben Sie Beschwerden? Blockaden? Schmerzen? Krankheiten? Wenn ja bei Krankheiten: Sind Sie in professioneller Betreuung (Arzt, Heilpraktiker, Therapeut)? Wenn nein, warum nicht? *Hinweis auf die Grenzen der Klangmassage! Das ist wichtig!*
- ⇨Welche anderen Therapien nutzen Sie?
- ⇨Nehmen Sie regelmäßig Medikamente?
- ⇨Gibt es lebensbedingte Probleme? Viele sogenannte psychische Probleme resultieren aus einer lebensbedingten Situation, sind also weniger im Bereich einer Erkrankung, als vielmehr im Bereich einer fehlerhaften inneren Lebensführung zu finden. Sie resultieren aus Konflikten, für die der Mensch keine Lösungen kennt. Daher kommt es zu Spannungen. Werden diese Spannungszustände chronisch, so können psychische und physische Krankheiten aus ihnen erwachsen. So ist zum Beispiel Streß in unserer modernen Welt etwas Alltägliches. Dauerstreß, zum Beispiel durch Überlastung bei der Arbeit oder in der Familie, führt bei den meisten Menschen bald zu Schwierigkeiten im Leben. Sie geraten aus dem Lot. Nichts normaler als das, es ist in der Regel weit entfernt von einer psychischen Krankheit. Es reicht hier in der Regel, die Lebensführung zu ändern. Die Klangbehandlung von Menschen mit echten psychischen Erkrankungen sollte Fachkräften vorbehalten bleiben oder von diesen angeordnet werden. Psychische Krankheiten sind komplex und tiefliegend und mit der Klangmassage rühren wir fast immer an diesen Problemen. Wir sind nicht ausgebildet, die dann bei der Massage aufbrechenden Emotionen fachgerecht zu behandeln. **Als Laie also Finger weg von psychischen Krankheiten!** Ein Mensch mit lebensbedingten Problemen, der in die Klangmassage kommt, ist durch den Weg zu dir schon auf dem Weg, an seiner Lebensführung zu arbeiten. Ihm darf deine ganze Unterstützung und Liebe gelten und hier kannst du wirkungsvoll arbeiten.
- ⇨In den ersten zwei bis drei Sitzungen weise deine Klienten darauf hin, daß es in Folge der Klangmassage zu einer Erstverschlechterung oder Erstverschlimmerung einer Beschwerde kommen kann.

Das ist eine in ganzheitlichen Therapien regelmäßig auftauchende Reaktion, die anzeigt, daß die Methode greift: Die Symptome verstärken sich für einige Zeit, bevor sie dann beginnen sich zu mindern oder gar aufzulösen. (Siehe auch: Erstverschlimmerung)

Bitte die Klientin weiterhin vor jeder Sitzung, nicht mit Kommentaren zu sparen, wenn ihr danach ist. Sie soll äußern, wenn ihr etwas zu unangenehm wird, sie Spannungen, Blockaden oder Schmerzen während der Klangbehandlung spürt. Wenn ein leicht unangenehmes Gefühl während der Behandlung auftaucht, dann kann dies allerdings auch die Wirkung des Klanges auf eine Problematik sein. Du solltest also nicht bei der ersten Regung der Klientin (*„Das ist jetzt irgendwie unangenehm!“*) verschreckt ablassen, sondern den Punkt und den Klang vorsichtig miteinander in Berührung bringen. Erst wenn die Klientin über deutliches Mißbehagen klagt oder sich nach ein bis mehrmaligem Neuansatz das unangenehme Gefühl hält oder erweitert, solltest du die Körperstelle oder die Klangschale wechseln. Weise deine Klientin im Orientierungsgespräch auf diesen Vorgang hin. Lobe sie ausdrücklich, wenn sie dir Feedbacks während der Sitzung gibt. Gefühle können nicht lügen, eine Klientin, die sich äußert, ist deine beste Ausbilderin!
Die Schritte zwei bis drei sind im Grunde ein Schritt!

Während des Orientierungsgespräches bis zur Auswahl der Schalen beginnst du sanft, dich zu clearen und zu fokussieren, derweil das Gespräch noch läuft. Schließlich beteiligst du den Klienten während des Gespräches an der Auswahl der Klangschalen.
Nimm die Hinweise des Klienten an und frage dich selber, ob du innerhalb der Klangmassage etwas „falsch“ gemacht hast. Vielleicht warst du zu sehr auf eine bestimmte Technik fixiert und hast dich nicht genügend auf den Klienten eingelassen.

Wichtiger Hinweis
Die meisten Klienten suchen in der Klangmassage eine entspannende und wohltuende Erfahrung und schöpfen hieraus maximale Kraft. Viele Menschen wollen und können nicht tiefer gehen. Das ist unbedingt zu akzeptieren.
Es ist unzulässig, mit der Klangarbeit in tiefere Ebenen vorzudringen ohne ausdrückliches Einverständnis deiner Klienten.

Dritter Schritt

Clearen und fokussieren

Vor, während und nach dem Orientierungsteil der Klangmassage, aber auch während des gesamten Prozesses gibt es eine wichtige und freudvolle Aufgabe für dich. Du solltest dich unbedingt mit deiner Körperwahrnehmung verbinden, denn diese teilt dir ohne Unterlaß etwas über dich und dein Verhältnis zur Welt (und in diesem Fall zum Klienten mit).
Mit **clearen** meine ich folgenden Vorgang: Entlasse deinen Alltag aus der Sitzung. Stell dir vor, du bist eine schöne leere Vase, die nun die Aufgabe hat, still und aufnahmebereit zu sein. Ihr ganzes Bedürfnis ist Klarheit, innere Schönheit und die Fähigkeit, aufzunehmen. Es ist egal, wer oder was du bist, du willst dem Klienten nur dienen. Dienen aber kannst du ihm am besten, wenn du aufmerksam für den Prozeß bist. Aufmerksamkeit ist innere Achtsamkeit. Der inneren Achtsamkeit hilft es, sich nicht von den Gedanken der alltäglichen Vorgänge und Erledigungen beherrschen zu lassen.
Selbstverständlich denkt man während der Klangmassage plötzlich mal *„Oh, ich muß die Mülltonne noch an die Straße schieben“* oder *„Wie bringe ich es der Schwiegermutter nur bei, daß nicht ich nicht sie, sondern ihr Kind geheiratet habe“* oder *„hoffentlich ist der Steuerbescheid nicht zu grausam zu mir“*.

Das ist normal und o. k. solange du die Gedanken nicht festhältst. Begrüße sie kurz mit einem Lächeln und lasse sie gehen wie sie gekommen sind.
Widme dich dem Klienten.

Es gibt einen sehr einfachen aber meisterlichen Trick, dich zu clearen: Fülle dich mit Liebe. Betrachte den Klienten als einen Menschen, der deine ganze Liebe nun geschenkt bekommt und in der Liebe deine ganze achtsame Aufmerksamkeit.
Liebenden sind Mülltonnen, Schwiegermütter und Steuerbescheide egal.
Sie wissen genau, was wichtig ist im Leben.

Mit **fokussieren** meine ich eine innere Bewegung, die dem Clearen im ersten Augenblick entgegenzustehen scheint. Tut sie aber nicht. Das Focusing ist eine noch recht neue, aber extrem effektive Technik. Du widmest deinem Körper während der Klangbehandlung ein Höchstmaß an stiller, innerer Aufmerksamkeit. Du hörst genau zu, was deine Gefühle dir sagen, wenn du die Behandlung gibst. Deine Gefühle sind nämlich sehr weise. Sie geben dir ständig enorm präzise Feedbacks über dich und deine Umwelt. Ein Beispiel mag den Vorgang verdeutlichen:
Du bringst eine gerade aufgenommene Klangschale auf den Körper deines Klienten und spielst sie an. In diesem Augenblick spürst du, wie meinetwegen dein Rücken an einer gewissen Stelle kribbelt oder zwickt. Das ist ein Hinweis deines Körpers auf das, was gerade geschieht (außer natürlich dein Rücken zwickt immerzu an dieser Stelle). Du kannst jetzt das Zwicken im Rücken in deinem Geiste ansprechen und fragen, woher es kommt und was es will. Probiere das mit jeder Gefühlsregung (nicht jedoch mit den Gedanken, die lassen wir gehen wie sie kommen).
Das Gefühl steht, wenn du einige Übung entwickelst, in einem Zusammenhang mit dem, was du in der Massage gerade tust und kann dir Informationen hierüber liefern.
Du kannst aber auch die Frage an das Gefühl lassen, es nur aufmerksam wahrnehmen und die Klangschale an einen anderen Punkt bewegen oder mehrfach anspielen. Was verändert sich an deinem Zwicken? Wird es stärker? Nimmt es ab? Wird es zu einem angenehmen Gefühl?
Was passiert mit deinem Gefühl, wenn du die Schale auf dem Klienten bewegst? Was passiert, wenn du eine andere Schale wählst? Was, wenn du die Schale auf andere Weise anspielst?
Gleichzeitig öffnest du all deine Wahrnehmungskanäle und versuchst dich im Geiste mit den innersten Schwingungen des Klienten zu verbinden, sein Schwingungsmuster zu erspüren. Aus der Synthese der Wahrnehmung eurer beider Muster schaffst du deine Klangmassagehandlung.
Sei innerlich still. Lasse dich nicht von deinen Gedanken vereinnahmen. Sei in Liebe offen für deinen Klienten, er ist dein Lehrer!
Sei aufmerksam gegenüber deinem Körper. Er berichtet dir ohne Unterlaß von der tiefen Wahrheit deiner Wahrnehmung, denn ein Körper kann nicht lügen. Vertraue ihm, achte auch die kleinste Regung, er ist dein Lehrer!

Vierter Schritt

Auswahl der Schalen für die Klangmassage

Grundsätzlich ist die Auswahl der Schalen für die einzelne Klangmassage davon abhängig, wie viele Klangschalen du zur Verfügung hast. Wenn du nur eine Klangschale besitzt, gibt es keine Auswahlfrage. Auch mit einem Klangschalen-Set oder Klangmassage-Set, meist aus drei bis vier Schalen bestehend, stellt sich die Frage nach der Auswahl nicht. Alle vorhandenen Schalen werden eingesetzt, außer der Klient lehnt eine Schale klar ab.

Wenn du einen Fundus von fünf, zehn, zwanzig oder mehr Schalen besitzt, dann kannst du für die aktuelle Klientin möglichst optimal passende(n) Klangschale(n) für die jeweilige Sitzung auszuwählen.
Wählst du die Schalen falsch aus oder kombinierst sie falsch, kann das nicht nur die Klangmassage erfolglos machen, sondern auch zu einem Negativeffekt führen: Der Klient fühlt sich nach der Massage schlechter als vorher! Aber mit ein wenig Übung geschieht dir das kaum. Du kannst deinem Gefühl bald vertrauen.

Es gibt zwei Hauptkriterien, nach denen du die Wahl für die Schalen treffen kannst: Ihr wählt die Schalen gemeinsam mit dem Klienten aus und zwar nach Gehör und Intuition (siehe auch: Clearen und fokussieren):
Eine Schale im Beisein des Klienten anspielen und fragen: *„Gefällt Ihnen dieser Ton?“*
Die erste vom Klienten ausgewählte Schale kannst du nun mit dem von Zoran zusammengetragenen Wissen über die Wirkkonstellationen verschiedener Planetentöne durch weitere Schalen ergänzen. (Arbeitest du nicht mit Planetenschalen, dann suche gemeinsam mit dem Klienten intuitiv nach Gehör weitere Schalen aus.) Doch Obacht: Selbst wenn Zoran eine Kombination als bewährt angibt, laß sie deinen Klienten vor dem Einsatz anhören. Das individuelle Empfinden der dir anvertrauten Menschen ist in jedem Fall dem in diesem Buch zusammengetragenen Wissen unterzuordnen. Das heißt, wenn ein Klient eine noch so harmonische Kombination nicht mag, wählst du sie auch nicht aus, sondern akzeptierst die Wahl des Klienten.
Wenn der Klient die Schalenauswahl selbst mitbestimmen kann und für sich eine Kombination aussucht, die disharmonisch klingt, dann probiere folgendes: Der Klient sollte alle Schalen gemeinsam angespielt hören, meistens fällt ihm dann selber auf, daß die gewählten Schalen nicht gut zusammen klingen.
Es kann jedoch durchaus sein, daß der Klient Disharmonien, meist mehr unterbewußt als bewußt, aufsucht. Viele Menschen suchen aus Gewohnheit Schlafplätze aus, die unter Erdstrahlungen leiden, ganz einfach weil sie es nicht anders kennen. Triffst du auf einen Disharmonie-Bedürftigen, wirst du das mit ein wenig Erfahrung schon im Vorgespräch bemerken und nicht erst bei der Schalenwahl.
Biete diesen Menschen dann zusätzlich harmonische Töne an. Wähle die klientengewählten, disharmonischen Schalen und suche zu jeder dieser Schalen eine harmonische Schale aus. Bringe beide Sets in die Klangbehandlung ein. So kommst du den Klangbedürfnissen der Klienten nach und bringst über deine alternative Schalenwahl seine Disharmonien mit Harmonien in Berührung.
Wenn der Klient die harmonischen Schalen als unangenehm empfindet, dann verzichte auf ihren Einsatz und beschränke dich auf die Wahl des Klienten.

Du wählst die Schalen nach Auswertung des Vorgespräches aus und zwar gezielt im Hinblick auf die Bedürfnisse, Ängste, Möglichkeiten oder Probleme des Klienten.
Klagt der Klient meinetwegen über mangelndes Selbstwertgefühl, kannst du die Kombination von Chiron und Sonnenton wählen. Von diesen beiden Tönen ausgehend kannst du weitere Schalen wählen, die ergänzend zu Chiron und/oder Sonnenton harmonieren und das Wirkspektrum Selbstwahrnehmung verbessern und erweitern, so zum Beispiel einen Ton für die Herzpower, den Hopi-Herzton.
Für diese Methode solltest du mit dem Kapitel von Zoran weiter hinten im Buch vertraut sein. Es wäre nicht vertrauensfördernd, wenn du erst im Buch blättern müßtest, bevor du deine Auswahl triffst.
Neben den auswendig gelernten Kombinationen und Wirkungen ist der Faktor „Intuition“ bei der Schalenwahl vor der Behandlung genauso wichtig wie beim

Kauf der Klangschalen. Deine Intuition schulst du durch dein Tun. Je mehr Klangmassagen du gibst, desto besser wird dein intuitives Gespür dafür, welche Schalen nun für die jeweiligen Sitzungen die besten sind.
Solltest du aus einem großen Fundus an Klangschalen auswählen können, so wird die Auswahl deiner Schalen sehr individuell sein. Spiele einmal alle ausgewählten Schalen zusammen an. Sollten sich die Schalen jetzt nicht völlig harmonisch anhören, so macht das nichts. Von Frank weiß ich, daß, wenn er Schalen für Vorträge aussucht, sich ganz von seiner Intuition leiten läßt. So sucht er Planetenschalen für alle Chakren aus. Und zwar ohne die Menschen zu kennen, die sich in der Vorführung eine Klangmassage geben lassen. So kann es immer wieder vorkommen, daß die Schalen zum Beginn nicht sehr harmonisch miteinander klingen. Trotzdem passen sie fast immer sehr gut zu den ausgewählten Regionen, und im Laufe der Klangmassage verändert sich der Klang der Schalen so, daß sie gegen Ende der Massage miteinander auf schöne Weise klingen, ja gar zusammen singen.

Fünfter Schritt

Liegeposition(en)

Die von Frank für die Klangschalen-Klangmassage aufgrund seiner langjährigen Erfahrungen ganz klar favorisierte Liegeposition für seine Klangmassage ist die Bauchlage. Die Gründe hierfür sind folgende:
Die Klienten fühlen sich sicherer, die weichen und verletzlichen Teile des Körpers werden durch die Unterlage geschützt. Sie fühlen sich heimeliger, denn durch das Schützen der Körpervorderseite entsteht ein gewisser „Höhleneffekt".
Größere Klangschalen werden, wenn sie zum Beispiel auf dem Bauch, dem Brustkorb oder in der Nähe des Unterleibs plaziert werden, manchmal als unan-

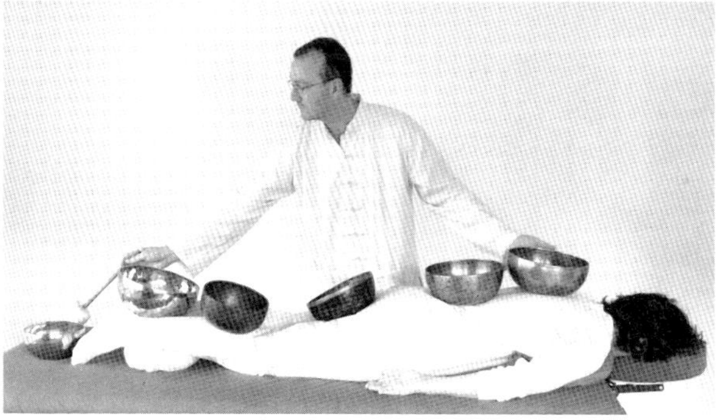

genehm schwer empfunden. Auf der Rückseite wird diese Schwere als angenehm empfunden.
Der auf dem Bauch liegende Patient kann nicht kontrollieren, was der Masseur gerade über ihm tut, in der Bauchlage neigt er eher zu Kontrollblicken. Zudem braucht er oder sie nicht befürchten, der Masseur widme seine Aufmerksamkeit womöglich den primären oder sekundären Geschlechtsmerkmalen. Im Verlauf der Massage legen sich die Befürchtungen und Ängste sehr schnell, gerade unterstützt von einer in der Bauchlage zumindest beginnenden Klangmassage.
Es gibt Masseure, die bitten den Klienten, nachdem die Rückenseite behandelt wurde, sich umzudrehen. Die Erfahrung zeigt jedoch, daß der Klient durch dieses Umdrehen aus der geistigen Ebene der Entspannung meist völlig herausfällt und dann während der weiteren Behandlung, nun auf dem Rücken liegend, keinen so vollkommenen Einstieg mehr findet.

Ein letzter Vorteil der Bauchlage: Über die Reflexzonen erreichst du in den Fußsohlen mit deiner Klangmassage den ganzen Menschen.

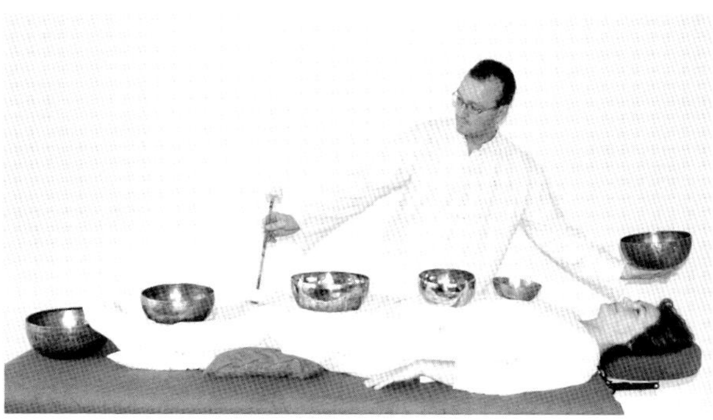

Es gibt natürlich eine ganze Reihe von Gründen, eine Klangmassage auch an der Bauchseite des Körpers durchzuführen (siehe Foto vorige Seite unten). Für eine Massage von Vorne gelten dann die gleichen Regeln wie für die Massage von Hinten.

Unterstützung beim Liegen

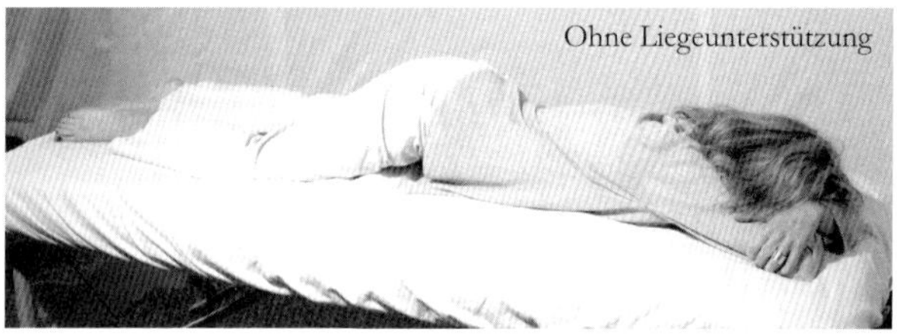

Ohne Liegeunterstützung

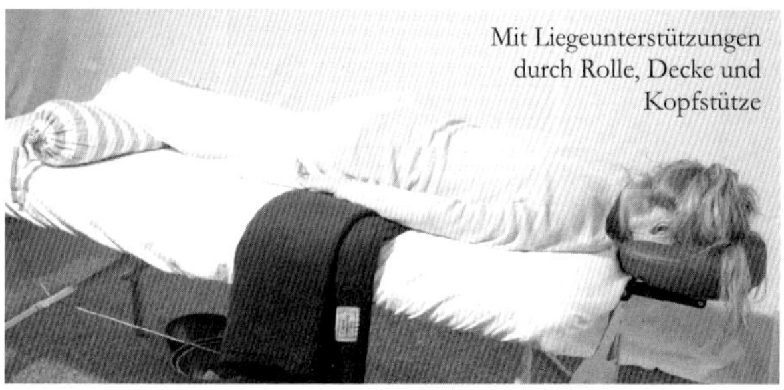

Mit Liegeunterstützungen durch Rolle, Decke und Kopfstütze

Biete deinen Klienten beim Einnehmen der Liegeposition Kissen und Nackenrollen zur Unterstützung an. Frage gezielt nach den Regionen: „Liegen Sie bequem

- im Nackenbereich,
- im Bauchbereich,
- im Beckenbereich,
- im Kniebereich,
- unter den Fußgelenken?"

Fast alle Klienten wissen die Unterstützung von einer, zwei und manchmal bis zu vier Kissen und Rollen sehr zu schätzen. Diese sollten natürlich in Griffnähe zur Liegeposition zur Verfügung stehen. Es darf ruhig einige Zeit dauern und der Klient soll in aller Ruhe probieren und nachkorrigieren. Es geht um die bequemst mögliche Lage.

Ausnahmen von der Bauchlage

Dicke Menschen mit stattlichem Bauch, schwangere Frauen oder auch Menschen mit Leiden, die eine Bauchlage unangenehm machen, müssen in der Rükkenlage oder der Seitenlage behandelt werden. Für diese Lagen gilt ebenso: maximale Unterstützung durch Kissen, Decken und Rollen anbieten und natürlich unbedingt den Kundenwünschen folgen!

Schritt Fünf plus Eins

Ankündigung

Nachdem der Klient seine Liegeposition gefunden hat und während du wie im nächsten Schritt beschrieben die Klangschalen positionierst, kündige dem Klienten an, daß du ihn nach der Klangmassage „erwecken" wirst, da er unter Umständen so tief entspannt ist, daß er, ohne es selbst zu merken, sich oder andere Menschen zum Beispiel im Straßenverkehr gefährden könnte. Diese „Erweckung" wird im Gegensatz zur Klangmassage laut, klar und dynamisch sein. Dies soll ihn nicht befremden, es gehört zum Prozeß.

Sechster Schritt

Positionieren der Klangschalen

Dein Klient hat es sich nun schön bequem gemacht. Nun mußt du noch die für die Massage ausgewählten Klangschalen in Position bringen. Es ist wichtig für den Ablauf, die Klangschalen von deiner Position aus zügig und ohne Verrenkungen oder Anstrengung erreichen zu können. Du solltest weder Aufmerksamkeit noch Energie verbrauchen, um die Schalen in die Massage einzubinden. Die Findung geeigneter Arbeitspositionen haben wir bereits in der Übung Drei im Kapitel "Umgang mit Klangschalen" ausgetestet, da sie wichtig sind, wiederhole ich sie hier nochmal.

⇨ Die Schalen rund um den Klienten plazieren. Das geht nur mit einer sehr großen Liege mit Platz rund um den Klienten oder bei einer Behandlung auf dem Boden. Diese Methode taugt nur, wenn du dich bei der Klangmassage um den Klienten herumbewegen willst. Das Hinübergreifen ist nicht statthaft.

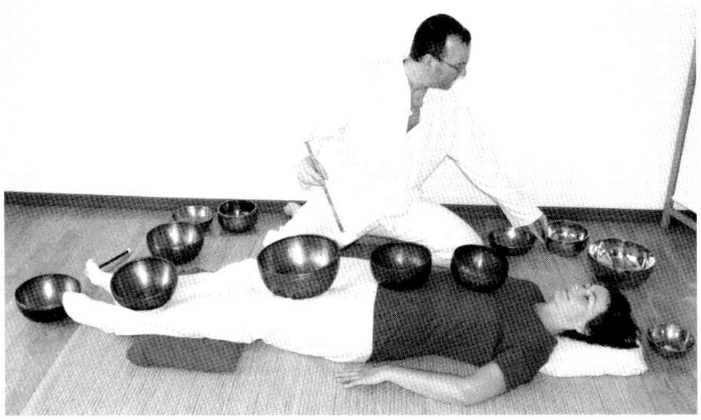

⇨Hinter und neben dir auf dem Boden (Foto). Mit einer leichten Wendung kommst du an alle Schalen und kannst sie in den Prozeß einbinden.

⇨Bei der Arbeit mit einem Massagetisch: Klangschalen auf ein oder zwei Beistelltischen.

⇨Die Schalen unter die Liege stellen, wenn sie dort für dich gut erreichbar bleiben. Ansonsten mit etwas Abstand hinter dir oder rund um die Liege. Achtung, nicht so nahe an der Liege, daß du über die Schalen hinwegsteigen müßtest. Deine Aufmerksamkeit soll bei dir und bei deinem Klienten bleiben!

Siebenter Schritt

Erstes Anspiel und Auramassage

Die Schalen sind ausgewählt und für dich leicht erreichbar plaziert. Dein Klient hat seine bequeme Liegeposition gefunden und du hast dich zentriert und stehst in Kontakt mit deiner inneren Kraft. Gehe nun wie folgt vor:

Jedesmal, bevor du eine Schale neu einsetzt, solltest du diese unbedingt sanft an den Klienten heranführen. Wichtig ist, daß die Schale nicht das erste Mal erklingt, nachdem du sie auf dem Klienten abgelegt hast und auch nicht in unmittelbarer Nähe des Klienten. In einigen Schulen wird einfach die Schale aufgesetzt und dann angeschlagen. Das mag für diese Methoden in Ordnung sein, für unser Empfinden wirkt es wie Barbarei - Da ist keine Musik drin, kein Fluß, keine Zärtlicheit.

Der Ablauf ist dir aus der Aura-Klangmassage bekannt, nur hier eben am liegenden Klienten. Schritt für Schritt kann das so aussehen:

✓Du nimmst jede neue Schale auf die Hand und spielst sie, vom Klienten abgewandt, an.

✓Dann näherst du dich dem Klienten und führst die schwingende Schale über seinen ruhenden Körper. Taste dich gleichsam mit dem Klang in den energetischen Intimbereich des Klienten hinein und führe sie in Form einer liegenden Acht über den Körper, in gleichmäßigen und ruhigen Rhythmus angespielt. Laß dich von deiner Intuition leiten, wohin die Schale möchte. Achte darauf, die Schale nicht näher als zwanzig bis dreißig Zentimeter am Klienten, im Kopfbereich noch weiter weg und dort auch nicht oder nur sehr sanft anzuspielen.

✓Erst wenn du die Aura des Klienten mit dem Sound der Schale vertraut gemacht hast, lege die Schale an der gewünschten Stelle auf den Körper.

Achte beim Aufnehmen und Auflegen der Schalen darauf, den Klang nicht „abzustoppen". Die Schalen sollten ausschwingen können.

Verfahre so mit jeder Schale, die du neu einbindest. Erst immer mit der Aura des Klienten bekannt machen, dann abstellen.

Ein weiterer Vorteil neben der sanften Annäherung ist die diagnostische Option dieser Methode: Du hörst den Klang der Schale das erste Mal weiter vom Körper entfernt und kennst ihn somit. Wenn du die Schale dann auflegst und sie ihren Sound verändert, so nimmst du die Veränderung augenblicklich wahr.

Mit der allerersten Klangschale, die du in der Massage

einsetzt, verfährst du nach der Annäherung und der Auramassage anders als bei allen folgenden Schalen. Die erste Schale wird ausnahmsweise im Sound abgestoppt und dann an den Fußsohlen der Klientin eingesetzt, wie im nächsten Schritt beschrieben.

Achter Schritt

Ablauf einer Klangmassage

Eine Klangmassage mit Worten zu beschreiben, macht wenig Sinn, es wären der Worte zu viele nötig. Wir stellen hier den Ablauf mit zahlreichen kommentierten Fotos auf den nächsten Seiten detailliert dar.

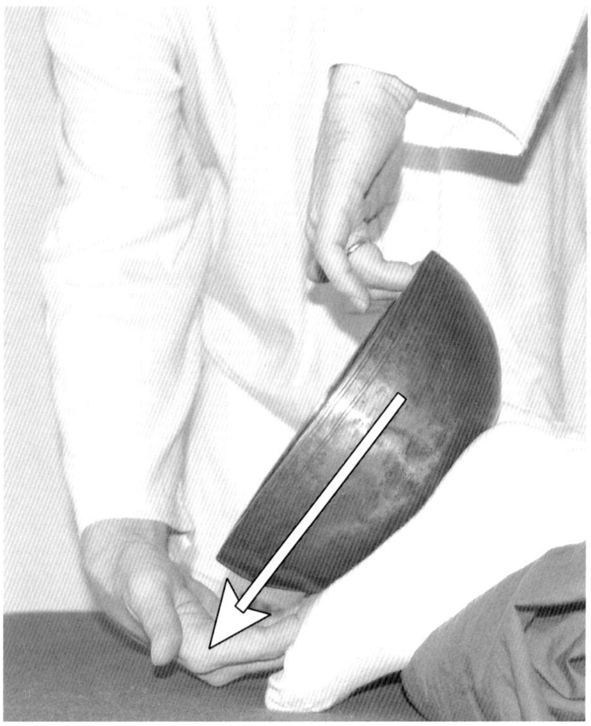

1. Die erste Schale, die du für die Auramassage wählst sollte dem unteren Bereich des Körpers/der Chakren zugeordnet sein. Nach der sanften Annäherung mußt du diese Schalen nicht ausklingen lassen. Jedoch solltest du warten, bis sie schon recht leise schwingt, also nicht bei vollem Sound abstoppen.
Fasse die Schale von innen am Rand und laß sie von oben auf die Fußsohlen gleiten, während du sie von

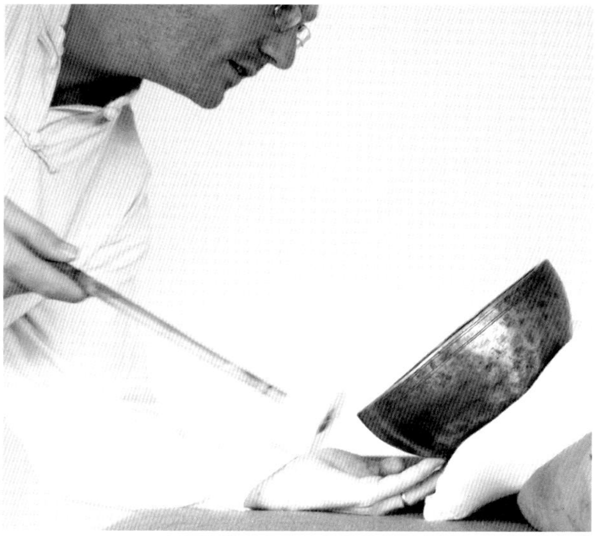

unten mit den Fingern abstützt. Wir haben dieses Abstützen bereits weiter vorne im Buch geübt.
Die obere Hand läßt die Schale nun los. Sie verbleibt auf den Fußsohlen, gestützt von den Fingerkuppen. So läßt sie sich prima anspielen. Lasse die Schale bis zu den Zehen (Foto links) hinunter, damit der ganze Fuß in den Genuß der Schwingung kommt. Deine Klienten werden dir diese Technik danken. Es ist ungemein angenehm, eine größere Schale auf den Füßen schwin-

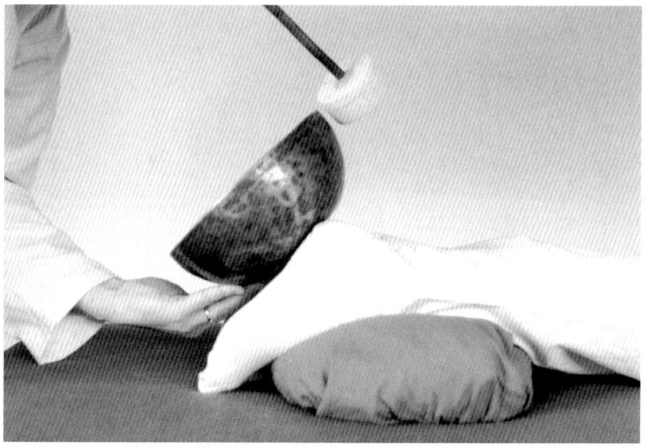

gen zu spüren. Zudem wirkst du über die Klangmassage der Fußreflexzonen (siehe weiter hinten im Buch) auch schon auf den ganzen Menschen ein.

Die Schale auf den Fingerkuppen läßt sich nun problemlos, während sie klingt, in Richtung Fersen bewegen, wie auf dem Foto oben zu sehen ist.

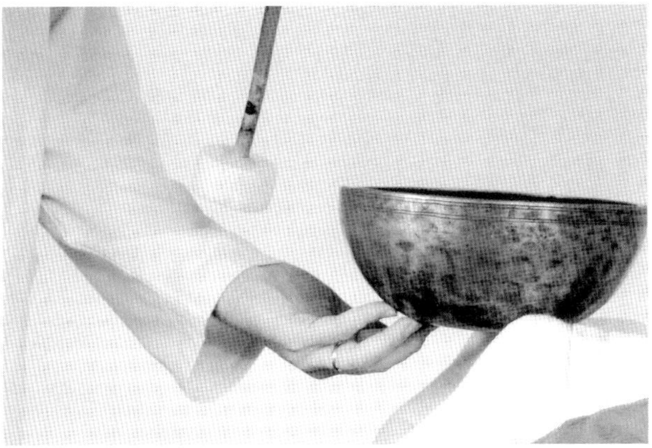

Schließlich kannst du die Klangschale über die Fersen in die Horizontale bringen - ohne daß sie aufhört zu schwingen! Wenn du von unten schiebst, kippt sie ganz von alleine sanft in die passende Lage.

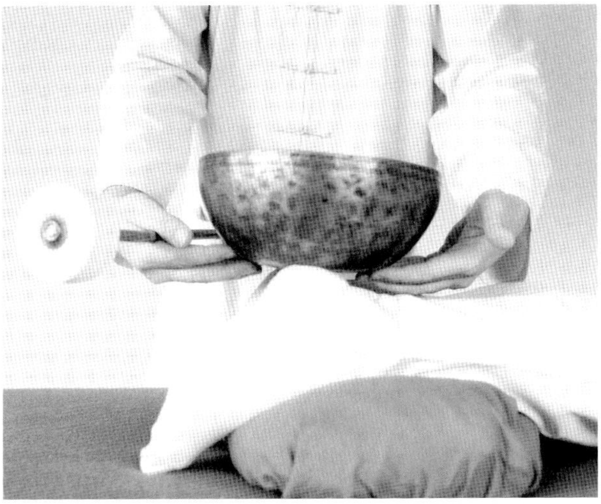

Hier mußt du umgreifen. Unter Umständen ist es hierfür notwendig, daß du um den Massagetisch herum gehst, um besser greifen zu können. Nun kannst du mit der zum Kopf gewandten Hand die Schale sanft in Richtung der Unterschenkel bewegen.

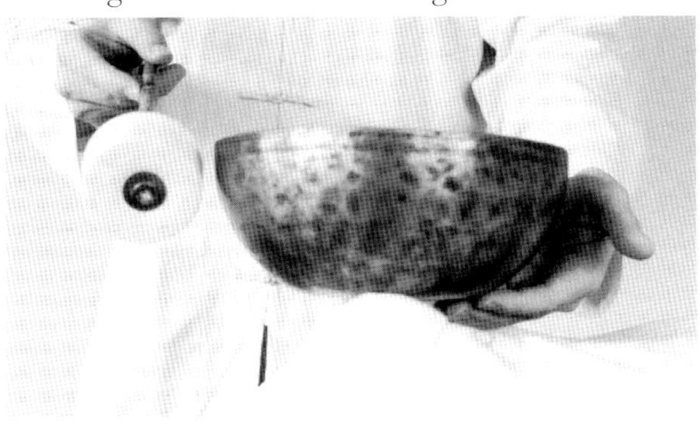

Diese erste Schale, mit der du die Füße behandelt hast, findet nun ihre Position irgendwo zwischen den Unterschenkeln und dem Gesäß. Wenn du eine kleinere Schale für den unteren Bereich einsetzt, so kommt erst der eine, dann der andere Fuß unter die Massage.

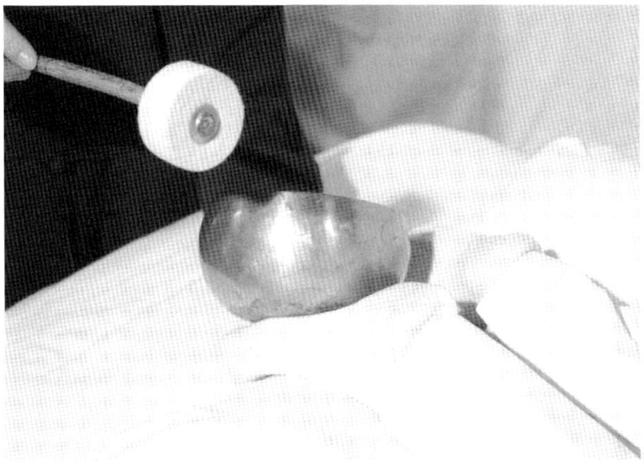

Dabei wird die Schale genauso bewegt wie gerade zuvor. Nach dem ersten Fuß zur Ferse hoch, hier zum anderen Fuß hinunter. Nach dem zweiten Fuß dann wie mit der großen Schale Richtung Unterschenkel.

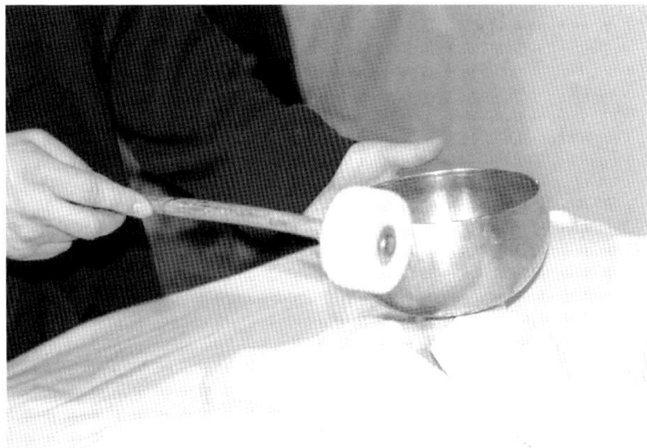

Du wirst hier wahrscheinlich feststellen, daß es einige Übung bedarf, bis es gut läuft. Während du an den Füßen deines Partners so vor dich hin übst, vergiß nicht, die Schalen sanft anzuspielen.

Am Anfang ist das alles ganz schön viel. Keine Sorge - mit der Zeit werden sich die Techniken in dir vereinen. Es ist noch kein Meister vom Himmel gefallen.

2. Die Schale im unteren Bereich wird nun erst über das eine Bein nach oben geführt. Dabei schwingt die Schale immerzu. Mit den gelernten Techniken des Unterstützens und Bewegens der Schale in schrägen Positionen kannst du sie zentimeterweise Richtung Gesäß bewegen.

Die Klangschale wird erst über das eine Bein nach oben geführt.

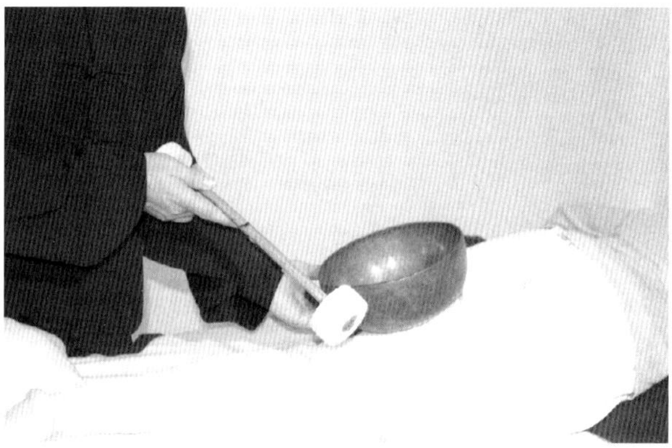

Über das Gesäß bewegst du die Schale klingend zur anderen Beinseite hin. In der Bildfolge auf dieser Seite gibt Frank einen Eindruck von diesem Ablauf.

Von den Füßen über den linken Unterschenkel zum Oberschenkel. Hier hinauf zum Gesäß und zum unteren Rücken.

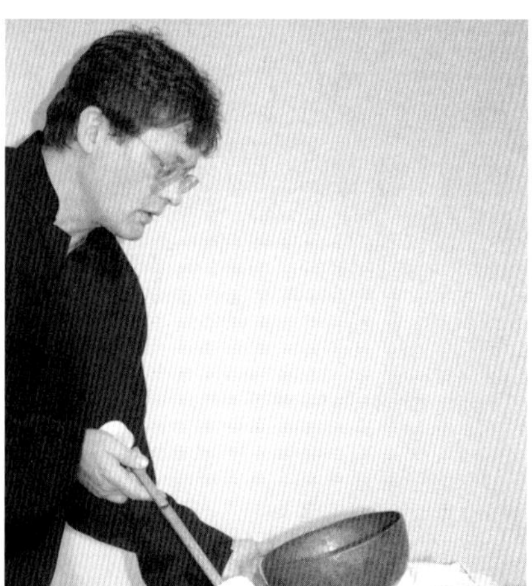

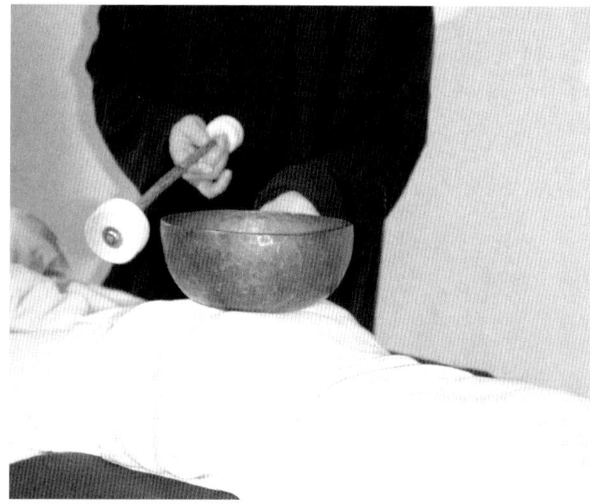

Die Schale wird immer sanft mit den Fingerkuppen angeschoben, ohne die Schwingung zu unterbrechen.

Während die Schale auf dem Gesäß schwingt, kannst du zwischen zwei Anschlägen die Tischseite wechseln. Die andere Beinseite sollte auch von der anderen Seite bespielt werden, sonst müßtest du über den Körper greifen. Das wollen wir jedoch vermeiden, damit wir nicht die Aura der Klientin stören.

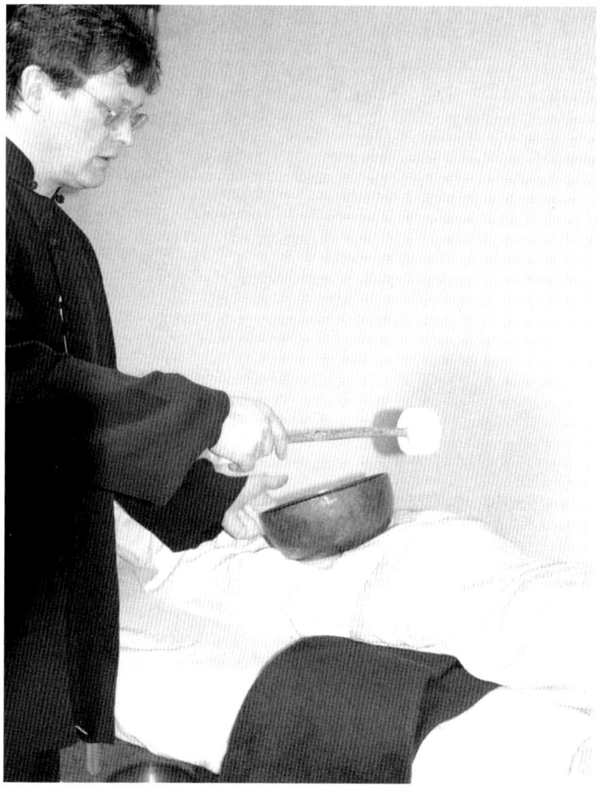

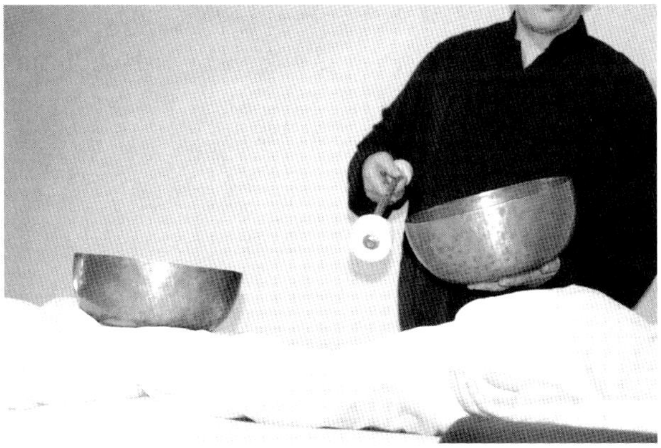

Schließlich arbeitest du dich zum rechten Unterschenkel hinunter. Hier *muß* die Schale *nicht* ihre Ruheposition finden, wie auf dem Bild oben zu sehen ist. Wenn deine Intuition dir sagt, daß die Schale lieber wieder ein Stück weiter oben, zum Beispiel in den Kniebeugen abgestellt werden möchte, so ist das völlig in Ordnung.

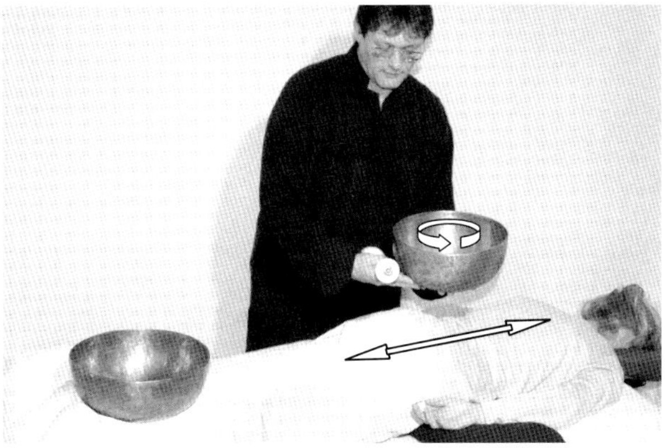

3. Die zweite Schale, dem unteren bis mittleren Bereich des Körpers beziehungsweise der Chakren zugeordnet, wird natürlich erst wieder in aller Ruhe durch die Aura geführt (Foto Mitte), ganz wie in Schritt Sieben beschrieben. Laß dir alle Zeit der Welt, während du intuitiv spürst, wohin die Schale im mittleren Bereich

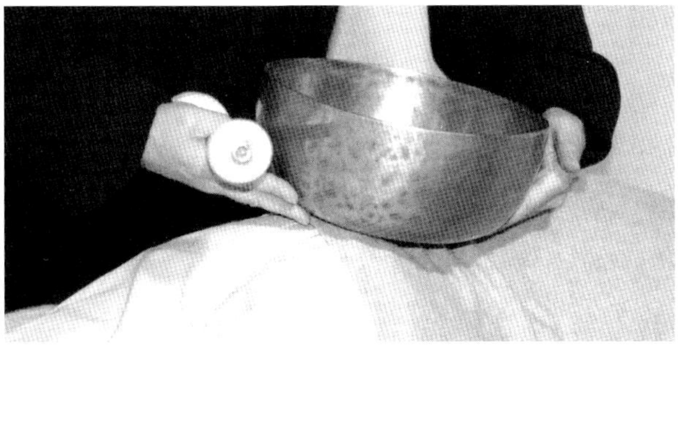

möchte. Dort setzt du sie schwingend-klingend ab, wie wir es vorne im Buch gelehrt haben (Foto unten links).

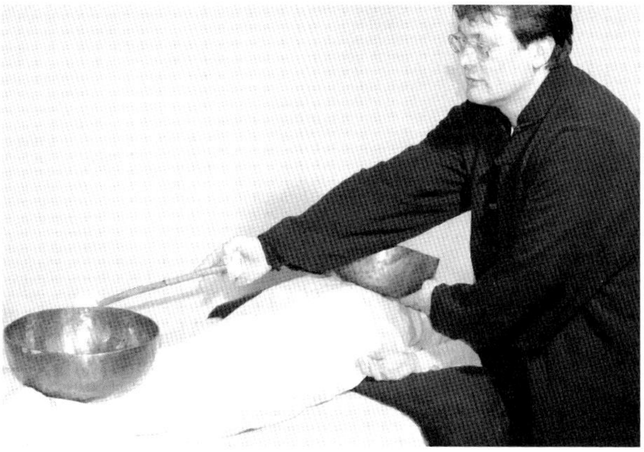

Nun beginnt das Prinzip von Rhythmus, Klangfluß und Klangwelle einzusetzen. Beide Schalen in gleichmäßigem, ruhigen Rhythmus spielen, immer in der gleichen Reihenfolge.

4. Die dritte Schale zum Einsatz bringend verfährst du genau wie bei Schale zwei: Kontaktaufnahme, Auramassage, intuitive Platzsuche, sanftes Plazieren.

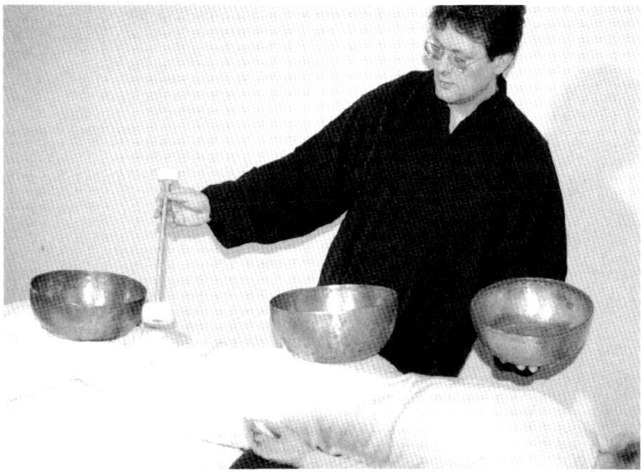

Immer wichtiger wird nun der Rhythmus und die Klangwelle. Rhythmus und Welle zu erhalten und gleichzeitig in Aufmerksamkeit für den Klangraum und die Energiefelder zu sein, ist am Anfang ganz schön schwierig.

Einfacher wird es nur durch: tun, tun, tun.

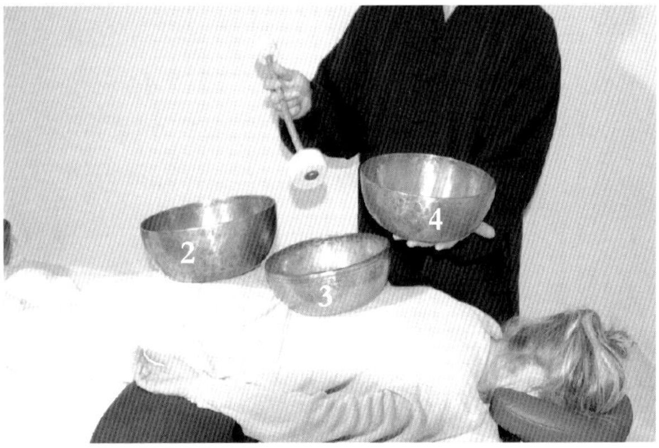

5. Weitere Schalen bindest du wie gehabt ein. Nun wird es womöglich - wenn du mehrere große Schalen einsetzt - ein bißchen eng auf deiner Klientin. Wenn du spürst, das da noch eine oder mehrere Schalen aufgestellt werden wollen - kein Problem! Verfahre wie folgt: Die gerade in der Hand befindliche Schale, die keinen Platz mehr findet, läßt du ausklingen und stellst sie in Ruhe an ihrem Ursprungsort auf dem Boden oder Beisteller ab. Die ganze Zeit über bleiben die anderen Schalen im Einsatz. Nun verschiebst du die bereits plazierten Schalen und schaffst so Platz. Zwischen dem Foto oben und unten hat Frank es so gemacht.

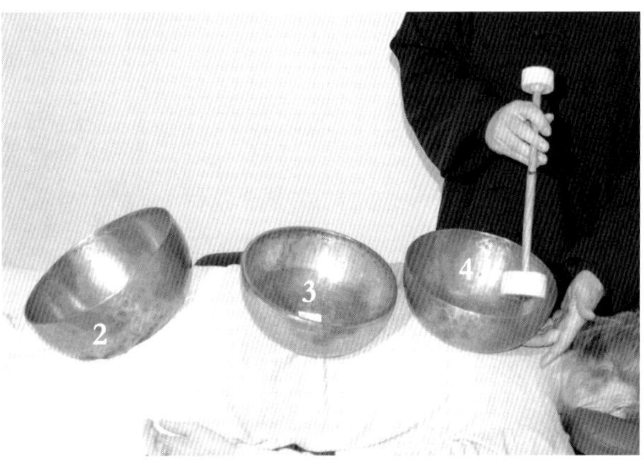

Wie du gut erkennen kannst, ist die Schale zwei einfach das Gesäß hinunter Richtung Beine und die Schale drei den Rücken Richtung Gesäß bewegt worden. Natürlich ohne im Schwingen unterbrochen zu werden - wie wir in der Übung "Die Klangschalen auf dem Partner bewegen" trainiert haben.
Schließlich ist die Klientin mit Klangschalen belegt.

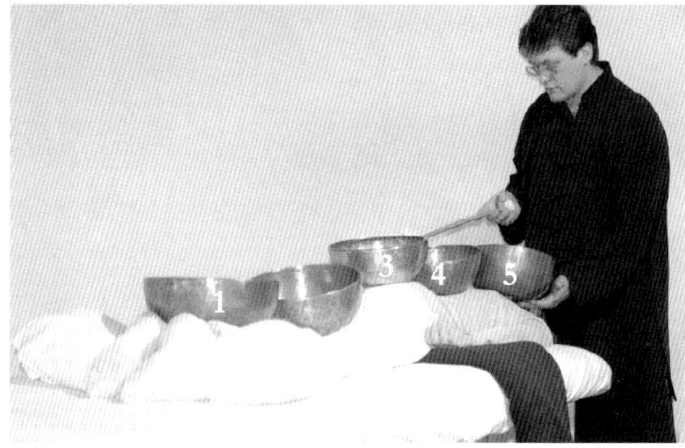

Jetzt kannst du hervorragend die Klangwelle spielen. Stehst du einmal in einer Position wie Frank auf dem Foto oben, dann kommst du vielleicht nur an drei bis vier Klangschalen dran. Sieh es nicht zu eng - dann läuft die Welle eben von Schale zwei bis fünf und wenn du wieder seitlich des Tisches stehst, integrierst du die Schale eins auch wieder.

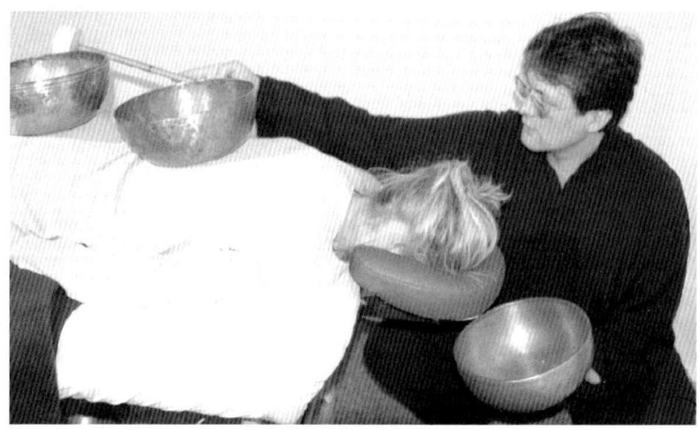

6. Und immer wieder die Aura mit in die Klangmassage einbeziehen. Auf dem Foto gibt Frank mit der oberen Schale dem Kopf der Klientin rundherum eine Klangdusche - also auch von unten, dem Gesicht zu. Bei den Anschlägen jedoch immer wieder Abstand zum Kopf nehmen und erst nach dem Anschlag mit der schwingenden Schale näher kommen.

Wenn du dem Ablauf folgst, wie wir ihn hier dargestellt haben, bist du leicht zwanzig bis vierzig Minuten beschäftigt. Am Anfang all deiner Bemühung sicherlich eher länger, während du mit der Zeit Routine bekommst und das Programm flüssiger durchziehst.

Neunter Schritt

Ausklang und Erweckung

Beende die Klangmassage genau so, wie du sie begonnen hast: Nach und nach laß deine An-schläge immer sanfter und stiller werden. Dann nimm die erste Klangschale, nachdem sie ausgeschwungen ist, vom Körper. Auf der flachen Hand spiele die jeweilige Schale an und führe sie über den Körper des Klienten durch seine Aura, während die übrigen Schalen noch immer in der Wellenbewegung auf dem Körper angespielt werden. Werde dabei immer sanfter und leiser.
Stelle die verklungene Schale schließlich auf den Platz, an dem sie vor der Massage stand.
Als eine Option für den Ausklang kannst du die zurückgestellten Schalen auf ihrem Platz weiterhin anspielen, immer sanfter, immer leiser. Schließlich sind alle Schalen wieder neben oder unter dem Klienten. Spiele sie dort alle noch ein oder mehrmals durch, so daß eine letzte umfassende Harmonie entsteht. Werde dabei immer sanfter, immer leiser.
Die letzte Schale ist dann wieder die Schale, mit der die Fußreflexzonen bespielt werden. Der Abschluß wirkt so erdend.
Alternativ kannst du auch die Schalen herunternehmen und zum Schluß eine Aurabehandlung mit einer der verwendeten Schalen oder einer weiteren Schale, die du noch nicht eingesetzt hattest.

Nun beuge dich ein wenig zum Ohr des Klienten und flüstere ihm zu: *„Sie können jetzt noch in Ruhe einige Minuten entspannen. Ich bin nebenan.“*
Verlaß nun still den Raum und bleib nebenan auch still. Je nach Gefühl kannst du nach zwei bis fünf Minuten zurückkehren. Dann kommt etwas sehr Wichtiges: Du mußt den Klienten erwecken!
Bei der hier vorgestellten Art der Klangmassage, aber auch bei Techniken wie dem Autogenen Training befindet sich der Klient nach der Behandlung in einem Zustand der Tiefenentspannung. In diesem Zustand darf er auf keinen Fall Auto fahren oder überhaupt am Verkehr teilnehmen. Auch in einer Küche sollte er nicht mit dem Messer hantieren oder sonst einer gefährlichen Tätigkeit nachgehen. Selbst wenn 100.000 Klienten es selbst schaffen und nur einer in der Zeit nach der Behandlung einen Unfall hat, dann war das einer zuviel!

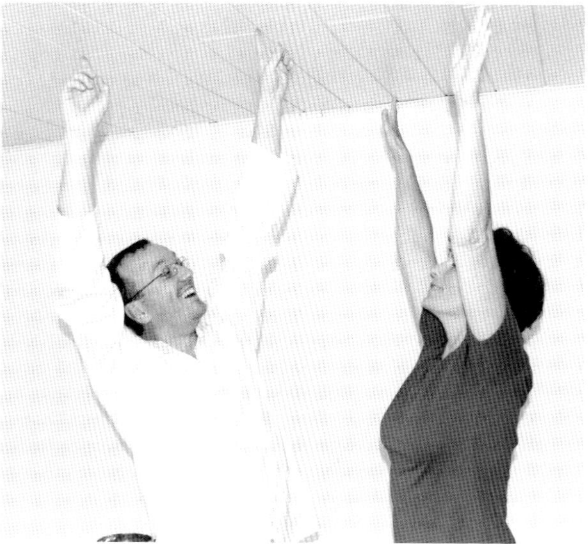

Wenn du wieder in den Behandlungsraum kommst, sprich den Klienten mit deutlich gehobener Stimme klar und fest an, er möge nun wieder in die normale Welt aufstehen. Leite ihn an, sich kräftig zu dehnen und zu strecken. Es ist wichtig, daß er Arme und Beine deutlich dehnt, sich räkelt. Ermuntere ihn zum Gähnen. Vielleicht kann er hopsen oder hüpfen, Arme und Beine ausschütteln.
Leite ihn an, die Arme zur Decke zu strecken, sich auf die Zehenspitzen zu stellen und sich zu dehnen und zu räkeln wie auf dem Foto. Sieht komisch aus, tut gut.
Achte während des Nachgesprächs darauf, ob der Klient Zeichen geistiger Abwesenheit erkennen läßt. Ist dies der Fall, wiederhole die Erweckung und: vorher das Fenster weit aufreisen, den Klienten ein paar Kniebeugen machen lassen, wilde Grimassen darf er

schneiden, tief ein- und ausatmen soll er. Das alles fällt ihm leichter, wenn du es ganz ungehemmt vormachst! Ein Glas frisches Wasser hilft auch gut, es alleine genügt jedoch nicht.

Zehnter Schritt

Nachgespräch und Aufzeichnungen

Nach dem Ausklang der Massage bietet sich ein kurzes Nachgespräch an. Häufig ist es für den Klienten wichtig, über Erlebnisse, Empfinden und Gedanken, die ihm während der Massage begegnet sind, zu reden. Doch gerade auch für dich als Klangmasseur stellt ein Nachgespräch eine wichtige Feedback-Quelle dar, aus der du wichtige Informationen für kommende Sitzungen und generelle Arbeitsmethoden ableiten kannst.

Führe über jede Sitzung eine Art "Datenblatt" mit allen wichtigen Beobachtungen sowohl von dir als auch von deinem Klienten. Ein solches Datenblatt hilft dir vor dem nächsten Besuch des Klienten, dich auf die Bedürfnisse der kommenden Sitzung vorzubereiten.

Mögliche Fragen:

⇨ Wie fühlen Sie sich (jetzt/nach der Behandlung)?
⇨ Wie haben Sie die Klangmassage empfunden?
⇨ War es wohltuend, gab es Momente, die Ihnen unangenehm waren?
⇨ Was war Ihnen am angenehmsten, oder im Falle von unangenehmen Erlebnissen, was genau war da so unangenehm?

Wenn der Klient deutlich auf eine besondere Körperstelle hinweist, an der es sehr angenehm oder eher unangenehm war, so sind das klare Hinweise für dich als Klangmasseur, diesem Bereich bei der nächsten Sitzung deine Aufmerksamkeit zu widmen. Grundsätzlich kannst du nachhaken, wenn der Patient zum Beispiel betont, daß die Massage in der Becken/Gesäßgegend besonders (schön oder unangenehm) war:

⇨ Haben Sie dort Probleme/Beschwerden? Wenn ja und schlimmer: Sind Sie deswegen auch in therapeutischer Behandlung?

Wenn du mit Anatomie, Physiologie und Psychologie vertraut bist, kannst du aus wenigen Worten, die der Klient äußert, oft auf tiefersitzende Bedürfnisse oder Probleme rückschließen. Diesen kannst du dann sowohl im Nachgespräch aber besonders auch in einer nächsten Behandlung mehr Aufmerksamkeit zukommen lassen.

Komm niemals auf die Idee, die Wahrnehmungen eines Klienten als falsch oder auch nur nicht richtig zu bezeichnen, selbst wenn sie dir sehr exotisch klingen mögen. Du verwirkst damit alles Vertrauen. Es gibt keine falschen Wahrnehmungen, es gibt nur bedingt ungünstige Interpretationen einer Wahrnehmung.

Achtung:

Klagt ein Klient bei mehreren Sitzungen hintereinander über Beschwerden in oder an einem immer gleichen Bereich des Körpers, dann empfiehl ihn verbindlich zu einem Arzt, Heilpraktiker oder Therapeuten. Denk immer an den Kodex „Handle verantwortungsvoll". Auch wenn manche Ärzte, Heilpraktiker oder Therapeuten nichts taugen - du kannst sie nicht ersetzen. Wenn du das Gefühl hast, es besser zu können, mach die nötigen Ausbildungen und Prüfungen. Man kann noch mit vierzig Arzt, mit fünfzig Therapeut und mit sechzig Heilpraktiker werden, wenn man nur will.

Zum Abschluß der Behandlung kannst du bei Bedarf deinem Klienten auch reflektieren, was dir Besonderes bei der Klangmassage aufgefallen ist, zum Beispiel: *Im unteren Rücken habe ich eine Blockade wahrgenommen.* Oder: *Beim Anspiel der Klangschale im Nackenbereich haben Sie mehrfach sehr tief und schwer ausgeatmet* und falls der Klient nichts sagt, dann immer mit der Nachfrage ver-

bunden. *Haben Sie da auch etwas gespürt?* Oder: *Verbinden Sie mit meiner Beobachtung ein Gefühl?*
Manchmal ermöglichen deine Beobachtungen dem Klienten, sich daran zu erinnern, daß er eine ähnliche Beobachtung gemacht zu haben

Zum Abschluß frage den Klienten immer noch:
Brauchen Sie jetzt noch etwas, um die Behandlung für Sie abzurunden, um mit einem guten Gefühl in den Tag zu gehen oder ist die Sache für Sie rund?
Damit gibst du dem Klienten die Möglichkeit, zum Beispiel noch nach einem Glas Wasser oder der Toilette zu fragen oder eine weitere Ruheminute zu erbitten oder einer ihm doch noch auf der Seele brennenden Frage oder Bemerkung Luft zu machen.
Stelle dir immer zum Abschluß immer diese Frage.
Sie ist Gold wert.

Erweiterter Ablauf Klangmassage

Wie bereits weiter vorne im Buch erwähnt kannst du auch eine Klangmassage geben, bei der du nach der Behandlung über den Rücken eine Behandlung über

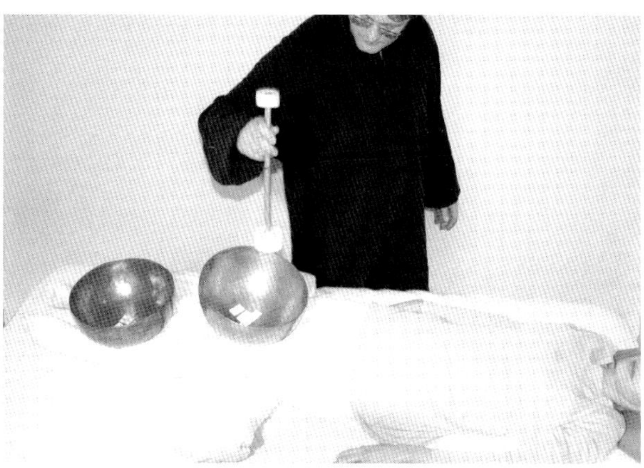

die Bauchseite hinzufügst. Hierbei ist der Ablauf genau gleich dem Ablauf der Rückenseite: Nach Annährung und Auramassage werden die Schalen eine nach der anderen auf den Beinen und dann auf Bauch und Brustkorb plaziert und gespielt.

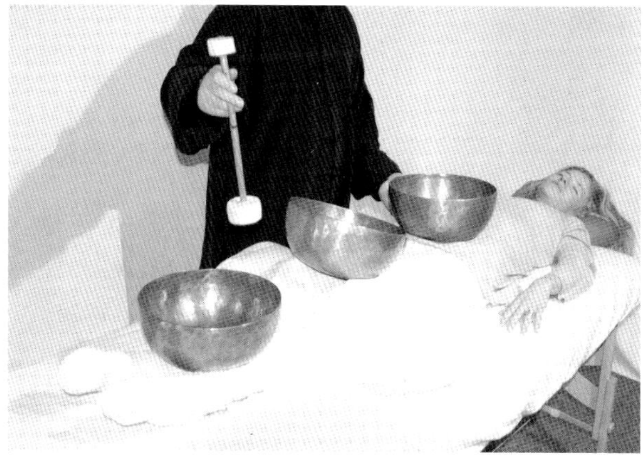

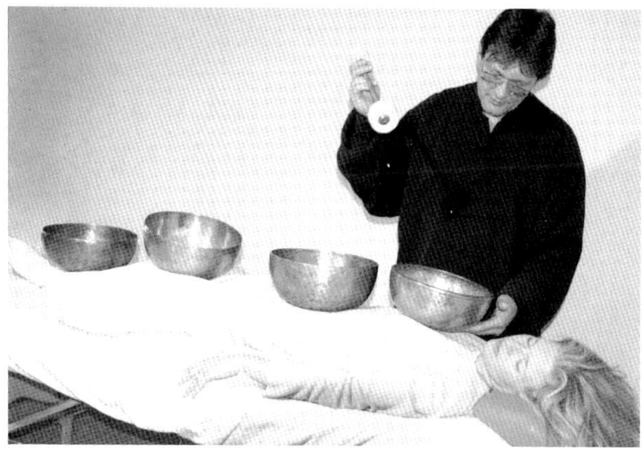

Du solltest an der Bauchseite des Körpers am Anfang nur bei Freunden und Familienmitgliedern üben und dir hier Feedbacks holen, wie sie das Verschieben der

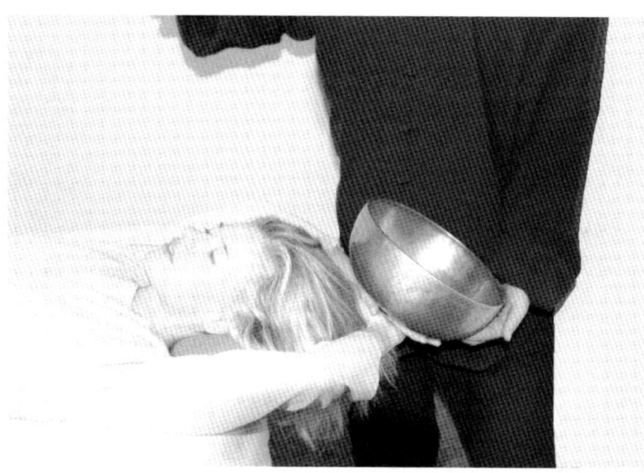

Schalen empfinden. Es darf nicht der Eindruck entstehen, du friemelst hier an deinen Klienten herum.
Auf dem letzten Foto eine schöne Variante der Fußreflexzonen-Klangmassage für die Bauchseite: Die Hände über den Kopf und ... genießen

Wiederholte Behandlungen unabdingbar für den Therapieerfolg

Wie oft sollte man eine Klangmassage wiederholen? Sooft, wie es der Geldbeutel aushält! (Kleiner Scherz) Nein, zuviel des Guten wäre auch nicht richtig. Man muß dem Organismus auch Pausen geben, in denen er sich neu orientieren und organisieren kann.

Die meisten professionellen Klangschalen-Klangmasseure empfehlen so drei bis fünf Behandlungen in einem Zeitraum von zwei bis sechs Wochen. Natürlich kann man die Behandlungen auch mit größeren Abständen wählen, doch die Erfahrungen zeigen: **Der Körper merkt sich die Klangmassage.**

Wenn die letzte Klangmassage noch nicht zu lange her ist, dann erinnert sich der Körper mit den ersten Klängen der neuen Sitzung an das letzte Mal und gerät viel schneller in eine aktive Resonanz. Dieses „Merken" kannst du in einer Übung selbst ausprobieren und zwar mit dem „Klangbad": Tauche deine Hand in eine mit Wasser gefüllte Klangschale. Spiele die Schale so über zehn, fünfzehn Minuten an.

Dann leere die Klangschale und trockne dir die Hände ab. Nun stelle dich ans Ende des Raumes, während dir jemand die Klangschale, die am dir entgegengesetzten Ende des Raumes steht, anspielt. Viele spüren die eben noch klanggebadete Hand mit dem Erklingen der Schale erneut kribbeln und mitschwingen. Wenn es nicht sofort klappt, nicht enttäuscht sein. Mit einiger Übung wirst du dieses beeindruckende Erlebnis auch erfahren können.

Unsere Zellen merken sich die Klänge sehr wohl.

Vier bis fünf Behandlungen in ein bis zwei Wochen sind absolut optimal, dann wirken die Klänge tief und nachhaltig.

In der Arbeit mit Stimmgabeln, der Tonakupunktur, ist die Wirkung der einzelnen Behandlungen dagegen so intensiv und tiefgehend, daß eine Sitzung durchaus drei bis fünf Wochen vorhalten kann.

Auch hier empfehlen sich eigene Experimente mit einem Übungspartner, um herauszufinden, welche Terminfolge zu dir und deiner Arbeit paßt.

Komm nicht auf die dumme Idee, deine Klienten aus Geldgier auf zehn oder mehr Behandlungen festzulegen und ihnen einzureden, daß es sonst gar nichts bringt! Wenn die Menschen sich nach den zehn Behandlungen von dir ausgenutzt fühlen, wirst du bald vergeblich auf neue Kunden warten!

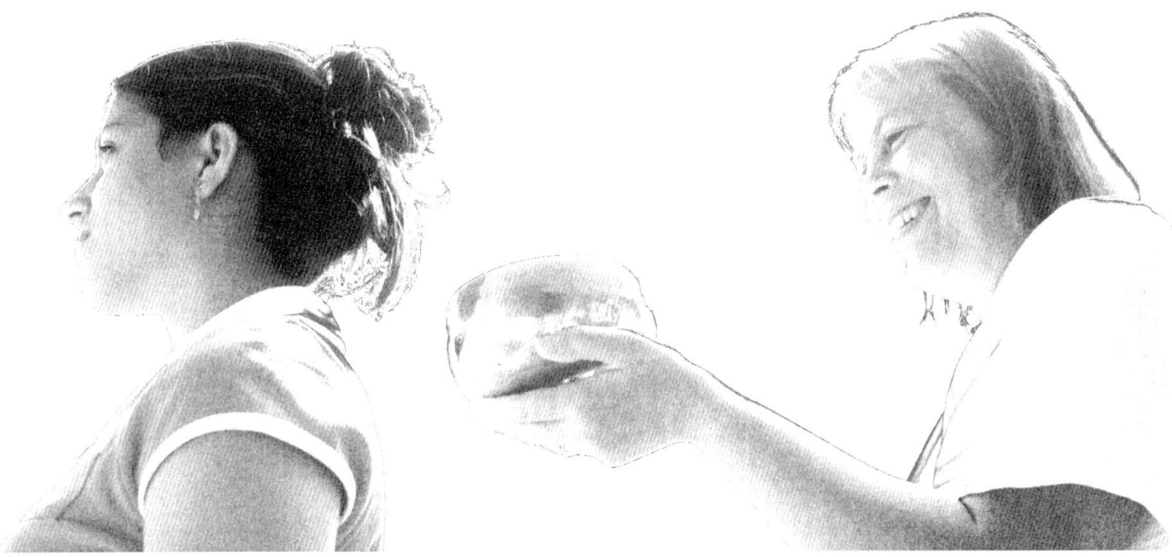

Das Prinzip Freude: Klänge schenken macht Spaß. Sie machen Schenker und Beschenkten gleichsam glücklich

Selbsthilfe mit Klangschalen

Eigen-Klangmassage

Nicht jedem Menschen ist die Freude vergönnt, einen Partner für eine Klangmassage zu haben. Da gilt es, sich selbst etwas Gutes zu tun. Eine Eigen-Klangmassage ist schön und sehr wohltuend.
Bei einer Eigen-Klangmassage solltest du genau so verfahren wie in der Anleitung zuvor.

1. Gewönne dir an, ein Setting aufzubauen, dir einen Platz schön herzurichten, vielleicht Räucherwerk oder ätherische Duftöle auszubringen. Es darf und soll ein echtes Ritual sein. Immerhin tust du dir was sehr Schönes an, das verdient Liebe in der Vorbereitung.

2. Vorgespräch, clearen und fokussieren sind in der Eigenbehandlung ein Vorgang. Frage dich, wie es dir geht, was du brauchst, und leere dich von den Gedanken des Alltags, öffne dich deiner Körperwahrnehmung

3. Wähle Schalen aus, die dir gefallen oder mit denen du experimentieren möchtest.

4. Die Sitz- und Liegepositionen in der Selbstmassage können vielfältig sein. Sie müssen natürlich so gewählt sein, daß du gut an die aufgestellten Schalen kommst.

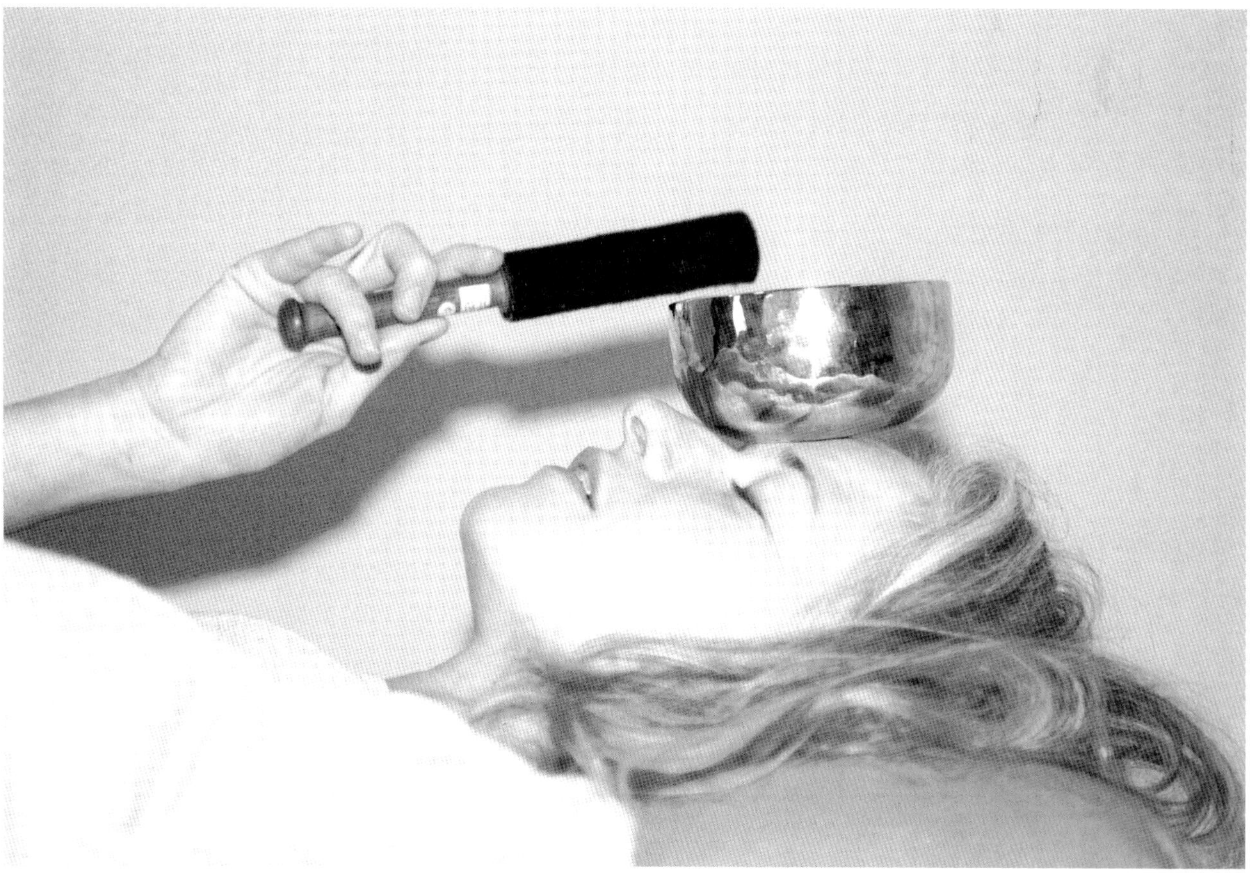

5. Wo du die Klangschalen auf deinen Körper stellst, wird nur von deiner körperlichen Beweglichkeit limitiert. Bei kippeligen Stellplätzen achte darauf, daß deine Schale nicht herunterfällt, beim Aufprall kann sie leicht kaputtgehen

6. Die Ankündigung entfällt. Du weißt ja, was kommt.

7. Kontaktaufnahme geschieht für dich schon in der Auswahl der Schalen. Da du mit den Sounds vertrauter bist und da du den einzelnen Anschlag selbst bestimmst, werden dich die Klänge auch nicht erschrekken können, die Kontaktaufnahme muß also nicht so vorsichtig geschehen.

8. Auf der nächsten Seite zeige ich dir einige Fotos, wie du Klangschalen auf dir plazieren kannst. Du solltest aber immer nach eigenen Möglichkeiten arbeiten. Es ist klar, daß ein steifer Mensch sich selbst anders bespielt als ein Yogaprofi, der sich selbst verknoten kann und das auch noch angenehm findet.

9. Auch der sanfte und fließende Ausklang ist nicht so wichtig. Da du selbst spielst, wirst du (zumindest als Anfänger) nie soweit abdriften, daß du in die Anderswelt gleitest. Wenn du jedoch sehr erschöpft bist, kannst du dir auch einen Wecker stellen, der dich zurückholt, falls du einschläfst. Auf jeden Fall solltest du dich ordentlich dehnen und räkeln. Genauso, wie ich es empfohlen habe. Rumhüpfen, tanzen …

10. Das Nachgespräch wird ersetzt durch ein ritualisiertes Aufräumen, Lüften und/oder Räuchern, der Einsatz eines Feng Gongs zur Raumklärung, die Innenschau durch eine Stille-Meditation, abschließende Körperübungen oder ein Gebet der Dankbarkeit. Oder alles zusammen.

Das Wesentliche im Ablauf der Eigen-Klangmassage ist die ritualisierte Form. Schon beim zweiten bis fünften Mal eines solchen Rituals wirst du mich verstehen. Rituale entfalten durch ihre Regelmäßigkeit und die Gewöhnung an ihre äußeren Abläufe eine gewaltige Kraft. Sie schaffen Raum für deine Wahrnehmung.

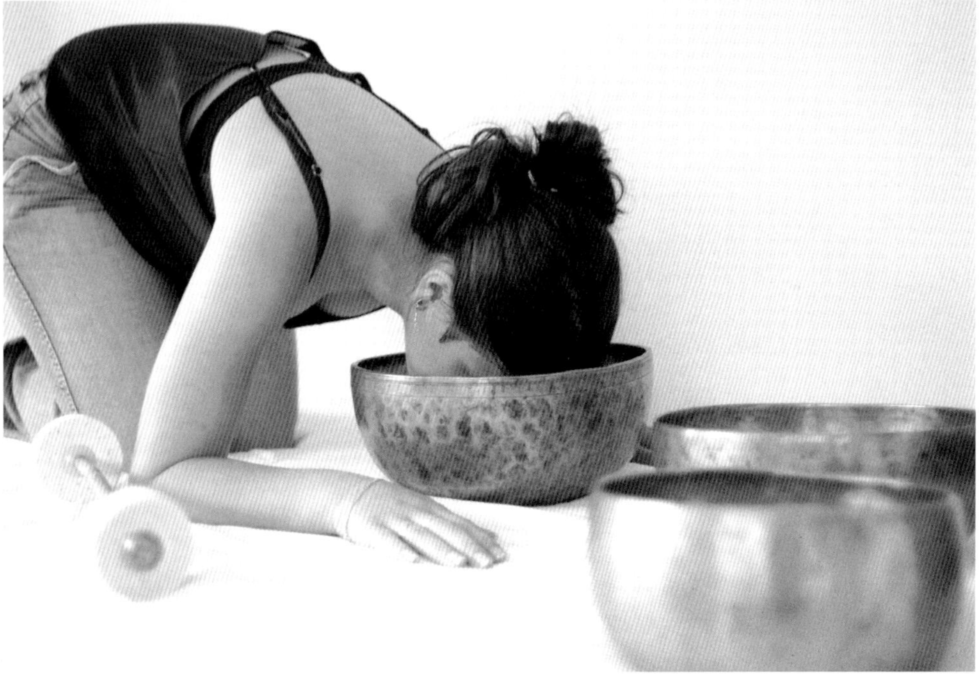

Du solltest kreativ sein. Es gibt keine Limits. Tauche zum Beispiel mit dem Gesicht in eine klingende Schale ein. Das ist gut für die Seele und gut für den Teint - eine kosmetische Klangmassage ...

Raum, in dem von Mal zu Mal mehr geschehen kann, sich mehr Wirklichkeit deiner Seele entfalten wird.

Unterer Rücken - Bauchlage

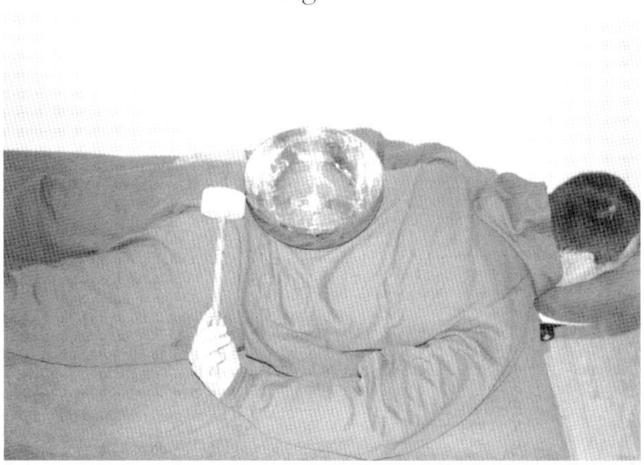

Innen auf den Füßen - Schneidersitz

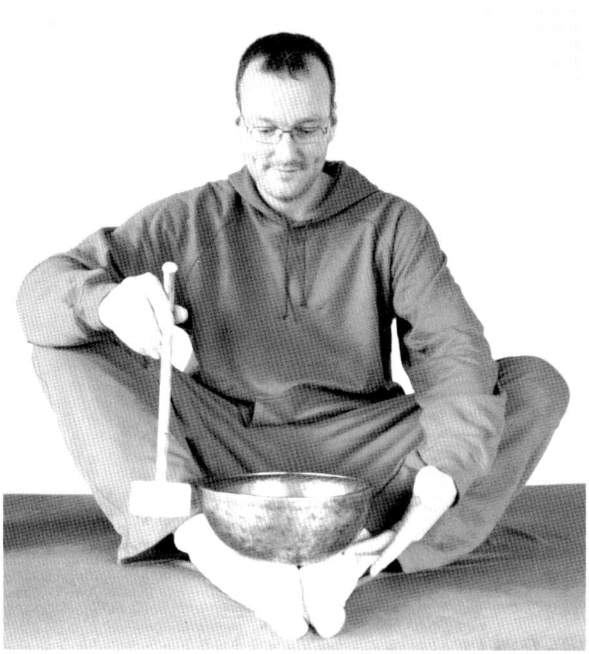

Auf der Hüfte - Seitenlage

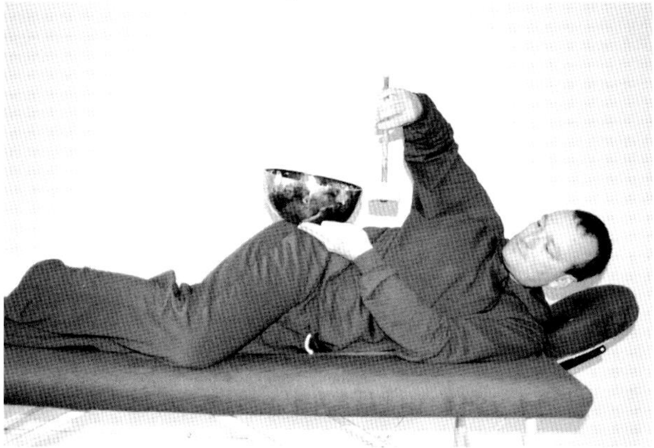

Innen auf dem Knie - Yogasitz

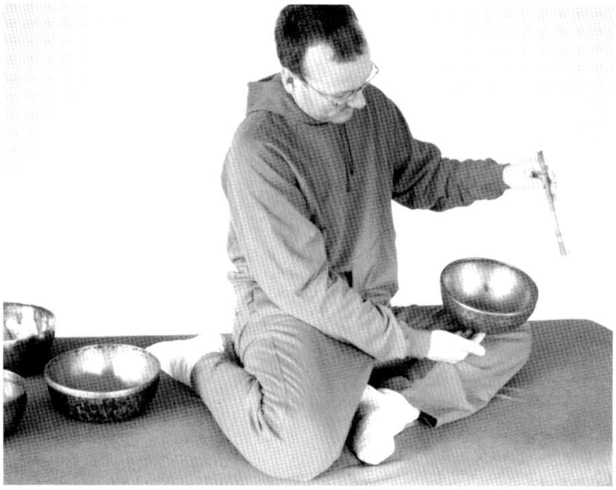

Knie und Unterschenkel - sitzend

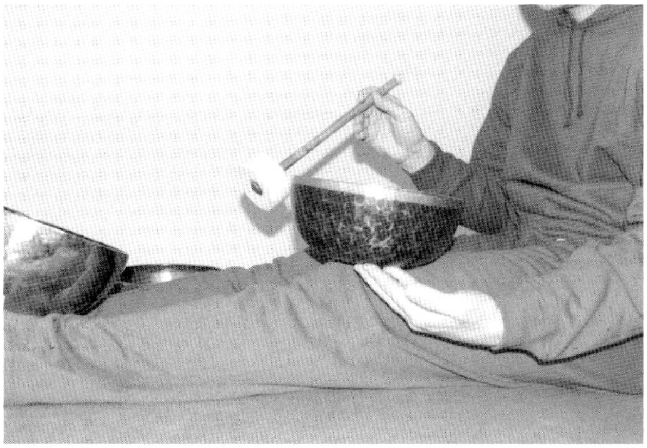

Füße und Fußgelenke, Knie - sitzend

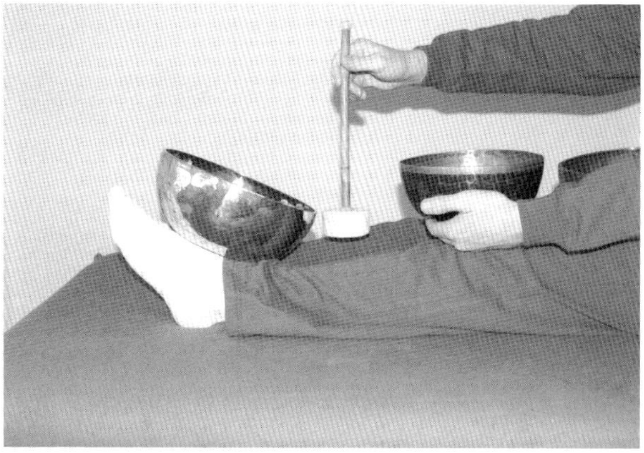

Knie von außen - seitlich liegend

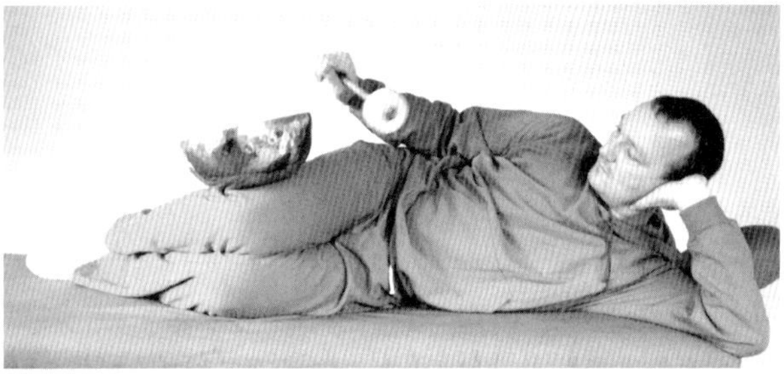

Handgelenk mit kleiner Schale

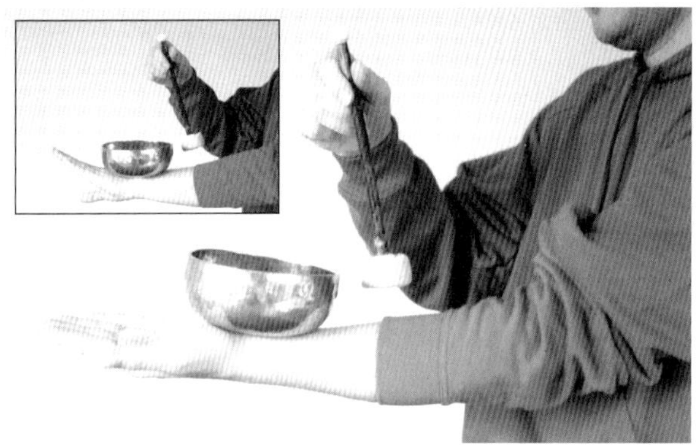

Ellenbogen und Unterarm

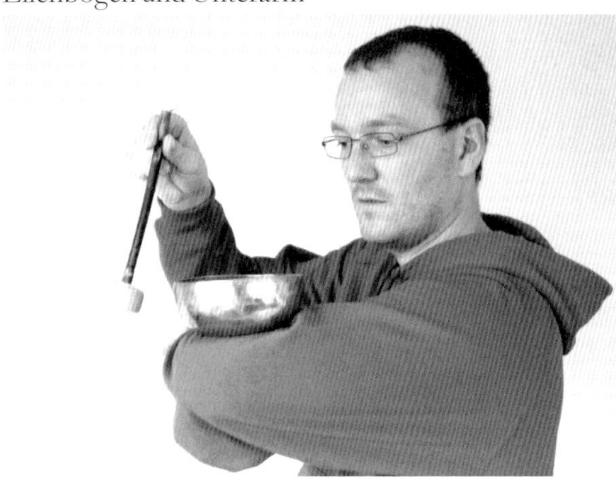

Vier Schalen: Im Schritt, über dem Schambein, auf dem Bauch und auf der Brust - Rückenlage

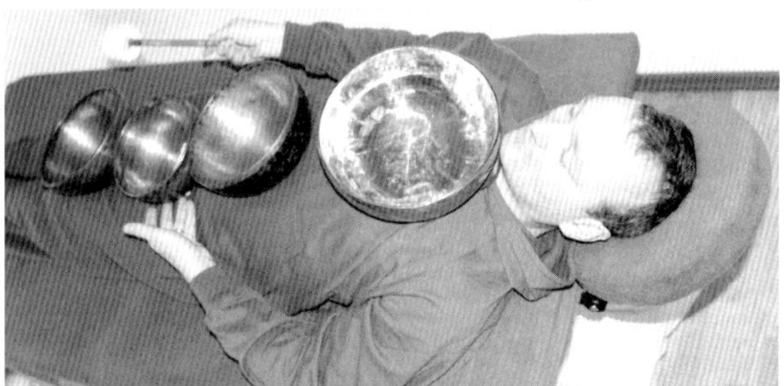

Fußsohle - sitzend

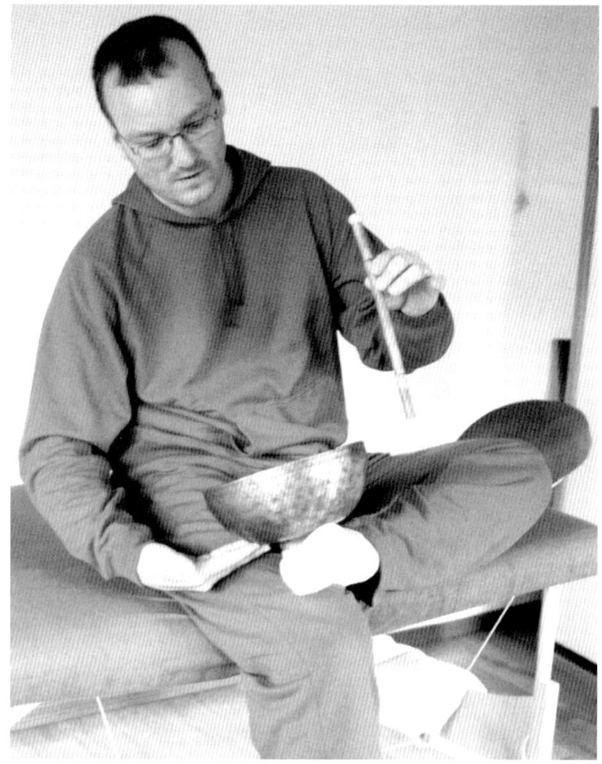

Brust und Bauch lassen sich auch mit großen Schalen durchaus im Sitzen bespielen. Du mußt nur mit der freien Hand die Schale von innen gegenhalten.

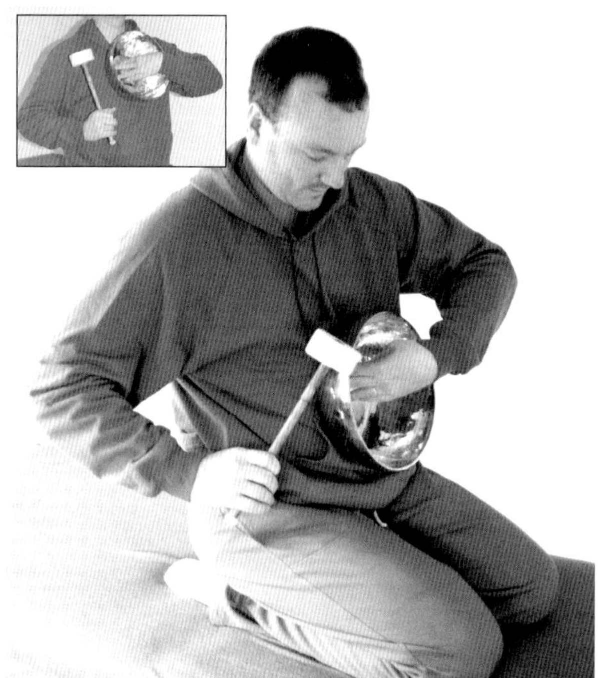

Die Waden - kniend und aufgerichtet

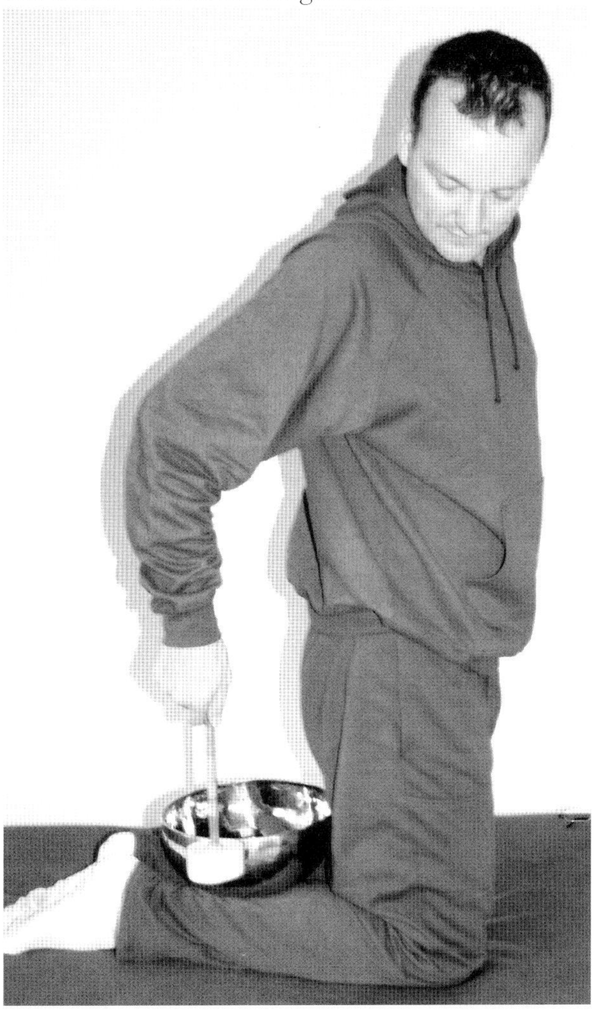

Schulter-Nacken-Bereich. Bitte nur mit gepolsterter Unterlage wegen der Gefahr des Herunterfallens.

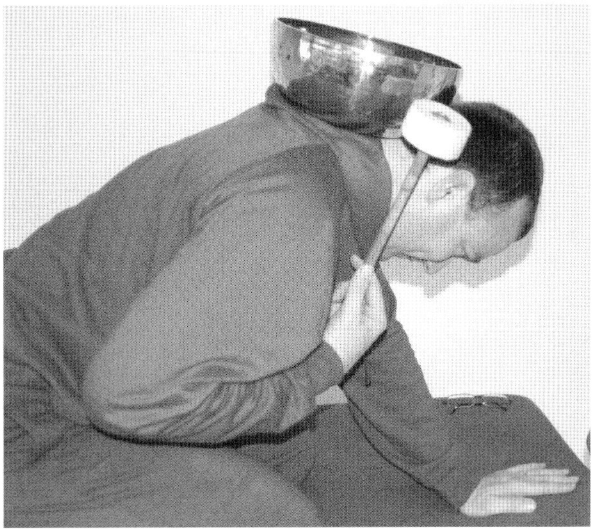

Das Klangschalen-Bad

Eine sehr angenehme, den Körper entspannende und den Geist durch ihren Witz belebende Maßnahme ist das Fußbad in einer Klangschale.

Für diese Technik benötigst du allerdings eine ziemlich große Klangschale. Menschen wie ich mit Schuhgröße 45 brauchen gar eine Riesenklangschale. Ein luxuriöser Spaß, jedoch sehr angenehm.

Die große Klangschale wird mit angenehm warmem Wasser gefüllt und in diese kommen die Füße hinein. Dann wird die Schale mit Gefühl (sonst schwappt es) von außen angeschlagen. Die Vibrationen schwingen und pflanzen sich auf angenehme Weise auf deine Füße fort oder auf die Füße deiner Klientin.

Es empfiehlt sich, die Schale bei dieser Technik mit Handtüchern großzügig zu unterlegen. Erfahrungsgemäß schwappt gerne Wasser beim Anschlagen über.

Für diese Art des Klangbades kommen auch die Hände in Frage und die Ellenbogen, wenn sie in die Klangschale passen.

Gibt man sich selbst eine Massage, kann man natürlich

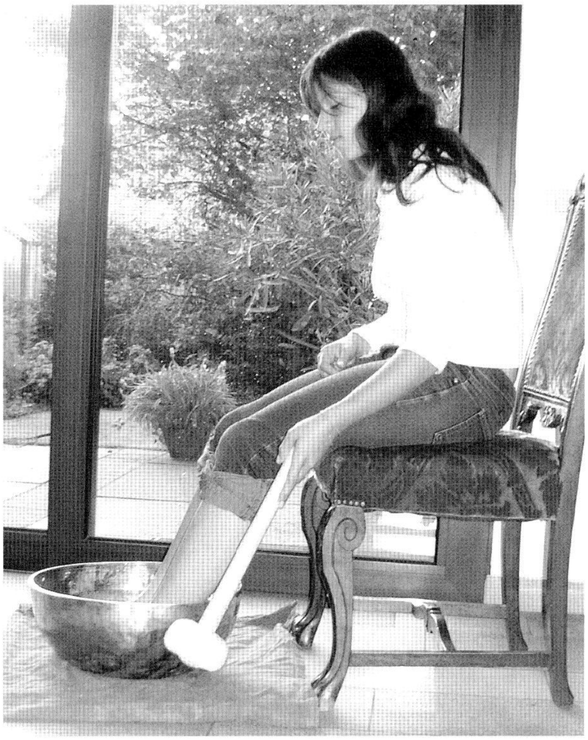

nur je nur eine Hand oder einen Ellenbogen abwechselnd in den kleinen Klangteich tauchen.
Die Übung funktioniert auch gut ohne Wasser in der Schale. Mit Wasser ist es eben intensiver.

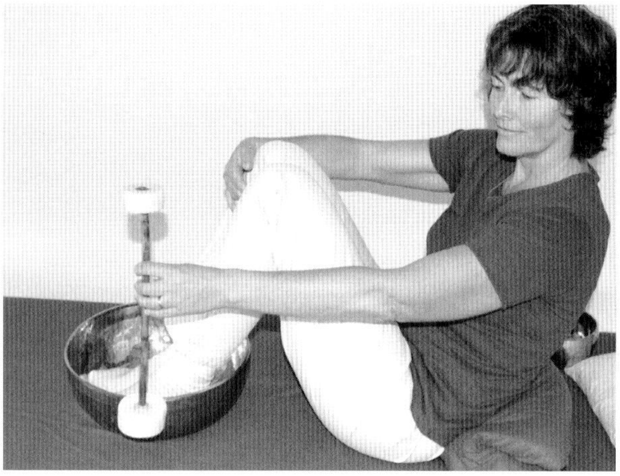

Probiere und sei kreativ!

Das Klangschalen-Vollbad

Eine weitere nette Methode sieht so aus: Du nimmst ein Vollbad in deiner Badewanne. Deine Klangschale(n) stehen neben der Wanne bereit. Wenn du im Wasser bist, nimm eine Schale und fülle sie ein wenig mit Wasser. Sie liegt dann besser im Wasser, darf aber natürlich nicht untergehen.
Dann schlage die Schale oberhalb des Wassers an.
Kommt gut, oder? Die ganze Wassermasse in deiner Wanne wird zum Masseur.
Natürlich solltest du für diese Experimente keine Klöppel nehmen, die sich unter Wassereinfluß auflösen …
Tauch doch mal mit dem ganz Kopf unter und spiele dann deine Schale an. Das erfordert eine gewisse Körperkoordination oder eine etwas feudalere Badewanne, läßt sich aber machen. Es lohnt sich.

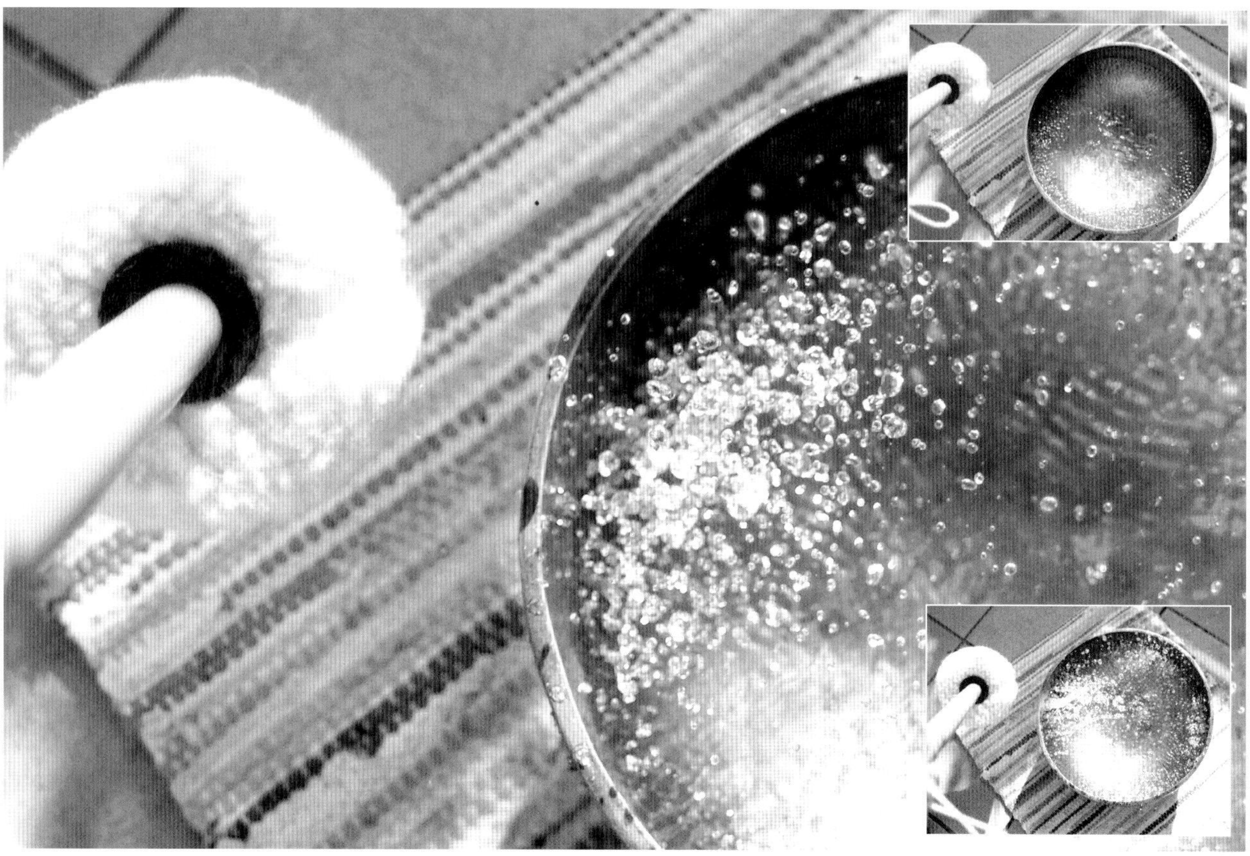

Kapitel Drei
Planetentöne

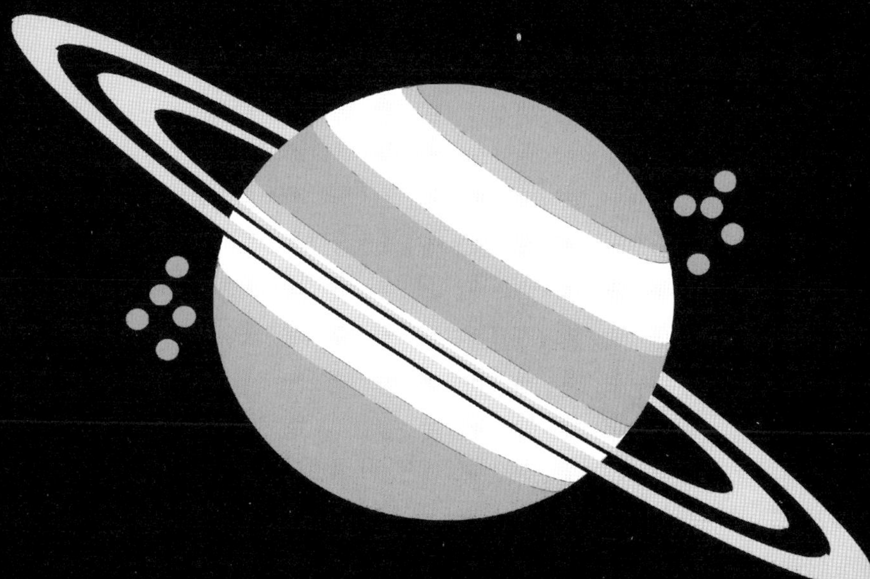

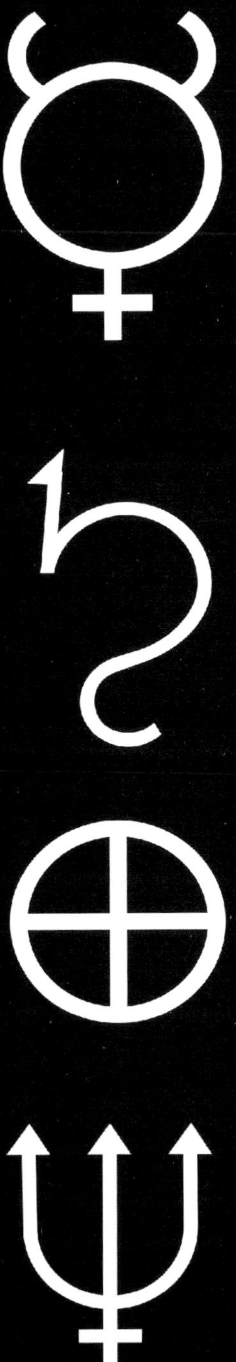

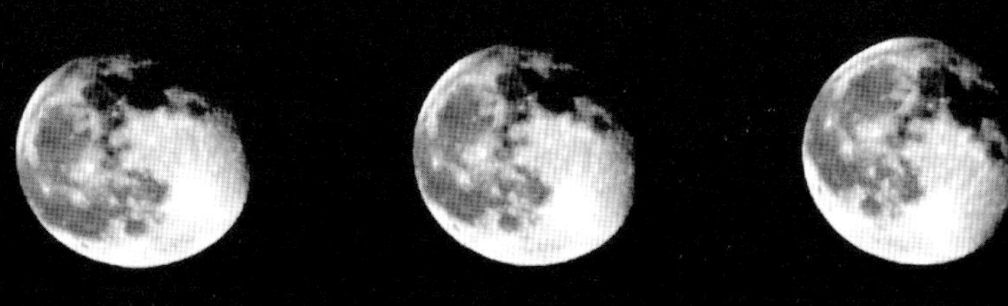

Planetentöne

Planetenumlaufbahnen oktaviert in den hörbaren Bereich

Das simple Wunder des Cousto

Ende der 70er Jahre entdeckte der Mathematiker und Musikwissenschaftler Hans Cousto etwas Verblüffendes: Wenn man die Umlaufbahnen der Planeten in Sekunden umrechnet, davon einen Kehrwert bildet und diesen Wert oktaviert, bis die erhaltene Zahl einen für uns Menschen hörbaren Wert in Hertz (das ist eine Maßeinheit für die Frequenz einer Schwingung) ergibt, dann erhält man für die Planeten unseres Sonnensystems Töne, die tief auf die menschliche Wahrnehmung wirken. Inzwischen ist die Methodik Coustos in der neuen Klangkultur fest verankert und wird von vielen Musikern, Therapeuten und Instrumentenbauern praktisch umgesetzt. Wir wollen hier nur ein kleines bißchen ins Detail gehen, es bedarf wirklich nicht viel des musikalischen und mathematischen Verständnisses, um die Methode zu verstehen - auch gerade das macht die Entdeckung so wunderbar.

Das Oktavieren kann man auf einer beliebigen Saite, zum Beispiel eines Monochordes oder einer Gitarre veranschaulichen: Die ganze Saite wird genau in der Mitte unterteilt, also durch zwei geteilt. Dann schwingen die beiden halben Saiten eine Oktave höher als die ganze Saite. Teilt man die halbe Saite wieder genau in der Mitte, so schwingt die Viertel Saite der ganzen Saite zwei Oktaven höher. Man könnte die ursprüngliche Saite auch in ihrer Länge genau verdoppeln, das heißt mit zwei multiplizieren. Dann hat man einen eine Oktave tieferen Ton. Das kann man rein theoretisch so lange machen, bis die Saite ein paar Millionen Kilometer lang ist. Ein Gott müßte sie zupfen und sie würde dann viele Oktaven tiefer schwingen, aber eben in musikalisch-mathematischem Bezug zu unserer Saite.

Nehmen wir einmal unsere schöne Erde. Sie hat eine Frequenz (das ist die Zahl, in der etwas einmal hin und herschwingt) von vierundzwanzig Stunden. 24 Stunden mal 60 Minuten mal 60 Sekunden ergibt die Zahl von 86400 Sekunden. Bilde hiervon den Kehrwert = 1 geteilt durch 86400 Sekunden und du hast die Tagesschwingung der Erde: 0,000011574074 Hertz.

Diesen Wert multipliziere mit zwei. Den dann erhaltenen Wert wieder mit zwei malnehmen, so lange, bis du auf einen Wert kommst, der in Hertz für uns hörbar ist. Das ist 24 mal. Dann erhältst du 194, 18 Hertz.

Das entspricht einem G in unserem Musikverständnis. Es ist ein wunderbarer Ton.

Wenn wir jetzt lustig weiter oktavieren, also die 194,18 mal zwei, das Ergebnis mal zwei, dann bekommen wir irgendwann eine Zahl, die, ausgedrückt in Nanometer, eine Farbe ergibt.

Unser Erdentag mit seinem G kommt in der 65.Oktave auf 427,008 mal 10 hoch 12 Hertz. Das ist ein sattes Feuerrot. Alle Planetentöne lassen sich in den sichtbaren Bereich oktavieren. Und heraus kommen nicht irgendwelche schmierigen Mischfarben, sondern klare und prägnante Leuchtfarben.

Jeder Planet unseres Sonnensystems, auch der Mond, die Erde als Erdentag, als Jahresschwingung um die Sonne und als um sich selbst kreiselnde Erdachse wie auch die Schwingungszahlen der Sonne ergeben, nach oben und unten oktaviert, Töne. Interessant ist: Aus der Vielzahl möglicher Töne treffen die Planetenfrequenzen oktaviert Töne, die uns nicht nur angenehm

erscheinen, sie wirken irgendwie besonders auf unsere Wahrnehmung.
Besonders eindrucksvoll zu erleben ist das an den exakt gestimmten Paiste Planetengongs.

Das Geheimnis der neuen Klangkultur Wissenschaft, die wirkt

Die Erkenntnisse und Berechnungen Hans Coustos fallen in der neuen Klangkultur auf fruchtbaren Boden. Ein kleines Heer von kreativen Klangmenschen ist eifrig dabei, die Planetentöne mit Instrumenten, Musiken und verschiedenen Techniken der Bewußtseinsbeeinflussung zu kombinieren, zu ergänzen und zu erweitern. Viel wird hier noch geschehen. Dieses Buch ist ebenfalls eine Ausdrucksform dieser Entwicklung.
Es sind nicht einfach nur nette Töne, die wir dann in den oktavierten Planetenfrequenzen hören, es sind nicht einfach nur pralle Farben. Töne wie Farben wirken in jedem Fall tief auf Körper, Geist und Seele von uns Menschen. Doch die Planetentöne und Farben wirken präzise und tief. Sie lassen sich als therapeutisches Werkzeug gezielt, erfolgreich und nachvollziehbar (also überprüfbar) zum Wohle des Menschen einsetzen. Wir Menschen sind über diese Klänge und Farben zutiefst mit der Schöpfung in Kontakt. Wir resonieren mit ihnen. Sie helfen den Mißstimmungen in uns, sei es körperlich oder seelisch, wieder den Weg zur Harmonie zu finden. Die Planetentöne verbinden uns mit der Schöpfung in einer bisher unerhörten Weise.

Meditierende und Schamanen und die vielen Menschen, die sich oft rein intuitiv mit der neuen Klangkultur beschäftigen, wußten schon lange auch ohne mathematische und musikalische Formeln: In der Musik und in einzelnen Tönen wird etwas Kosmisches offenbart. Etwas, über das sich unser Hören im Innen wie im Außen mit der Schöpfung verbinden kann.
Das Spannende ist: Wir haben eben auch die genialen Erkenntnisse Coustos. Das heißt, die Therapie der Planetentöne steht aus naturwissenschaftlicher Sicht nicht auf den oftmals doch sehr dünnen Beinen verschiedener esoterischer Methoden, für die jeder Beweis fehlt und für die es manchmal auch keinen logischen Erklärungsansatz gibt.
Und genau das ist das Geheimnis der neuen Klangkultur: Die Wirkung der Planetentöne läßt sich am eigenen Leibe spüren und ihr Einsatz wird von vielen Menschen systematisch betrieben. Sie läßt sich beweisen. Die Methodik ist logisch und ihre erfolgreiche Verbrei-tung gleicht einem gewaltigen therapeutisch-kulturel-len Großversuch.

Nada Brahma: Die Welt ist Klang.
Wenn dich das Phänomen der Planetentöne tiefer iteressiert, so seien dir die Bücher von Hans Cousto empfohlen. Auch von Fritz Dobretzberger und Johannes Paul gibt es einen guten Titel über die Verknüpfung von Tönen und Farben. Diese Titel sind recht wissenschaftlich gehalten. Sie bieten dem tiefergehend Interessierten Hintergründe und viele detaillierte Herleitungen der Planetentönen und Farben.

Wenn du "nur" mit den Planetenschalen arbeiten möchtest, dann genügen durchaus die von Frank und Zoran zusammengestellten Informationen und Tabellen auf den nächsten Seiten.

Planeten und Zuordnungen nach Hans Cousto

Planet & Klang	Hörbar	Sichtbar	Chakra	Wirkprinzipien
Mittl. Sonnenton	194,18 Hz	Orangerot	Muladhar (Damm)	Dynamisch, Vitalisierend, Aufbauend
Jahreston (OM)	Cis - 136,10 Hz	Blau-Grün	Anahata (Herz)	Ausgleichend, Entspannung, Entkrampfend
Plantonisches Jahr	F - 172,06 Hz	Violett	Sahasrar (Scheitelpunkt)	Spirituell erweiternd, Verklärung, Klarheit im Geiste
Sonne	H/C - 126,22 Hz	Grün	Manipura (Solarplexus)	Die eigene Mitte, das Transzendentale
Synodischer Mond	Gis - 210,42 Hz	Orange	Svadisthan (3.Steißbeinwirbel)	Stimuliert sexuelle Energien, erotische Kommunikation, Drüsen- und Lymphsystem, Menstruationsbeschwerden
Merkur	Cis/D - 141,27 Hz	Blau	Vishudda (Kehlkopf)	Fördert das kommunikativ-intellektuelle Prinzip
Venus	A - 221,23 Hz	Gelborange	Ajna (Drittes Auge)	Höheres Liebesprinzip, Harmoniestreben, Symbol der Weiblichkeit
Mars	D - 144,72 Hz	Blau	Steiß und Kopf	Willenskraft, Zielbewußtsein, Symbol der Männlichkeit
Jupiter	Fis - 183,58 Hz	Purpurrot	Drittes Auge	Gestaltungskraft, Aufbau
Saturn	D - 147,85 Hz	Blau	Drittes Auge	Konzentrationsvermögen, Bewußtwerdungsprozeß
Uranus	Gis - 207,36 Hz	Orange	Steiß, Drittes Auge	Erneuerung, plötzliche Innovation
Neptun	Gis - 211,44 Hz	Orange	Steiß	Intuition, Traumwahrnehmung
Pluto	Cis/D - 140,25 Hz	Blau	Hals	Integration, Gruppendynamik

Zoran Prosic-Götte

Kombinationen der Planetentöne miteinander

Seit Jahrtausenden berichten uns die weisen und erleuchteten Mystiker, daß die Welt aus Klang be-steht - NADA BRAHMA. Genauso berichten sie uns, daß alles, was im Außen existiert, sich auch im Inneren befindet. So haben alle Planetentöne in unserem Solarsystem die entsprechende Resonanz in unserem Inneren. Das erklärt, warum sich die heilenden Klänge bei ihrer Wirkung nicht nur auf unseren Körper beschränken, sondern die tiefsten Schichten der Seele und des Geistes berühren - sie verwandeln und transformieren.

Ich beschreibe hier die Kombinationen von Planetentönen, wie sie am häufigsten bei Klangschalen vorkommen. Als Kombination bezeichne ich die Verbindung zwischen Grundton und erstem Oberton.
Der große Vorteil solcher kombinierten Töne in einer Klangschale ist ihre vielseitigere Einsatzmöglichkeit. Bei einer Kombination bildet sich eine Synthese zwischen zwei oder mehreren Planetentönen. Es ist, als würden wir zwei Farben miteinander vermischen und es entsteht eine neue Farbe, oder wenn im Horoskop zwei Planeten miteinander einen Aspekt bilden. Es entsteht eine neue Qualität, ein universelles Wirkungsfeld, das die tiefsten Schichten unseres Wesens berührt.

Die einzelnen Wirkungen der Planetentöne wurden im Laufe der Jahre sehr gut erforscht, doch jede Beschreibung bleibt dennoch die Dokumentation von subjektiven, individuellen Erfahrungen. Es ist nicht unsere Absicht, diese geschilderten Kombinationen als Standard festzulegen, sondern dich durch sie zu weiteren, eigenen Erfahrungen anzuregen. Manche Kombinationen wirst du als wirkungsvoll bestätigen, andere werden dir vielleicht nicht zusagen. Finde neue!
Die Welt der Klänge ist ein universelles und unerschöpfliches Gebiet!

Hopi Herzton - Mond

(Knot., Met., Sid., Syn., Lilith)

Prinzip: DIE WURZELN
Als ich die Hopi Herzton - Mondschale vor ein paar Jahren zum ersten Mal auf meinen Brustkorb legte, sah ich einen Wasserfall, der aus allen vier Himmelsrichtungen in die Tiefe fiel. Dieses Bild erscheint mir immer wieder, wenn ich diesen Klang höre. Ganz egal mit welchem Mondton der Hopi Herzton in Verbindung kommt, es ist immer eine gefühlvolle Reise ins eigene Innere. In die unbekannten Tiefen unseres Herzens zu unserem inneren Kind.

Astrologisch steht der Mond als Spiegel der Seele für unsere Wurzeln (Tiefpunkt ICH), unsere Gefühle, die Weiblichkeit, das Unbewußte und für unsere Sehnsucht und Träume. Im Horoskop zeigt er auch, was wir instinktiv fühlen und wie wir die Welt um uns herum empfinden.
Die Kultur der Hopi-Indianer und anderer Urvölker zeigt, wie wichtig die Verbindung mit unseren Wurzeln ist, mit der Kraft der Erde und des Mondes.
Der tiefe und weiche Klang dringt sehr intensiv und gefühlvoll bis in die tiefsten Schichten unseres Wesens ein. Er schenkt uns die emotionale Wärme und Geborgenheit, die wir für unsere seelische Entfaltung benötigen.

Am besten legt man die Hopi Herzton - Mondschale auf den gesamten Brustbereich (Herzchakra, Thymusdrüse), um die Selbstheilungskräfte zu aktivieren, oder auf den Mondbereich (Nabelchakra, Unterleib).
Es ist der Klang, der uns hilft, unsere unterdrückte

Weiblichkeit zu befreien, unser Herz zu öffnen und Gefühle wieder zuzulassen, um unsere Wurzeln und die „große Mutter" wiederzufinden.

Sonnenton - Jupiter

Prinzip: DER KÖNIGLICHE KLANG

Dem tiefen und weichen Hopi Herzton - Mondklang steht der Klangcharakter und der astrologische Hintergrund dieser Kombination genau gegenüber. Hier treffen sich die Schwingungen zweier Götter-Väter.

Durch seine Größe und strahlende Schönheit wurde Jupiter (Zeus) in den Zeiten der Antike der Sonne gleichgesetzt und auch als göttliche Vater-Figur verehrt.

Astrologisch gesehen steht die Sonne - Jupiter-Verbindung für Schöpferkraft, den Glauben und die Religion. Es ist eine fast grenzenlos optimistische Energie, die uns notwendige Begeisterung und Willenskraft gibt, um unsere höheren Ideale zu verwirklichen.

Sie symbolisiert Führungsqualität und die Weite des Geistes. Der Klang ist intensiv, breit und strahlend. Er bringt uns Licht und Wärme. Es ist wahrscheinlich die energiereichste Kombination. Man legt die Schale am besten auf den Solarplexus. Dort ist die Quelle unserer Kraft, des Vertrauens und des Selbstwertgefühls. Der Sitz unserer Identität und inneren Mitte. Diese Kombination hat eine stark zentrierende Wirkung.

Sonne - Jupiter sagt uns, daß nur derjenige, der sein Ego entwickelt hat, sein Ego aufgeben kann und ein wahrer König des Daseins ist.

Jahreston (Om)-Tageston

Prinzip: YIN & YANG

Dies ist eine universelle Kombination. Die lebensspendende Schwingung, der Rhythmus unserer Existenz. Hier treffen sich der Kosmos und die Erde, Yin und Yang. Derjenige, der mit diesen Schwingungen im Einklang lebt, ist ganz im Hier und Jetzt. Der Klang ruht in sich. Er scheint abgerundet zu sein, will nirgendwohin gehen, ist wie eine Zen-Meditation, einfaches Dasein.

Man legt die Schale am besten auf das Herz oder das Wurzelchakra, um sich mit der Erde und der Welt zu verbinden. Diese Kombination ist vor und nach einer Reiki- und Kristall-Sitzung zu empfehlen, um uns zu erden und unser Herz für Heilenergien zu öffnen und empfänglich zu machen.

Anmerkung:

Jahreston (Om)-Tageston zusammen mit Sonne-Jupiter und Hopi Herzton-Mond bildet ein universelles Schalenset für die Klangmassage. Es verbindet Körper, Geist und Seele. Sie können auch wahrgenommen werden als: MUTTER-VATER-HEILIGER GEIST.

Platonischer Jahreston - Mond

(Knot., Aps., Sar., Lilith)

Prinzip: DIE VISIONSSUCHE

Es ist eine glückliche Verbindung, denn der Platonische Jahreston öffnet das Scheitelchakra und lädt uns in andere Sphären ein. Währendessen dürfen wir unsere Verbindung mit der Erde und unsere Wurzeln nicht verlieren. Wie bei einem Astralreisenden, der ständig auf die Verbindung mit seiner Silberschnur achten muß - ansonsten kann er nicht in den eigenen Körper zurückkehren. Die Rolle der Silberschnur übernimmt hier der Mond (Silber steht für Mond). Wir können uns auf eine wunderschöne Reise begeben, ohne die Gefahr, den Boden unter den Füssen zu verlieren.

Dank dem tiefen Klang des Mondes kommen wir immer sanft nach Hause und können alles bewußt erleben und verarbeiten. Der Klang verbindet die oberen Sphären des Geistes mit den unteren instinktiven Bereichen.

Zum Meditieren ist es die ideale Kombination für diejenigen, die auf Visionssuche sind, um die kosmischen (kollektiven) Visionen mit unserer inneren (seelischen) Bilderwelt zu verbinden.

Sonnenton-Mond Kulmination

Prinzip: ANIMUS & ANIMA

Es ist die einzige Sonne - Mond Verbindung, die bei Klangschalen regelmäßig vorkommt. Ohne diese Kombination würde etwas fehlen. In ihr treffen sich zwei innere Archetypen. In unserer Gesellschaft wurden sie seit Jahrtausenden voneinander abgespalten, was zu einer kollektiven Neurose führte.

Astrologisch gesehen sind Sonne und Mond unsere zwei wichtigsten „Inneren Lichter". Wenn sie harmonisch miteinander wirken, ist die Basis für eine weitere Entwicklung da. Der Geist und die Seele, das Fühlen und Wollen sind im Einklang. Falls sie disharmonisch sind, ist unsere ganze spirituelle Arbeit ein „Faß ohne Boden".

Dieser Klang will eine Synthese schaffen, das Bewußte mit dem Unbewußten zu verbinden, Animus und Anima vereinigen. Weil der Mond Kulmination als „sonnigster" Mond-Ton zum Solarplexus neigt, baut diese Kombination eine Brücke zwischen Nabelchakra und Solarplexus und verbindet sie miteinander. Wenn das instinktive mit dem bewußten Selbst eine Einheit bildet, ist man zentriert und handelt „aus dem Bauch heraus".

Sonne-Mond-Schalen legen wir am besten auf den gesamten Unterleib oder den Solarplexus. Der Klang ist warm und tief und wirkt vor allem im emotionalen Bereich. Er gibt Geborgenheit, Sicherheit und das Vertrauen in sich selbst, er dringt tief in uns ein und bringt Licht in unsere unbewußten, unterdrückten Bereiche und macht sie uns so bewußt. Er hilft, die verdrängten Gefühle leichter zu integrieren.

Diese Kombination ist ideal für alle, die unausgeglichen und unzufrieden mit sich selber sind, die unter dem Konflikt zwischen Herz und Verstand leiden, für alle, die Begegnungsängste loslassen und mehr emotionale Nähe zulassen wollen. Wir sollten nicht vergessen, daß Sonne und Mond die Gegenpole einer Ein-heit sind, die sehnsüchtig warten, sich in uns wieder zu vereinigen.

Chiron-Lilith

Prinzip: DIE HEILUNG

Chiron und Lilith sind zwei neue (alte) Botschafter, die sich fast gleichzeitig in die moderne Astrologie integrierten. Und sie haben einiges gemeinsam. Wo wir den „verwundeten Heiler" und den „schwarzen Mond" im Horoskop finden, zeigt es uns immer die Bereiche an, wo sich unsere blinden Flecke und Schmerzpunkte befinden.

Die mythologische Überlieferung sagt uns, daß der Zentaur Chiron - halb Pferd halb Mensch - seine triebhafte, instinktive Seite (Weiblichkeit) unterdrückte und mit Wissen und Fachkünsten ersetzte (Männlichkeit). Er verleugnete seine tierische Seite und wurde zum großen Heiler und Weisen. Die schmerzhafte Wunde wurde ihm im tierischen Leib zugefügt und er litt lebenslang darunter.

Die Lilith dagegen wurde wegen ihrer ungezähmten, wilden Weiblichkeit vom patriarchalen Gott und der Gesellschaft bestraft und in die Wüste vertrieben. Sie verwandelte sich in die Nachtdämonin und besuchte die Menschen in deren Träumen (der schwarze Mond).

Man kann sagen, daß Chiron die Lilith-Energie unterdrückte und Lilith aus Sphären des Geistes vertrieben wurde. Die beiden mußten mit ihren Schmerzen zusammen leben und keiner hatte die Gelegenheit sich zu heilen.

Wenn wir die Chiron-Lilith-Schale anschlagen, hören wir, wie der Ton des schwarzen Mondes in die Tiefe hinabsteigt und der helle lichtvolle Ton des Chirons

hinaufsteigt, um die verborgenen und unterdrückten Schmerzen und Gefühle an die Oberfläche zu holen, sie zu integrieren, zu heilen und mit den höheren Sphären des Geistes zu verbinden. Es entsteht eine Synthese zwischen Instinkt und Geist.
Neben dem gesamten Unterleib und den oberen Bereichen, legt man die Schale am besten auf das Integrationszentrum (Solarplexus) und vor allem auf das Herzchakra. Unser Herz ist der Ort, wo sich alle Schmerzen heilen und in Liebe verwandeln können.
Chiron und Lilith im Horoskop zeigen auch Bereiche auf, wo sich unsere verdrängte Wut versteckt. Der seelische Schmerz und die Wut sind nur ein Zeichen von Mangel an Liebe. Diese Liebe wurde Chiron und Lilith vorenthalten.
Es ist der Klang der Heilung.

Venus-Eros

Prinzip: DIE PARTNERSCHAFT
Hier treffen sich die sanfte, liebevolle „Göttin der Liebe“ *Venus* und der verspielte, leidenschaftliche *Eros*.
Eros ist nach der antiken Mythologie der Sohn von Aphrodite (Venus) und Ares (Mars). Er ist die Verbindung von Liebe und Trieb und wurde „Gott der Liebe“ genannt.
Während die Begegnung von Venus & Mars mehr sexuell ist, ist die Begegnung von Venus und Eros verspielt und erotisch. Ähnlich wie die Energien der Astroiden Chiron und Lilith, die ihren Platz in der modernen Astrologie schon gefunden haben, versucht sich die Energie des Asteroiden Eros in unser kollektives Bewußtsein zu integrieren.
Venus-Eros-Schalen legen wir am besten auf das Herzchakra. Der Klang ist sinnlich, sanft und kribbelnd. Er klingt wie eine fröhliche weiche Glocke, die zu Stunden der Zärtlichkeit, Liebe und Erotik aufruft. Das Licht des Klanges öffnet unser Herz, füllt es auf und macht es spielerisch und frei.

Während Jahreston (Om)-Tageston uns mit unserer Umwelt und der Erde verbindet und Hopi Herzton-Mond mit den tiefsten Schichten unserer Seele, ist dies ein Klang für die Liebenden.
Eine ideale Kombination für die Partnerschaft. Es ist der Klang des Tantra.

Alphawelle-Thetawelle

Prinzip: DAS MEDITATIVE
Jeder von uns wünscht sich, den Kopf auf die Seite zu legen und sich ohne Gedanken tief und total entspannen zu können. Dieses Bedürfnis ist vor allem in der „modernen Gesellschaft“ wachsend. Die Gedankenflut hört einfach nicht auf und manchmal treibt sie uns in den Wahnsinn. Wir wissen nicht, wie wir sie ausschalten können, weil wir vergessen haben, wie man sich richtig entspannt.
Der Klang beruhigt die Gedanken und den Körper und bringt uns schnell in den meditativen Zustand. Er zeigt uns den Weg nach Innen und holt uns aus dem Alltagsstreß heraus. Er hat fast eine „medizinische“ Wirkung. Viele Krankheiten entstehen unter anderem auch deshalb, weil wir uns nicht richtig entspannen können.
Sie ist eine gute Kombination für alle, die an Schlaflosigkeit und Migräne leiden.
Falls die Alphawelle als Grundton vorkommt, können wir länger bewußt meditativ bleiben, während Thetawelle uns gelegentlich in einen Schlafzustand versetzt.

Bio Körper-Bio Geist

Prinzip: DER KÖRPER & DER GEIST
Geistige Energie fördert einen gesunden Körper. Der Körper muß genügend stark und stabil sein, um die geistigen Energien aufzunehmen und zu integrieren. Ansonsten kann uns spirituelle Arbeit nur verwirren

oder sogar schaden. Das sagt uns am besten die Yoga-Lehre.

Dieser Klang klärt den Geist und stärkt den Körper. Er ist umhüllend und lichtvoll, körperlich sehr spürbar. Er verankert unseren Geist im Körper und bringt beide ins Gleichgewicht.

Man kann die Schale universell auflegen, überall wo Disharmonie gespürt wird. Aber das Herz- und Nabelchakra scheint am besten empfänglich zu sein.

Bio Seele-Eros

Prinzip: DAS ZÄRTLICHE

Dieser Klang trägt den Zauber der Liebe in sich. Er ist sinnlich, sanft und zärtlich. Er ist wie ein Streicheln. Wenn Venus-Eros uns zu Stunden der Erotik einlädt, ist die Bio Seele-Eros ein romantischer Klang. Es ist ein Klang des Herzens. Er entspannt uns und wir können uns leichter fallen lassen. Er öffnet unser Herz und beruhigt die Gedanken.

Der Klang hat etwas Poetisches und Geheimnisvolles.

Mars-Uranus

Prinzip: DER KAMPFGEIST

Hier treffen sich die Energien zweier „männlicher“ Planeten, die nicht ruhen möchten und ständig an Handlungen und Veränderungen interessiert sind. Die rohe Kraft des Mars mit der unberechenbaren urmännlichen Kraft des Uranus.

Es ist eine mächtige Energie, die eine Richtung, ein Ziel benötigt, sonst kann sie sehr destruktiv und zerstörerisch wirken. Bewußt gelebt, gibt sie den notwendigen Mut und den Willen, aus alten Verhaltensweisen auszubrechen und alle Hindernisse zu überwinden. Dann wirkt diese unruhige feurige Energie sehr befreiend. Es ist eine Verbindung der Energien, die für Kriege (Mars) und Revolutionen (Uranus) verantwortlich ist.

Diese beiden Planeten stehen für die Kriege unserer Kultur wie auch für nichtkriegerische umwälzende gesellschaftliche Veränderungen.

Weil Klänge sich nicht gegenseitig bekämpfen, sondern zu einer Einheit neigen, gibt eine Klangschale die notwendige Ausgewogenheit, diese zwei Energien miteinander kreativ wirken zu lassen. Der Klang ist sehr leidenschaftlich und antreibend.

Man legt die Schale am besten auf das Wurzelchakra, wo sich unsere Ur-Kraft befindet. Dort aktiviert sie unser Kraftreservoir, um die männliche (Yang-) Energie schöpferisch zu benutzen.

Es ist eine gute Kombination für alle, die an einem Mangel an Lebenslust und Begeisterung leiden und sich schlapp und „abgebrannt“ fühlen. Für alle, die sich wieder frei, unabhängig, abenteuerlich und lebendig fühlen möchten. Sie gibt uns den Mut, aus dem eigenen Käfig auszubrechen und alte überholte Lebensmuster hinter sich zu lassen.

Jahreston (Om)-Mond Kulmination

Prinzip: DIE WELTSEELE

Wenn sich der Jahreston mit dem Mond verbindet, entsteht ein Kanal zwischen unserer Gefühlswelt und unserem Herzen. Wir kommen mit den wahren Gefühlen besser in Kontakt und leben sie frei „aus dem Herzen heraus“. Der Klang geht sehr tief in uns hinein und schenkt uns Ruhe und Geborgenheit. Es ist eine wunderschöne Kombination, die sehr ausgleichend auf der emotionalen Ebene wirkt.

Wir legen die Schale am besten aufs Herzchakra, um es zu öffnen und sich als ein Teil des Ganzen zu fühlen.

Uranus- Saturn

Prinzip: DAS NEUE & ALTE ZEITALTER

Die Verbindung von Saturn und Uranus ist gegensätzlich und erzeugt immer Spannung. Sie symbolisiert den

ewigen Konflikt zwischen den alten und neuen Werten, Traditionen und moderner Entwicklung, Vergangenheit und Zukunft.
Während der Saturn an Struktur, Ordnung, Disziplin und Sicherheit festklammert, haßt der Uranus dagegen jede Beschränkung und hat das Bedürfnis, aus der Norm herauszuspringen. Es ist ein Kampf zwischen Geist und Materie.
Die uranische spirituelle Kraft zerstört die Grenzen des Saturns, um den Geist aus überholten Strukturen zu befreien, um die Zukunft neu und visionär zu gestalten.
Der Klang ist genauso widersprüchlich wie die Energien dieser zwei Planeten. Der Saturn-Ton klingt fast bedrohlich, konzentriert und streng, während der Uranus-Ton aus der Schale herausspringt und sich im Raum frei ausdehnt.
Wir können die Schale überall auflegen, wo Spannungen gespürt werden, vor allem bei verspannten Muskeln entlang der Wirbelsäule, am unteren Rücken und an den Beinen.
Diese Kombination hilft uns, die Angst vor Veränderungen zu überwinden, sie verbindet den Geist mit der Materie und strukturelle Arbeit mit Improvisation. Für ein gesundes Wachstum brauchen wir Intuition und Spontanität genauso wie Disziplin und Ordnung.

Neptun-Alphawelle

Prinzip: UNTER DEM OZEAN
Diese Kombination führt uns in die Bereiche des Unbewußten, der Träume und Visionen. Es ist, wie in den Ozean einzutauchen, um unsere verborgenen Schätze zu entdecken.
Der Klang ist mystisch und inspirierend. Durch seine tiefe entspannende Wirkung führt er uns schnell in den meditativen Zustand, was wir manchmal als Qualität des Transzendenten erahnen können.
Bei der Klangmassage legt man die Schale am besten in die unteren Bereiche - von den Fußsohlen bis zum Wurzelchakra. Zum Meditieren ist das Herzchakra sehr empfänglich.

Thetawelle-Hopi Herzton

Prinzip: DAS SANFTE FALLEN
Der Klang bringt uns sanft in die tiefsten Bereiche unseres Herzens. Es ist ein sanftes Fallen und sehr oft schlafen wir wie ein Kind dabei ein. Bei dieser Reise nach Innen fühlen wir uns wohl und geborgen und vergessen dabei die ganze Welt um uns herum. Es ist wie eine Jungquelle. Der existentielle Druck bleibt hinter uns und wir kehren erfrischt und verjüngt zurück.
Das Herzchakra und der obere Brustbereich sind goldrichtig, aber auch das Nabelchakra ist sehr empfänglich für diesen Klang. Es ist der heilsame Klang für alle angespannten Menschen, die den Kontakt mit ihrem Inneren verloren haben.
Immer wenn der Hopi Herzton bei einer Kombination erscheint, geht es um Selbstheilung. Zusammen mit Thetawellen hilft er, leichter loslassen zu können.

Chiron-Mond (Sar., Lil., Knot., Aps., Met.)

Prinzip: BALSAM FÜR DIE SEELE
Bei Chiron-Mond-Kombinationen sind der Klang und die Wirkung ähnlich wie bei Chiron-Lilith.
Die Schwingung des Chirons bringt bei jeder Verbindung das Licht mit sich und versucht die Thematik zu erleuchten, um neue Alternativen zu geben. In Verbindung mit Mond versucht er, die instinktiven Bereiche mit höheren Sphären zu verbinden, verdrängte Gefühle und Schmerzen an die Oberfläche zu holen, um sie zu verstehen, bearbeiten und zu transformieren, den Geist mit der Seele zu verbinden.
Die Schale wirkt am besten auf dem Nabel- und Herzchakra, bis über das Scheitelchakra hinaus.

Saturn-Venus

Prinzip: VERANTWORTUNG ALS LIEBE

Die Verbindung dieser Gestirne lehrt uns, die Verantwortung als einen Akt der Liebe anzunehmen. Der strenge Saturn ist oft zu asketisch, kühl und fremd, während die sanfte Venus zur Idealisierung und Genußsucht neigt. Die harmonische Verbindung dieser zwei gegensätzlichen Energien schafft eine emotionale Stabilität.

Dadurch, daß sich der kristallisierte Klang des Saturns mit dem weichen Klang der Venus verbindet, kann man diese Klangschale vielseitig verwenden. Der Klang stimuliert das Dritte Auge, wirkt gut aufs Herz und wurde erfolgreich bei Kreuz- und Rückenschmerzen eingesetzt. Er stärkt unsere Konzentration, stabilisiert die Gefühle und sagt uns, daß nur mit Selbstdisziplin unsere höheren Ideale Wirklichkeit werden können.

Venus-Hopi Herzton

Prinzip: SELBSTLIEBE

Dieser Klang heilt unser Herz auf mehreren Ebenen. Sehr oft bestrafen wir uns selber und verstehen nicht, warum wir dies tun. Das zeigt uns nur, daß die Selbstliebe fehlt. Dieser Klang versucht diesen Mangel zu heilen.

Der tiefe sanfte lichtvolle Klang macht das Herz weich und gibt ihm die notwendige Liebe und Geborgenheit. Mit ihm fühlt sich keiner mehr einsam und verlassen. Er lehrt uns, wie heilsam es ist, sich selbst lieben zu können. Nur derjenige der sich selbst liebt, kann die Liebe mit anderen teilen.

Dieser Klang ist ein Freund fürs Leben.

Alphawelle-Mond (Met., Knot.)

Prinzip: DAS TRÄUMERISCHE

Es ist eine schöne Kombination um zu entspannen und vor sich her zu träumen. Der Klang wirkt nicht so entspannend wie die Alpha-Thetatwelle, sondern schafft uns einen meditativen Zustand um träumerisch unsere innere Bilderwelt selbst zu gestalten. Er bringt uns in den Alphazustand, und ist gut geeignet für die Arbeit mit Visualisierungstechniken wie zum Beispiel Sylva Mind.

Wir nehmen auf sanfte Art Kontakt mit unserer Seele auf und kreieren selber unsere innere Welt. Denn wir sind der Schöpfer unserer eigenen Realität. Das, was wir projizieren, kommt auf uns zurück.

Dieser Klang hilft uns, unsere Projektionen aus unserem Inneren heraus zu leben.

Sonnenton-Platonischer Jahreston

Prinzip: DAS PERSÖNLICHE & UNPERSÖNLICHE LICHT

Der Platonische Jahreston öffnet unser Scheitelchakra, und das kosmische Licht fließt in uns und vermischt sich mit unserer inneren Sonne. Hier treffen sich das unpersönliche und das persönliche Licht. Wir werden bereichert und die Grenzen des Ichs erweitert. Unsere begrenzte Identität badet im Unendlichen und löst sich allmählich auf.

Der Klang ist klar, lichtvoll und befreiend. Er hilft uns, die Sphären des reinen Geistes zu betreten und dabei bewusst und zentriert zu bleiben.

Die Schale legen wir am besten auf den Solarplexus und das Scheitelchakra. Es ist eine ideale Kombination, um die Grenzen des eigenen Ichs zu überschreiten und sich als ein Teil der kosmischen Einheit zu fühlen.

Tageston-Bio Körper

Prinzip: DAS ZUHAUSE DES GEISTES

Unser Körper ist ein Teil der Erde und der Natur. Er braucht Nahrung, Liebe und Achtung genauso wie der Geist und die Seele. Diese Kombination stärkt den Körper und macht ihn uns mehr bewußt. Sie erdet uns und hilft unserem Geist, sich zu verwurzeln und sich zu Hause zu fühlen.

Der Klang ist körperlich sehr spürbar. Er holt den Energieüberschuß (die Gedanken) aus dem Kopfbereich nach unten und wirkt entspannend.

Es ist eine gute Kombination für alle, die sich aus Mangel an Erdung im eigenen Körper fremd und unwohl fühlen, psychologisch der Hauptgrund für Gefühle der Entfremdung wie z.B. Einsamkeit.

Wir können die Schale auf den gesamten Körper auflegen, vor allem im Bereich der Fußsohlen bis zum Wurzelchakra.

Neptun-Eros

Prinzip: DIE KUNDALINI

Neptun als höhere Potenz von Venus und Mond, als das „ewig Weibliche" ist sehr empfänglich für den Klang des Eros.

Die Energie steigt aus dem Wurzelchakra bis zum Herzen. Dies erinnert uns an die ansteigende Kundalini.

Merkur-Mond syn.

Prinzip: DER VERSTAND UND DAS GEFÜHL

Der Klang verbindet unsere Gedanken- mit der Gefühlswelt. Er erleichtert uns, „aus dem Herzen zu sprechen" und gibt uns die Gabe des Zuhörens.

Haupteinsatzgebiet: Nabel und Halschakra, Schulterbereich.

Chiron-Sonnenton

Prinzip: DAS SELBSTWERTGEFÜHL

Ohne Selbstwertgefühl kann sich unser Wesen nicht weiterentwickeln. Wir fühlen uns unsicher und trauen uns nicht, „das große Werk" unseres Lebens zu verwirklichen.

Haupteinsatzgebiet: Solarplexus, Herzchakra bis über Scheitelchakra hinaus.

Pluto-Uranus

Prinzip: DAS ATOMARE

Diese mächtige Energie fördert unsere Transformation. Sie bringt uns zur Auseinandersetzung mit unserem Schattenbereich und hilft uns, unsere Ängste vor Veränderungen loszulassen. Sie hat eine stark entkrampfende Wirkung, vor allem im Nackenbereich (der Sitz der Ängste).

Haupteinsatzgebiet: Hals- und Wurzelchakra, obere Schultern, Nacken.

Jupiter-Mond **Sid., Lilith, Aps.**

Prinzip: DIE GEFÜHLSFÜLLE

Die harmonische Verbindung zwischen Jupiter und Mond gibt uns mehr Großzügigkeit, seelische Wärme und Mitgefühl. Mehr Vertrauen zur Existenz.

Haupteinsatzgebiet: Nabel- und Scheitelchakra, Hüften und der gesamte Unterleib.

Venus-Alphawelle

Prinzip: DORNRÖSCHEN

Ein wunderschöner Klang, der uns wie Dornröschen in einen Tiefschlaf versetzen kann, um die „Ideale Liebe" zu träumen.

Haupteinsatzgebiet: Das Herzchakra und das Dritte Auge, oberer Bereich zwischen Schulter und Scheitelchakra, die Aura streicheln.

Saturn-Mond (Syn., Sid.)

Prinzip: DIE GEFÜHLSSTABILITÄT

Die Saturn-Mond-Verbindung lehrt uns, unsere Gefühlswelt mehr strukturell und gründlich zu erforschen. Das erfordert gewisse Selbstdisziplin. Sehr gute Kombination für den unteren Rücken und bei Kreuzschmerzen.

Haupteinsatzgebiet: Drittes Auge und Nabelchakra, unterer Rücken, Knie.

Merkur-Uranus

Prinzip: DER BEFLÜGELTE GEIST

Es ist eine ideenreiche Verbindung, die Bewegung und geistige Freiheit unterstützt. Er hilft uns, unabhängig authentisch und sich selbst treu zu sein.

Haupteinsatzgebiet: gesamter Schulterbereich, Hals, Wurzelchakra.

Uranus-Eros

Prinzip: ONE NIGHT STAND

Ein sehr leidenschaftlicher Klang, der unsere Begeisterung und Abenteuerlust weckt. Er fordert uns auf, Erfahrungen zu sammeln und weiterzugehen, sich nicht binden zu lassen.

Haupteinsatzgebiet: Wurzel- und Herzchakra.

Tageston-Pluto

Prinzip: DAS UNTERIRDISCHE

Pluto als „Gott der Unterwelt" zusammen mit der Schwingung der Erde hilft uns, die verborgene Ur-Kraft herauszuholen. Gemeinsam vermitteln sie uns, daß wir keine Angst vor unserer eigenen Kraft haben sollen.

Haupteinsatzgebiet: von den Fußsohlen bis zum Wurzelchakra, obere Schulter, Nacken.

Jahreston (Om)-Bio Geist

Prinzip: INNERE RUHE

Der tiefe Klang dieser Kombination bringt unser Herzens-„Gemüt" mit dem „Gemüt" des Geistes in Harmonie. Er hat eine starke entspannende Wirkung und bringt uns die innere Ruhe.

Haupteinsatzgebiet: Herz- und Nabelchakra.

Mars-Mond synodisch

Prinzip: DAS INSTINKTIVE

Diese Kombination hilft uns, unsere Gefühle offen zu zeigen, so wie sie wirklich sind. Wir sind mehr bereit, unseren verletzten Gefühlen zu begegnen und die verdrängte Wut herauszulassen.

Haupteinsatzgebiet: Wurzel- und Nabelchakra, der gesamte Unterleib, Drittes Auge.

Jahreston (Om)-Uranus

Prinzip: DAS PROGRESSIVE

Zentriert im Herzen, ist man uranischen Alternativen und progressiven Energien gegenüber offen. Der Klang macht uns intuitiv und offen für visionäre Geistes-Blitze.

Haupteinsatzgebiet: Herzchakra mit Neigung zum Dritten Auge.

Eros-Mond (Kno., Lilith, Met., Sar., Sid.)

Prinzip: DER DYONISISCHE TANZ

Der Klang der Eros-Mond-Verbindung ist ein Ruf, an der Feier des Lebens teilzunehmen. Die archaische Energie des Klanges weckt in uns die wilde, freie und lebendige Seite des Herzens.

Haupteinsatzgebiet: Herzchakra, Nabelchakra.

Überblick über die Wirkungsweisen

Entspannend, meditativ,
nach Innen gehend (YIN)
Hopi Herzton-Mond
Alphawelle-Thetawelle
Venus-Hopi
Jahreston (Om)-Mond kulm.
Thetawelle-Hopi Herzton
Neptun-Alphawelle
Bio Seele-Alphawelle
Alphawelle-Mond

Anregend, aufbauend,
nach Außen gehend (YANG)
Sonnenton-Jupiter
Mars-Uranus
Uranus-Eros

Ausgleichend
Jahreston (Om)-Tageston
Sonnenton-Mond kulm.
Bio Körper-Bio Geist

Verbindend
Sonnenton-Mond kulm.
Hopi Herzton-Sonnenton
Merkur-Mond syn.
Alphawelle-Thetawelle
Bio Körper-Bio Geist

Ergänzend
Uranus-Saturn
Platonischer Jahreston-Mond
Saturn-Venus

Stärkend, erdend
Bio Körper-Tageston
Tageston-Pluto
Tageston-Jahreston (Om)

Heilend
Chiron-Lilith
Venus-Hopi Herzton
Hopi Herzton-Mond
Chiron-Mond
Chiron-Sonne

Liebe, Partnerschaft
Venus-Eros
Bio Seele-Eros
Venus-Hopi Herzton
Neptun-Eros
Uranus-Eros
Eros-Mond

Schale als Geschenk
Venus-Hopi Herzton
Bio Seele-Eros
Alphawelle-Thetawelle
Sonnenton-Mond kulm.
Jahreston (Om)-Tageston

Mondtöne, weitere Planetentöne und Biorhythmustöne
nebst Entsprechungen

Name	Frequenz	Herleitung	Körperregion
synodisch	210,42 Hz	mittlere Periode von Neumond zu Neumond	Spiralförmig über dem Nabelchakra
siderisch	227,43 Hz	Die Zeitspanne eines Mondumlaufes um die Erde, gemessen am Fixsternhimmel. Der siderische Monat ist ca. 2 ¼ Tage kürzer als der synodische Mond.	spiralförmig jeweils über Leber und Bauchspeicheldrüse
Kulmination	187,61 Hz	Zeitspanne von einem Durchgang des Mondes durch den Süden bis zum nächsten. Dabei geht der Mond jeden Tag 50 Minuten später auf als am Vortag.	Verbindung zwischen zweitem und drittem Chakra
Metonzyklus	229,22 Hz	Zeitspanne von ca. 19 Jahren nach denen Sonne und Mond an gleichen Tagen gleiche Aspekte haben.	um den Nabel
Sarosperiode	241,56 Hz	Zeitspanne von ca. 18 Jahren und 10 Tagen, nach denen sich gleichartige Mond- und Sonnenfinsterinsse bilden.	dreht über den Nieren
Mondknoten-umlauf	234,16 Hz	Dauer eines Umlaufes der Mondknoten durch die Ekliptik ca. 18,6 Jahre.	ekliptisch um die horizontale Achse
Apsidenumlauf	246,04 Hz	Die Dauer einer Drehung der Achse der Mondbahnellipse durch die Ekliptik	oberhalb des Nabels

Name	Frequenz	Herleitung	Prinzipien
Alphawelle	160,00 Hz	10 Hz-Messung des Alphazustandes unseres Gehirns gemessen mit dem EEG	Beruhigt und entspannt den Geist
Biorhythmus Geist	188,29 Hz	28 Tage-Periode des Biorhythmus	Geistige Wachheit, Konzentration, Beschützend, Einhüllend.
Biorhythmus Körper	135,08 Hz	23 Tage-Periode des Biorhythmus	Spricht den ganzen Körper an. Wachheit, Energie, Stärkung.
Biorhythmus Seele	110,96 Hz	33 Tage-Periode des Biorhythmus	Beruhigt die Gedanken. Schafft eine mystische Ruhe – für neue Ideen und Lebensvisionen.
Chiron	171,80 Hz	Ein Asteroid zwischen Uranus und Saturn, Umlaufbahn 50,7 Jahre	Der innere Heiler und Lehrer, Lichtvoll, Leicht und Schwebend
Eros	154,66 Hz	Asteroid mit 1,76 Jahren Umlaufzeit um die Sonne	Macht das Herz offen und weit. Schafft gelassene Fröhlichkeit. Das spielerische Prinzip.
Hopi-Herzton	164,80 Hz	Erdchakra der Hopi-Indianer	Die Reise zum inneren Kind, aktiviert die Selbstheilungskräfte.
Lilith	123,02 Hz	Der erdnächste Punkt des Mondes, Wiederkehr alle acht Jahre	Die weibliche Kraft. Fordert auf der Gefühlsebene zum Hinterfragen auf.
Thetawelle	112,00 Hz	7 Hz-Messung der Gehirnströme im EEG während der Meditation	Umhüllend. Tiefe Entspannung. Führt in den Meditationszustand

Orientierungspunkte
zum Positionieren der Planetenschalen auf dem Körper

Klangschale	Region intensiver Wirksamkeit
Alphawelle	Am Kopf. An den Füßen wirkt sie durch den ganzen Körper
Biorhythmus Geist	Ab Lendenwirbel bis Halsbereich – besonders Nabelchakra
Biorhythmus Körper	Von den Füßen bis zum Nabel, Herzregion
Biorhythmus Seele	Im Herz-bis Stirnbereich wirkend
Chiron	Thymusdrüse bis über das Scheitelchakra hinaus
Eros	Im Herzbereich, verbindet die beiden Körperhälften
Hopi-Herzton	Oberhalb des Herzens, Thymusdrüse
Jupiter	Vor allem im Stimmbereich. Hilfreich auch auf den Hüften
Lilith	Zwischen Nabel und Solarplexus
Mars	Am Kopf, am Steißbein zum Energie geben
Merkur	Schulter- und Nackenbereich. Löst verspannte Schultern
Mond	Im Bereich des Nabels und der Lendenwirbel
Neptun	An den Füßen besonders wirksam
OM-Ton	Im Herzbereich öffnet er nach Außen und Oben – Richtung Kopf
Platonisches Jahr	Über dem Kopf sehr intensiv spürbar
Pluto	Vom Nacken bis zu den Wangen, hilft bei Zähneknirschen
Saturn	Knie, wie auch alles Harte im Körper
Sonne	Rund um das Sonnengeflecht, zwischen Nabel und Sternum
Tageston	Gesamte Region zwischen Füßen und Steißbeingegend
Thetawelle	Vor allem am Kopf, auch am Solarplexus
Uranus	Vor allem Steißbeinbereich und Waden, aber auch Stirnhöhe
Venus	Sehr gut für die Auraarbeit, wirksam zw. Kopf und Herz

Die Chakren in der Klangmassage

Die Chakren sind so eine Art Kraftverbindungszentren. Sie verbinden den physischen Körper des Menschen mit seinen Energiekörpern und schließlich der kosmischen Energie. Wir nähren uns über die Chakren mit Lebensenergie.
Die Erscheinung der Chakren gleicht kleinen Kreisen oder Rädern. Hellsichtige können sie sehen. Chakren sprechen sehr gut auf Klangschwingungen an.

Es gibt verschiedene Schulen der Chakrenlehre, in denen auch verschieden viele Chakren genannt werden - es soll Zehntausende geben. Für die Arbeit in der Klangmassage nutzen wir die sieben Hauptchakren. Sie liegen auf einer vertikalen Achse und sind leicht zu lokalisieren und Wirkbereichen zuzuordnen.

Chakren stehen in Verbindung mit dem menschlichen Endokrinsystem (Hormondrüsen), einem ausgesprochen empfindlichen Regelsystem unseres Organismus. Hormone in Millionstel Gramm bestimmen entscheidend mit, ob wir uns gut oder schlecht fühlen, ob wir krank werden oder vor Gesundheit strotzen.
Eine Schritt-für-Schritt-Anleitung zur Chakrenmassage ist nicht extra nötig. Wenn du dieses Buch aufmerksam durchgearbeitet hast, dann kannst du mit deinem Wissen über Klangschalen, deinem Vertrauen in ihre Wirkung und deinem intuitiven Gespür selbständig mit den Chakren und Klangschalen arbeiten. Alles was du brauchst ist ihre Lage, das Bewußtsein ihres Prinzips, ihrer Funktion.
Wir haben einige Beschwerdenbilder (Aus dem Lot gebracht) aufgeführt, die ganz typisch sind. Sollten diese Beschwerden vorkommen kannst du mit den entsprechenden Klängen und Farben arbeiten, um das energetische Gleichgewicht des Menschen über die Chakren wiederherzustellen.

Klangschalen in guter Klangqualität wirken ausgleichend, harmonisierend und öffnend beim Einsatz auf den Chakren. Mit Klangschalen, die den Körperbereichen zugeordnet sind und die ja fast immer zwei bis drei Töne enthalten, erreichst du automatisch auch die Chakren.

Das Wurzel- oder Basischakra

Indisch: Muladhar(a)
Lage: Zwischen Anus und Genitalien
Prinzip: Überlebenskraft, Vitalität, Wille, Urvertrauen, Selbstannahme
Farbe: Leuchtendes Rot
Endokrinsystem: Nebennieren
Körper: Knochen, Zähne, Nägel, Dick- und Enddarm, Anus, Prostata, Blut
Aus dem Lot geraten: Schmerzen im unteren Rücken, Ischias, Materialismus, Knochenleiden, Darmleiden, Unmäßigkeit, Suchtverhalten, oft beteiligt bei Sexualproblemen, gelegentlich Migränebeteiligung.
Heilfarbe: Rot
Planetenton: Neptun, Uranus

Das Sakral-, Nabel- oder Sexualchakra

Indisch: Svadisthan/Swadhisthana
Lage: Zwischen Bauchnabel und Schambein
Prinzip: Sexuelle Kraft, Erotik, Fortpflanzung, Bindungsfähigkeit
Farbe: Orange
Endokrinsystem: Eierstöcke bzw. Testikeln
Körper: Sexualorgane, Nieren-Blasen-System, Verdauung, Sperma, Blut
Aus dem Lot geraten: Viele Probleme des Unterleibs, Nieren- und Blasenprobleme, Harnwegsinfekte, Zysten am Eierstock, Menstruationsbeschwerden, gestörte Sexualität, Unruhe
Heilfarbe: Blau, Hellblau
Planetenton: Synodischer und siderischer Mond, Lilith,

Das Herzchakra

Indisch: Anahata
Lage: Brustkorbmitte seitlich über dem Herzen
Prinzip: Hingabe an das Sein, Liebe, Geborgenheit, Freude
Farbe: Grün und Rosa
Endokrinsystem: Thymusdrüse
Körper: Herz, Blutbildung, untere Lunge, mittlerer Rücken und Brustkorb, Haut
Aus dem Lot geraten: Herzprobleme aller Art, Rhythmusstörungen, Lungenprobleme, Asthma, Blutdruckprobleme, Nervosität, Hautprobleme, Allergien
Heilfarbe: Blau und Gold
Planetenton: Jahreston (OM), Hopi-Herzton

Das Solarplexuschakra

Indisch: Manipura
Lage: Zwischen Bauchnabel und Sternum
Prinzip: Intuitives Wissen, die eigene Mitte, innere Kraft, Selbstbewußtsein, Wille, Macht, Ehrgeiz
Farbe: Goldgelb
Endokrinsystem: Bauchspeicheldrüse
Körper: Verdauungssystem (Magen, Milz, Dünndarm, Leber, Gallenblase) und Bauchraum, Nervensystem, Rücken im unteren Bereich
Aus dem Lot geraten: Erkrankungen des Verdauungssystems (Magen, Leber, Gallenblase, Dünndarm, Zwölffingerdarm, Bauchspeicheldrüse), Beschwerden im unteren Rücken, Eßstörungen (Fettleibigkeit, Magersucht), Diabetes
Heilfarbe: Grün
Planetenton: Sonne

Das Kehl- oder Halschakra

Indisch: Vishuddha
Lage: Halsmitte bei Schilddrüse und Kehlkopf
Prinzip: Kommunikation, Kreativität, sozialer Austausch, konkretes Denken
Farbe: Hellblau, Türkisblau
Endokrinsystem: Schilddrüse
Körper: Hals-Rachenbereich, obere Lunge, Stimmbänder, Speiseröhre, Kiefer, Ohren
Aus dem Lot geraten: Erkrankungen im Hals-Rachenbereich, Stimmverlust, Heiserkeit, Kieferprobleme, Zahnprobleme, Schilddrüsenerkrankungen, Drogenprobleme, Halswirbelsäule, nervöse Beschwerden, Blutdruck, Kommunikatonsprobleme.
Heilfarbe: Gelb und Orange
Planetenton: Merkur und Pluto

Das Stirn- oder Drittes Auge-Chakra

Indisch: Ajna
Lage: Über der Nasenwurzel, zwischen den Augenbrauen
Prinzip: Intuition, höhere Liebe, abstraktes Denken, geistige Kraft, Harmoniestreben
Farbe: Indigoblau
Endokrinsystem: Hypophyse
Körper: Gesicht, Augen, Nase und Nebenhöhlen, Zentralnervensystem, Ohren
Aus dem Lot geraten: Erkrankungen des Gehirns, Nervenleiden, Augenprobleme, Ohrenprobleme, Rückenprobleme,
Heilfarbe: Orange und Grün
Planetenton: Venus, Mars und Saturn

Ganz wichtig: Weder ist die Lage der Chakren bei allen Menschen immer exakt gleich noch sind ihre Funktionen pauschal bei allen Menschen einheitlich. Ebenso sind Behandlungsreaktionen verschieden. Es gilt hier sehr sensibel zu beobachten und eigene Erfahrungen zu sammeln. Bitte die Aufstellung hier nur als Orientierung benutzen (wie alles hier im Buch - wir können es nicht oft genug betonen) und nicht als Dogma. Je nach Autor variieren die Daten! Und, wie schon gesagt, es gibt zahllose weitere Chakren.
Über die normale Klangmassage, wie wir sie hier lehren, erreichst du oft automatisch auch die Chakren. Die intuitive Wahl des richtigen Ortes für die Klangschale führt dich regelmäßig zu ihnen.

Vertraue!

Das Scheitel- oder Kronenchakra

Indisch: Sahasrar
Lage: Über dem Kopf, knapp über dem Scheitelpunkt
Prinzip: Spirituelles Sein, Höchstes Dasein, Buddhabewußtsein
Farbe: Violett, Lila
Endokrinsystem: Zirbeldrüse
Körper: Großhirn
Aus dem Lot geraten: Nervenleiden, Knochenleiden, Gehirnerkrankungen, zerebrale Störungen, Augenleiden
Heilfarbe: Weiß, Gold, Lila
Planetenton: Platonisches Jahr, Chiron

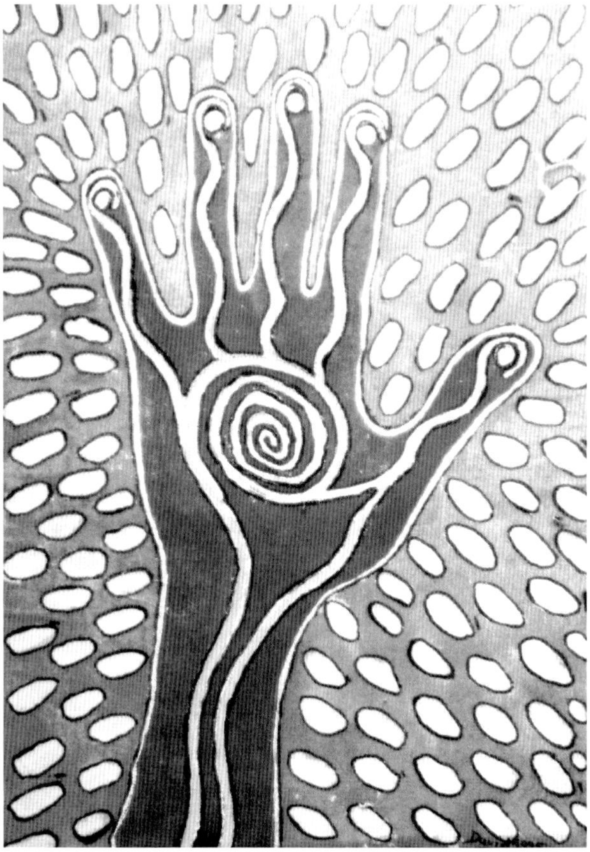

Die Meridiane in der Klangarbeit

Die Meridiane sind Energieleitbahnen, die Organsystemen zugeordnet werden. Wir kennen sie aus der Akupunktur. Die Akupunkturpunkte liegen auf diesen Meridianen. Der ganze Körper mit Armen, Beinen und Kopf ist von diesen Energieleitbahnen durchzogen und es befinden sich weit über hundert Akupunkturpunkte auf denselben.

Punkte wie Leitbahnen sind jedoch meist recht klein, und es bedarf einiger Erfahrung, sie zu tasten und zu finden.

In der Akupunktur werden die Punkte mit feinen Nadeln, in der Akupressur und dem Shiatsu mit Fingern, Händen und Ellenbogen behandelt.

Bitte beachte jedoch: Die Organsysteme, die den Meridianen zugeordnet werden, entsprechen nicht zwangsläufig nur den Organen. Es wäre ein fataler Fehler, zum Beispiel eine erhöhte Sensibilität oder gar Schmerzempfindlichkeit im Lebermeridian mit der Diagnose: „Ihre Leber ist krank!“ gleichzusetzen. Es handelt sich in der Akupunkturlehre vielmehr um Entsprechungen, Regelkreise, Vernetzungsprinzipien und energetische Muster. So können Beschwerden am Lebermeridian gut an der Gallenblase liegen oder an einem Meridian, der in einem Aufbau- oder Kontrollzyklus zum Lebermeridian steht oder an hundert anderen Stellen im energetisches Gesamtorganismus.

Von Klangmasseuren wird immer mal wieder berichtet, daß sie in ihren Klangmassagen mit Klangschalen oder Didgeridoos mit den Meridianen arbeiten. Es dürfte sich dabei meistens um eine grundsätzliche Klangmassage handeln und ist nicht gleichzusetzen mit den Prinzipien der Akupunktur oder des Shiatsu, außer der Therapeut benutzt die präzisen Planetenstimmgabeln (siehe weiter hinten). Oft arbeiten die Heiler hier auch eher mit den Entsprechungssystemen und Regelkreisen, als gezielt mit den Meridianen.

Die Meridiane liegen zum Teil sehr nahe beieinander und es ist nicht möglich, eine einzelne Leitbahn mit einer Didgeridooschwingung oder einem Klangschalenton zu treffen, ohne nicht gleichzeitig andere Punkte anderer Meridiane zu beteiligen.

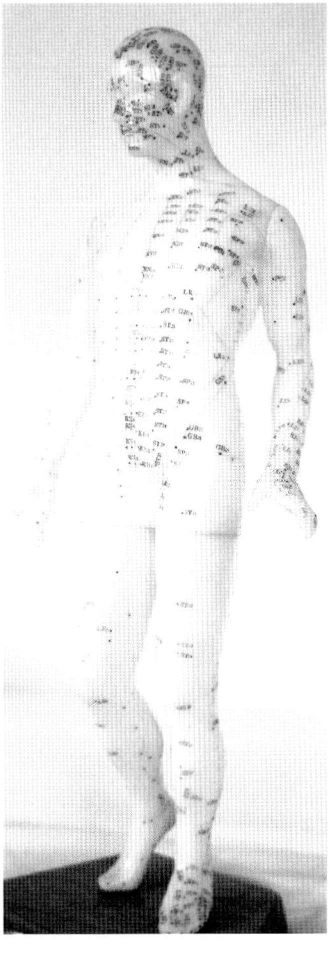

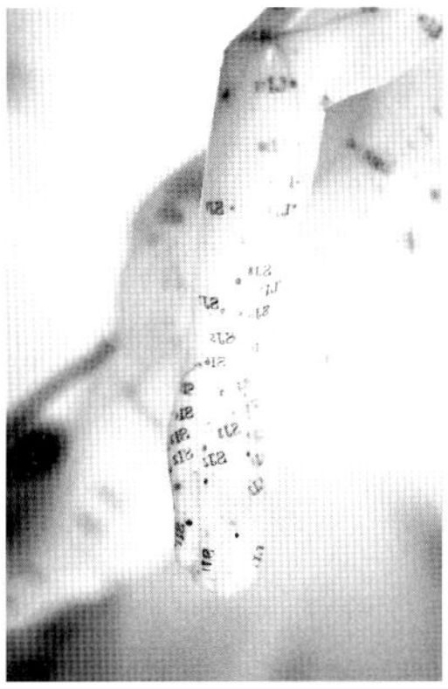

An dieser Akupunktur-Übungspuppe kannst du ganz gut nachvollziehen, warum wir die Arbeit mit den Merianen in der Klangmassage nicht lehren. Die Meridiane liegen so nahe beieinander, daß es nur mit sehr kleinen Klangschalen funktionieren würde, einzelne Meridiane auf dem Rücken oder am Bein zu behandeln. Schon auf der Oberkörpervorderseite, am Arm oder im Gesicht würden wir niemals nur noch einen Punkt oder Meridian mit der Klangschale "erwischen". Wenn du Ton-Akupunktur machen möchtest, benötigst du viel Know-How und Planetenstimmgabeln (siehe nächste Seite).

Die „saubere" Arbeit an den Meridianen erfordert genau das: die einzelne Energieleitbahn muß präzise mit der Nadel oder den Händen getroffen werden.
Treffe ich einen anderen Meridian, so kann ich die gewünschte Wirkung aufheben oder verkehren.
Mir ist es jedenfalls unmöglich, mit einem Didgeridoo einen Arm zu bespielen und mich hierbei am Herzmeridian entlangzuarbeiten, ohne nicht gleichzeitig noch den Dickdarm, die Lunge, den Dünndarmmeridian zu massieren, die alle in einem komplexen Feld von Wechselwirkungen funktionieren. Das hat nicht mehr viel mit der Meridianlehre zu tun, es geht hier einzig darum, das Gesamtsystem zu aktivieren. Was natürlich statthaft ist und funktioniert.
Die Meridianlehre als Bestandteil der Traditionellen Chinesischen Medizin und ihrer Weiterentwicklung unter anderem im Shiatsu ist ein komplexes ganzheitliches System der Diagnose und Therapie und bedarf gründlicher Ausbildung. In der Klangmassage, wie sie hier dokumentiert ist, wird die Meridianlehre nicht angewendet. Bevor Forscher oder Heiler ihre Arbeit nicht nachvollziehbar schriftlich dokumentieren, halten wir die Aussage, sie arbeiten mit den Meridianen für ähnlich schwammig wie die Metallthematik: Möglich ist sicherlich vieles - doch verlassen wir uns lieber auf das Handwerk und dokumentierte Methoden und Techniken, bevor wir in spezifische Teilbereiche abdriften.

Meiner persönlichen Einschätzung nach kann man mit Klängen, so zum Beispiel dem Didgeridoo, durchaus über die Meridiane arbeiten kann. Man muß die Wirkung des Klanges mittels geistiger Kräfte gezielt in einzelne Meridiane projizieren. Doch das ist energetische Arbeit und nicht Klangmassage.

Es gibt einfachere Methoden für diesen Themenkreis. So zum Beispiel die Phonophorese.

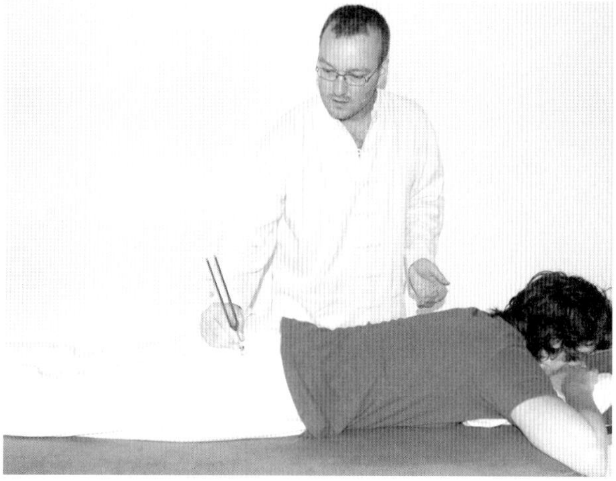

Chirurgie in der Klangmassage

Die Planetenstimmgabeln

Eine sehr präzise und wirkungsgenaue Methode der Arbeit mit Klängen und insbesondere Planetenklängen ist die Arbeit mit Stimmgabeln, die auf die kosmischen Töne gestimmt sind. Man kann sie anschlagen und dann den Schaft der Stimmgabel auf den Körper eines Klienten aufbringen (Fotos diese Seite). Die Klangschwingung pflanzt sich so in den Körper fort. Man spricht hier auch von Phonophorese, wobei dieser Begriff als medizinische Definition gerade erst geschaffen wurde: Es geht um die „Einspeisung von Klang in der Organismus", wenn ich das richtig verstanden habe. Genau genommen ist die Klangmassage also Phonophorese und nicht nur die Arbeit mit Planetenstimmgabeln.
Die Berührungsfläche des Stimmgabelschaftes zum Körper ist nur wenige Quadratmillimeter groß. Dementsprechend präzise läßt sich die Schwingung punktgenau auf Akupunkturpunkte, Chakren, Fußreflexzonen oder im Bereich behandlungsbedürftiger Stellen einbringen. Im Vergleich zu den flächig wirkenden Klangschalen oder gar den gewaltigen Planetengongs sind die Stimmgabeln geradezu klangchirurgisch einsetzbar. Jedoch sind die Indikationen für den Einsatz von Stimmgabeln und Klangschalen oder Gongs nicht die gleichen: Für die Stimmgabelarbeit sind Setting

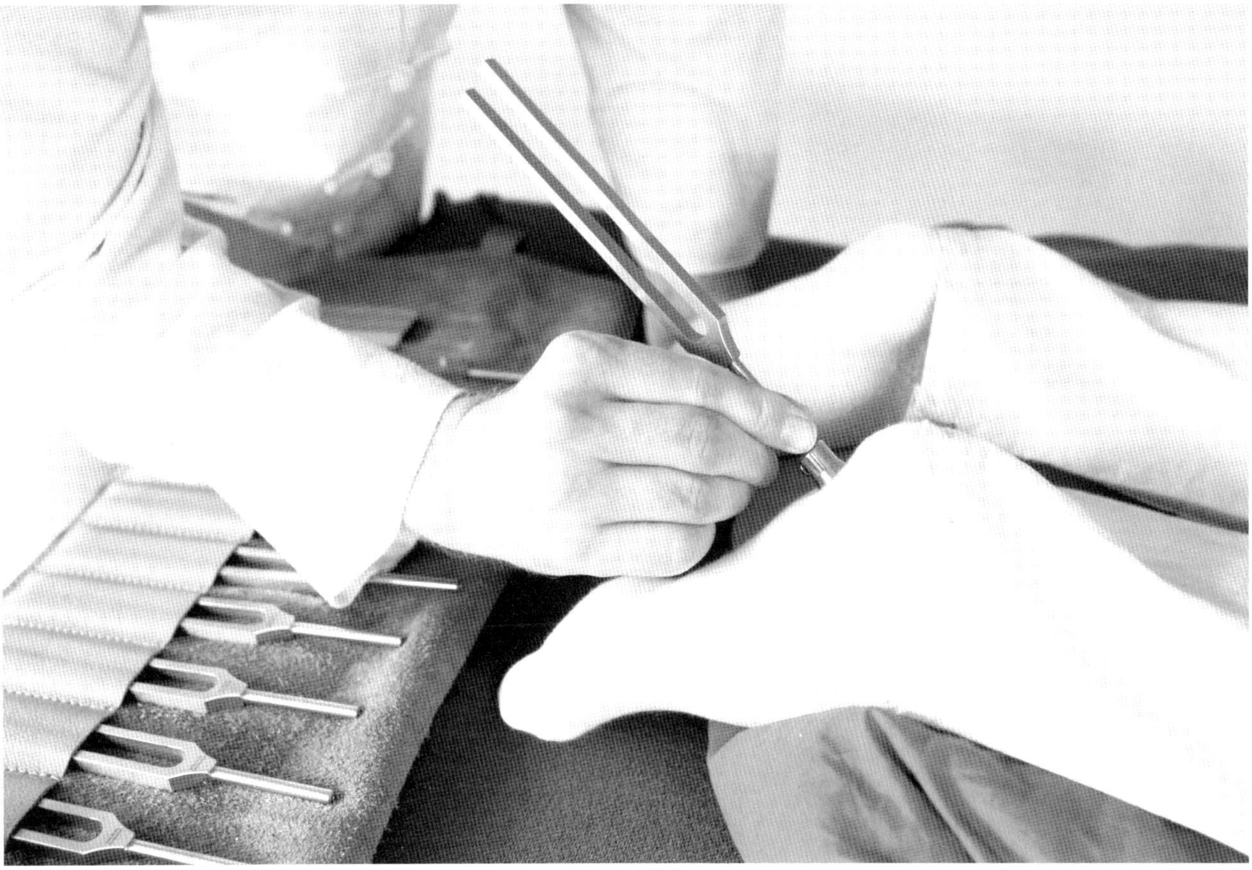

und harmonisch-entspannender Ablauf der Behandlung von eher zweitrangiger Bedeutung beziehungsweise werden von anderen Parametern bestimmt. Die Phonophorese ist weit von einer Wellness-Anwendung entfernt, sie ist therapeutisch hochwirksam. So konnten wir nach ersten Tests mit dieser Methode schnell feststellen, daß der zügige Wiederholungszyklus, den wir für die Klangmassage empfehlen, bei der Klangakupunktur nicht zu empfehlen ist. Die Sounds wirken tief und langanhaltend, einige Wochen dürfen zwischen zwei Behandlungen wohl durchaus vergehen, während in der Klangmassage mit Klangschalen oder Gongs mehrere Sitzungen in kürzerer Folge zu empfehlen sind.

Nicht das Kranke bekämpfen, sondern das Gesunde stärken

Ein ganz elementares Prinzip der chinesischen Künste arbeitet präventiv, das heißt, es versucht, Gesundheit zu erhalten anstatt das Kranke zu bekämpfen.

Die traditionellen chinesischen Wissenschaften haben eine viel komplexere Herangehensweise, der stets die Weisheit zugrunde liegt, daß eine aktuelle Problematik fast nie Ausdruck eines zeitlich-aktuellen Geschehens ist, sondern vielmehr das Resultat einer Entwicklung, die schon lange vor dem aktuellen Problem ihren Anfang hatte. Ausdruck jeglicher Krankheit ist immer eine Verschiebung im Gleichgewicht der elementaren Yin und Yang-Kräfte wie auch in einer Verschiebung der Energien innerhalb der fünf Wandlungsphasen Erde, Feuer, Wasser, Luft und Metall. Die Ursache ist eigentlich immer ein Fehler in der Lebensführung: Mangelnde oder zuviel körperliche und geistige Tätig-

keit (Thai Chi und Chi Gong helfen hier), Mangel oder zuviel von einem oder mehreren bestimmten Nahrungsmitteln (naturgemäße Ernährung und Kräuterkunde als Vorbeugung), schlechte Einbindung des Menschen in seine geographische wie persönliche Umwelt (Feng Shui widmet sich diesem Bereich). Oder ein Verlust eines Seelenanteil, wie auch die Belastung durch andere Seelen oder nichtmenschliche geistige Kräfte (Feng Shui und Schamanismus sind die alten Therapieformen).
In der Akupunktur schließlich wird traditionell so gut wie gar nicht symptomatisch genadelt (Heutzutage wird jedoch bei sehr vielen Heilern mit Akupunktur-Zusatzausbildung sowohl im Westen wie im Osten symptomatisch gearbeitet, mit großem Erfolg und ohne die Nebenwirkungen chemischer Mittelchen. Es ist also nicht schlecht, es ist nur nicht vollkommen.
Vielmehr wird über eine Puls- und Zungendiagnose stets der energetische Gesamtzustand des Patienten analysiert und dann ganz individuell genadelt.
Wir können zwei sehr kluge Prinzipien der TCM auf die Klangmassage übertragen.

Das erste Prinzip der TCM

Jede Behandlung individuell abstimmen

Zwei Therapien für zwei Menschen mit dem gleichen Symptom. Jede Behandlung wird auf den einzelnen Patienten abgestimmt und nicht auf die Krankheit! Individualität steht im Vordergrund.
Auffällig zeigt sich diese Sichtweise auch bei der Herstellung von Kräuterrezepturen für Tees. Zwei Menschen mit Erkältung bekommen beim Traditionellen Akupunkteur jeweils einen anderen Heiltee. Für den Chinesen wäre es reiner Blödsinn, einfach einen Erkältungstee zu trinken - wie soll ein Tee für 1000 Menschen wirken?
Interessant, daß sowas von den Chinesen kommt, die eigentlich den Organismus Staat und Gesellschaft höher bewerten als die Rechte des Einzelnen.

Das zweite Prinzip
Nicht die Störzone direkt behandeln

Nicht die Krankheit steht im Fokus unseres Interesses als Klangmasseure, sondern das System Mensch. Immer wird der Mensch behandelt, nie eine Krankheit. Einen Merksatz kannst du hier verinnerlichen: Nie die Krankheit bekämpfen, sondern das Gute stärken. So stellt sich das Gleichgewicht der Kräfte längerfristig erfolgreicher wieder her. Übertragen auf die Klangmassage: Wenn der Klient zum Beispiel an einer speziellen Stelle am Rücken eine Verspannung hat, dann setzen wir die Klangschalen *nicht* auf die Verspannung. Wir setzen sie überall hin, nur nicht auf die Verspannung.
Die Verspannung, die sich an einer lokalen Körperstelle äußert, ist nur der fühlbare Ausdruck eines Drumherums, das aus dem Gleichgewicht geraten ist. So setzen wir die Klangschalen rund um die Verspannung ein und sorgen so erfolgreich dafür, daß die Blokkaden, die einst die Verspannung verursachten, sich lösen können. Fließt die Energie in den Außenbereichen wieder, so löst sich auch der Stau im Zentrum. Probiere es aus: es funktioniert.
Die Ursache für eine Spannung liegt nie in der Spannung selbst. Die Spannung ist nur Ausdruck für eine Störung im Prozeß. Behandle ich den Ort der Spannung, komme ich oft nicht langfristig weiter. Behandle ich den ganzen Menschen und stärke ich seine Immunkräfte, dann helfe ich ihm auf jeden Fall.

Die Reflexzonen in der Klangmassage

Fuß- und Hand-Klangmassage

Die Fußreflexzonen-Klangmassage

Die Fußreflexzonentherapie hat sich in den letzten zwanzig bis dreißig Jahren weltweit erfolgreich etablieren können. Ihre Ursprünge reichen bis zu viertausend Jahre zurück - schon im alten Indien wurden Behandlungen an den Druckpunkten der Füße vorgenommen.

In den Fußreflexzonen finden wir den ganzen Menschen gespiegelt. So sind sämtliche Organe, das Nervensystem, Hormon- und Lymphsystem sowie die Wirbelsäule als Reaktionszonen in verschiedenen Körperteilen (eben den Füßen, aber auch den Händen, der Zunge, dem Gesicht und dem Ohr) vorhanden. Das heißt, daß zum Beispiel eine Erkrankung an der Blase in der entsprechenden Reaktionszone am Fuß diagnostizierbar ist und umgekehrt, daß über die Behandlung des Fußes Einfluß auf die betreffenden Organe und Organsysteme genommen werden kann. Viele Volkshochschulen bieten einführende Seminare zum Thema an. Leider finden sich zahlreiche Menschen, die nach einem Wochenende an der VHS meinen, professionell Fußreflexzonenmassage geben zu können. Die Methode ist jedoch nicht so ohne - falsche Anwendungen können zum Beispiel dazu führen, daß Klienten während der Massage kollabieren - das ist mir selbst während einer Weiterbildung in der Therapie geschehen. Trotz eifriger Intervention der erfahrenen Kursleiterin dauerte es über zwei Stunden, bis mein Kreislauf sich wieder normalisiert hatte.

Ich habe nach der Methode der Heilpraktikerin Hanne Marquardt gelernt. Sie hat die Fußreflexzonenmassage nach Deutschland gebracht und fortentwickelt. Nach ihrem Ansatz wird der Fuß sehr dynamisch und tief vom Fußreflexonentherapeuten bearbeitet, das geht häufig unter erheblichen Schmerzen ab, tut aber am Ende immer sehr gut und überfordert einen wirklich nur in seltenen Fällen, wenn ein nicht vollständig ausgebildeter Mensch da rummurkst (wie es meinem armen Partner in der Ausbildung an meinen Füßen eben widerfuhr).

Es gibt andere Schulen, die arbeiten sehr sanft, das ist auch sehr schön und ähnelt mehr den Optionen, die wir mit der Klangmassage haben.

Natürlich erreichen wir über das Plazieren und Anspielen der Klangschalen auf dem Fuß die Fußreflexzonen mit den Klangschwingungen auf bewährt sanfte Weise, jedoch nicht annähernd so präzise wie der Fußreflexzonen-Therapeut mit seinen Händen. Es handelt sich bei der Klangmassage der Reflexzonen ähnlich wie beim Bespielen der Meridiane eher um eine Flächenaktivierung. Bei den Fußreflexzonen ist diese generelle Aktivierung jedoch ganz in Ordnung. Es handelt sich eben um eine Klangmassage des gesamten Organismus oder gewisser Abschnitte und nicht, wie in der Akupunktur oder der Tonakupunktur, um die gezielte Einwirkung auf einzelne energetische Punkte und Regelkreise.

Besonders hilfreich finde ich die Fußreflexzonen als Diagnosehilfe. Wenn eine spezielle Stelle am Fuß weh tut, dann kannst du den Beschwerdebereich einem Organbereich zuordnen.

Im Gegenzug kann ein Klient auch über Beschwerden klagen und man kann den Fuß abtasten und prüfen, ob die Selbstdiagnose des Klienten wohl stimmt. Zur

Diagnosetechnik braucht man allerdings schon einige Fachkenntnis.
Mit einer kleinen Klangschale kannst du viele der Zonen relativ genau erreichen. Natürlich erreichst du - wie gesagt - gleichzeitig auch die Reflexzonen rundherum.

Die Reflexzonen in der Hand

Die Hände solltest du in der Klangmassage nie vergessen. Auch sie enthalten die Reaktionszonen des Körpers. Sie sind oft sensibler für die Empfindung der Klangschwingungen als die Füße. Wen wundert's, auf ihnen wird ja nicht herumgelaufen.
Irgendwo habe ich gelernt, daß die Fußreflexzonen eher dem körperlich-materiellen Bereich zugeordnet werden (auf der Erde stehen und gehen), während die Zonen in der Hand eher die geistig-spirituellen Aspekte (mit ihnen suchen wir den Himmel zu fassen) der Reaktionszonen reflektieren.
Mit einer Klangschale auf der Hand, die ihre Schwingung über ihren Boden gut in deine Hand fortsetzt, kannst du die Reflexzonen deines ganzen Körpers massieren. Eine Klangschale auf der Hand hört sich schon alleine deshalb weit beeindruckender an, als wenn man sie vor sich stehend anspielt. Auf der Hand hört der ganze Körper sie über die Reflexzonen mit an.

Meridianzonen-Sequenz im Hara

Interessant für die Klangarbeit sind die Reflexzonen allemal. Es ist gar nicht nötig, die genauen Reflexpunkte zu kennen. Immerhin liegen auf der Hand oder dem Fuß alle Organe, Systeme, Augen, Hirn, Rücken, einfach alles angeordnet. Das ist nicht viel Platz für einen ganzen Menschen, doch er ist da komplett vertreten.

Auch dein Bauch enthält ähnliche Zonen. Im Shiatsu sind sie als Meridianzonen-Sequenz bekannt - sie sind eine Art Kombination aus Akupunktur- und Reflexzonenlehre. Arbeitet man im Shiatsu am Bauchraum mit den Meridianzonen, muß man sehr achtsam vorgehen. Der Klient ist hier sehr empfindsam und reagiert oft stark emotional auf die Arbeit an seinen Zonen.

Die Harazonen erreichst du gut in der Eigen-Klangmassage. Stell eine große Schale auf deinen Bauch und verschiebe sie ab und an. Du behandelst über diese Zonen deine gesamten inneren Organe mit den Klängen.
Tut gut!

Skizze: Die Harazonen auf deinem Bauch

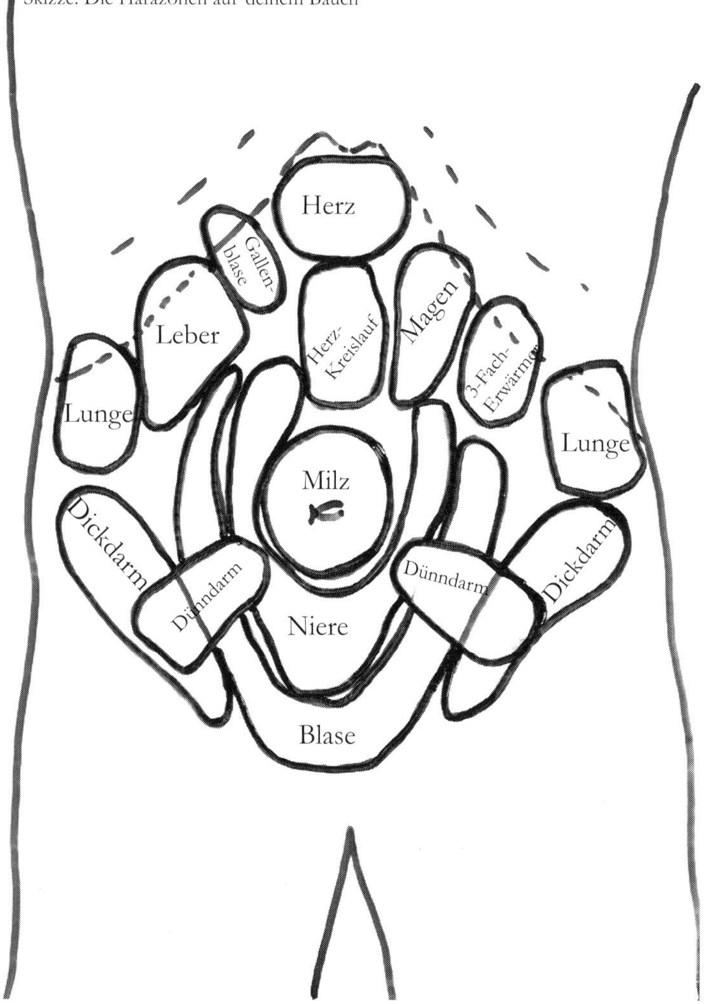

Anhang

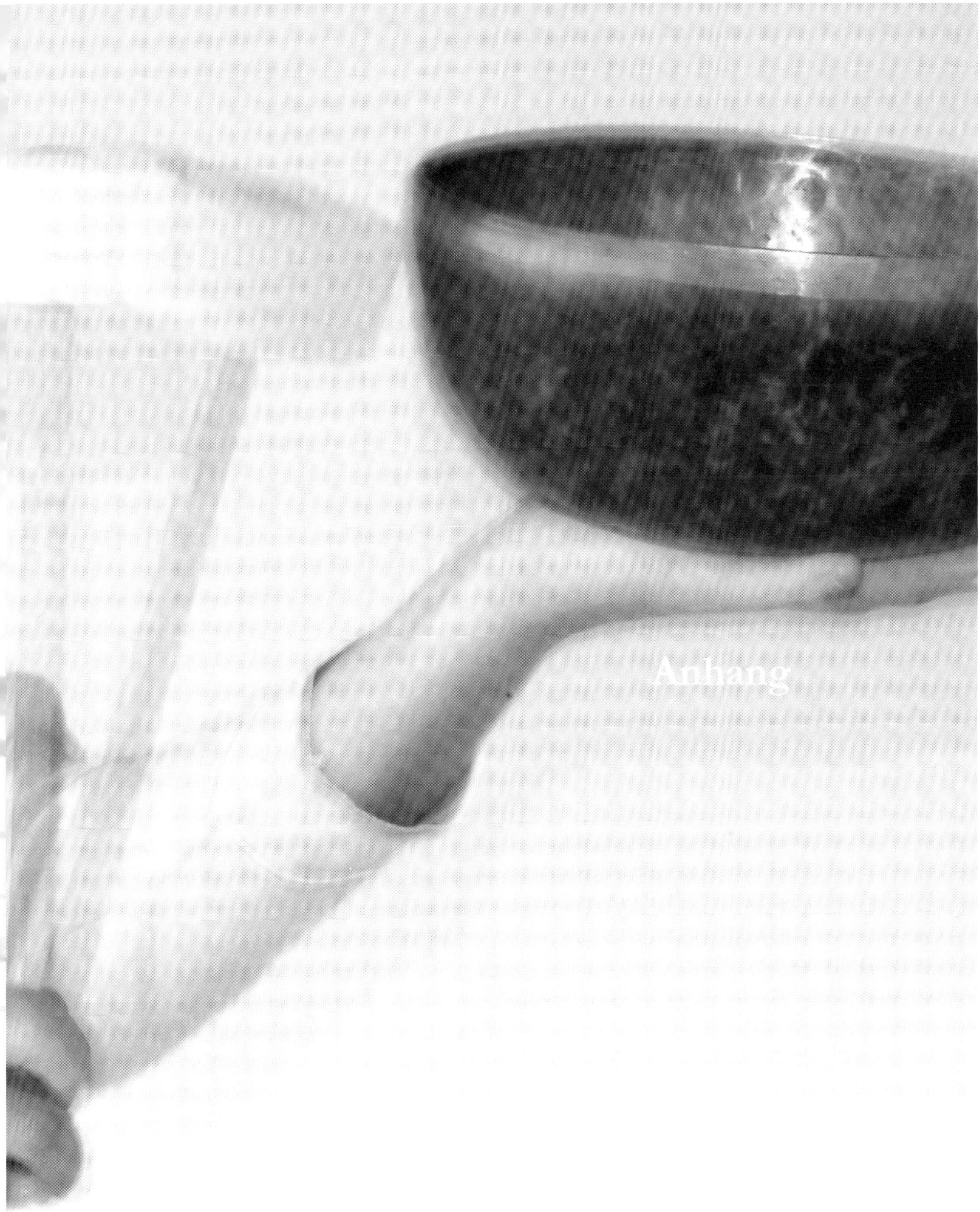

Seminare, Aus- und Weiterbildungen

Für wen empfiehlt sich eine Klangmassage-Ausbildung?

Wenn dich Klangschalen und die Klangmassage faszinieren und du für dich und deinen Partner oder Familienmitglieder Klangmassagen machen möchtest, so kann dieses Buch dir durchaus das nötige Rüstzeug mitgeben, um eine solche Klangmassage durchzuführen.

Wenn du in einem heilerischen Beruf tätig bist, zum Beispiel als Heilpraktikerin oder als Physiotherapeut, und wenn du als solcher eben auch mit Klangschalen arbeiten möchtest, so mag das Buch und mit einiger Übung ebenfalls genügen. Sei dennoch achtsam, was deine Fähigkeiten betrifft. Eine Weiterbildung kann nur guttun und du kannst sie steuerlich voll geltend machen.

Planst du Klangmassagen auf professionellem Niveau als Klangmasseur oder Klangmasseurin anzubieten, dann genügt es nicht, dieses Buch durchzulesen und all die Übungen und Tips zu üben und nachzumachen, dann solltest du eine Aus- oder Weiterbildung in Klangmassage machen.
Kein Buch kann ein gutes Seminar, gar eine ganze Ausbildung ersetzen. Du solltest in jedem Fall gemeinsam mit vielen anderen Schülern eine Ausbildung bei einem leibhaftigen Lehrer machen.

Warum ist eine Ausbildung so wichtig?

Jeder Mensch macht Fehler und jeder Mensch täuscht sich in einem gewissen Ausmaß über sein Können und Nichtkönnen und über seine Wirkung auf die Welt. So darf ich als Buchautor und Seminarlehrer feststellen, daß viele Menschen einfach nicht tun, was in einer Anleitung steht, sondern das, was ihnen selbst logisch erscheint. Das jedoch ist häufig nicht der Weg, der zum gewünschten Ziel führt.
Erwachsene neigen sogar recht häufig dazu, Dinge, die ich direkt vorführe, falsch nachzumachen. Kinder, so sie nicht schon verlernt haben, aufmerksam zu sein, folgen viel zügiger einer Anleitung körperlicher Bewegungsvorgänge als viele ältere Menschen.

So kann es durchaus vorkommen, daß du der Meinung bist, eine Anspieltechnik oder einen Ablauf aus einem Buch oder vom Lehrer abgeguckt völlig korrekt nachzuvollziehen. Der Lehrer jedoch erkennt sofort, daß du die wichtigsten Kleinigkeiten nicht beachtest. Er kann deine Wahrnehmung auf diese Kleinigkeiten lenken und so für deine Vervollkommnung sorgen.
Eine Technik anzuschauen und erläutert zu bekommen ist ein multisensualer Vorgang: Wir nehmen das Geschehen mit mehreren Sinnen wahr anstatt nur in einer Beschreibung zu lesen. Der Live-Unterricht ist fast immer dem Buch überlegen!

Sich als Klangmasseur zu verbessern, zu erweitern und zu vertiefen ist einfacher, wenn du dich öffnest für neue Wahrnehmungen. Mit Offenheit kannst du erfahren, daß noch unglaubliche Potentiale in dir schlummern, die des Erkennens und der Nutzung harren. Genauso wirst du aber erfahren, daß du Grenzen hast, fehlbar bist und beim besten Willen über das Universum nur sehr wenig wirklich weißt.

Über die eigenen Stärken und Schwächen wissen viele Menschen nur sehr bedingt Bescheid. Sie brauchen Hilfe von außen: Feedbacks, Austausch, Reaktionen, die ihnen, die dir zeigen, wo du wirklich stehst, wie du und dein Tun auf die Menschen wirkten. Wir sind auf konstruktive Kritik und Korrektur angewiesen. Jeder seriöse Therapeut geht in eine Supervision - er arbeitet sein Leben und sein Arbeiten mit Hilfe einer Kollegin auf.

Verlaß dich darauf: Du glaubst, du tust die Dinge richtig, du tust sie so, wie die Profis es machen, du tust sie so, wie sie in den Büchern stehen. Und dann erfährst du, daß Winzigkeiten, ein Millimeter in der Verschiebung deiner Handposition, ein Augenblick des Atmens darüber entscheiden können, ob ein Vorgang während der Klangmassage wirkungsvoll oder wirkungslos abläuft.

Erfahrungsaustausch

Unserer Ansicht nach ist das wesentliche Element in der Aus- und Weiterbildung die Übung mit erfahrenen Lehrern wie auch mit deinen Mitschülern. Der Austausch über Vorgänge, Gedanken und Gefühle, die den Klangmassage-Prozeß betreffen, ist enorm wichtig.
Die Kommunikation, die über die reine Übung hinausgeht, das Drumherum einer Ausbildung oder von weiterbildenden Seminaren kann dem ambitionierten Klangarbeiter in wenigen Wochen mehr Impulse, Visionen, Ideen, produktive Kritik und ermunternde Bestätigung bringen, als hundert Jahre langes Studium in der Einsamkeit es vermag.

Bei welcher Schule lerne ich die Klangmassage?

Es gibt inzwischen auf dem Ausbildungsmarkt der Klangmassage einige Anbieter und es werden in Zukunft sicherlich noch einige hinzukommen.
Welche die richtige Ausbildung für dich ist, mußt du selbst herausfinden. Nur ein wichtiger Tip: Du solltest unbedingt versuchen, den Ausbilder vor Ausbildungsbeginn live zu erleben. Dies kann auf einem Einführungs- oder Informationsvortrag geschehen oder besser noch, du nimmst bei dem Ausbilder zuvor eine Klangmassage.
Erst nachdem du diese Probe gemacht hast, solltest du dich entscheiden, bei wem du die Ausbildung machen möchtest. Alternativ kann es hilfreich sein, einem Klangmassage-Ausbilder bei einer Klangmassage zuzugucken. Frank betont, schon das Zugucken muß dich entspannen, harte Anschläge oder unruhiger Rhythmus sollten nicht zu hören sein. Ein guter Lehrer kann auch während einer Klangmassage erläutern, was er da gerade warum macht, ohne daß er aus dem Konzept gebracht wird und in Unruhe verfällt.

Der Erfolg einer Ausbildung kann mit deiner ganz persönlichen Affinität zu dem Ausbilder stehen oder fallen. Da helfen dir auch keine Tips und Empfehlungen von Freunden oder Kollegen oder aus Zeitschriften, wer denn nun eine gute Ausbildung anbietet oder nicht. Wenn die Chemie zwischen dir und dem oder den Ausbilder(n) nicht stimmt, dann fügst du dir womöglich mehr Leid als Freude zu.
Aus genau diesem Grunde kann auch ein Buch keine Ausbildung empfehlen, keinen Ausbilder besonders loben. Jeder hat so seine Schwächen und Stärken und was mir gut gefällt, mag Frank nicht zusagen. Was du klasse findest, finde ich dilettantisch, was ein Freund von dir zweifelhaft fand, könnte dir helfen, einen Zweifel zu überwinden.
Lerne den Ausbilder persönlich kennen, bevor du dich für die Ausbildung verpflichtest.

Weiterbildungen

Ich bin ein großer Freund der Weiterbildung durch Seminar und Literatur. Es ist ein Zeichen von möglichem Stillstand, wenn ein Praktiker in welchem Bereich auch immer, nicht regelmäßig an Weiterbildungen oder Austauschseminaren oder Konferenzen zum Thema seiner Profession teilnimmt. Auch Seminare, Workshops und Weiterbildungen, die nur im weiteren Sinne mit der Thematik seiner Profession zu tun haben, gehören dazu.

Zum ersten gehören für den professionellen Klangmasseur alle Themen rund um die Klangschalen, Klangmassage: Techniken, Methoden, neues Wissen. Erfahrungsaustausch und so fort. Zur zweiten Kategorie zähle ich Fachbereiche oder Disziplinen, die dazu beitragen können, daß ich als Klangmasseur in vielfacher Hinsicht leistungsfähiger im Sinne einer ganzheitlichen Behandlungstiefe werde, von der ich so häufig im Buch schreibe.
Es kann sich zum Beispiel um Kurse über

- ➪ Gesprächsführung
- ➪ Aromakunde (Einsatz von Duftölen während der Klangmassage)
- ➪ Anatomie und Physiologie des Menschen
- ➪ Atemschulung
- ➪ Bewegungsschulung (Yoga, Tai Chi, Qi Gong oder ähnliche) handeln
- ➪ Wahrnehmungsschulung

andere Massageschulen beziehungsweise Techniken und viele andere mehr handeln.

Es geht nicht unbedingt darum, neue Techniken und Methoden für deine Klienten anzubieten, als vielmehr darum, selbst zu wissen, was geht, wo sind die Grenzen und Potentiale verschiedener Methoden, wo können sie sich ergänzen.

Wenn du mit offenem Herzen arbeitest, dann werden dir unserer Erfahrung nach schon die passenden Menschen und Weiterbildungen begegnen. Neugier belohnt das Universum stets recht (groß)zügig mit der Möglichkeit, diese „Gier" auch zu stillen.
Wir können dir nur empfehlen, darauf zu achten, daß sich der oder die Ausbilder nicht als Guru(s), als Inhaber der einzigen Wahrheit oder als die „Besten" ihrer Zunft darstellen. Wer darauf pocht, das einzig wahre Wissen, die einzig richtige Methode und überhaupt die besten Klangschalen anzubieten, der outet sich als nicht sonderlich professionell.
Jede Schule hat ihr Für und Wider, jede Klangschale hat ihre Fans und jene, die sie nicht so mögen.

Weiß ein Ausbilder immer am besten Bescheid?

Es ist ein Zeichen der Zeit, daß sehr viele Menschen der eigenen Wahrnehmung nicht mehr trauen und lieber denen anderer Menschen folgen. Sei es in der Erziehung, der Bildung, der Medizin, der Liebe, der Politik: Überall gibt es immerzu Menschen, die uns ihre Ideen und Visionen zu ihrem Vorteil überpfropfen wollen, und viele Menschen finden das sogar ganz gut.
Drum sei ruhig kritisch gegenüber jedem Lehrer, jedem Buch, jeder Methode, wenn du das Gefühl hast, daß irgend etwas nicht stimmig ist bei dem, was er macht, was er schreibt.
Eine Technik kann für tausend Menschen gut sein, für dich muß das nicht automatisch auch zutreffen. Es liegen regelmäßig Tausende und Millionen von Menschen mit ihrer Einschätzung von Wirklichkeit falsch. Davon berichten dir jeden Tag die Nachrichten: Konzerne versieben wegen falscher Beratungen Millionen, Staaten (besonders auch der unsere) verpulvern jedes Jahr Milliarden und Abermilliarden für Projekte, bei

denen nichts so lief wie es sollte. Immer wieder ziehen überall auf der Welt Menschen in Kriege und massakrieren, vergewaltigen oder vertreiben andere Menschen - immer mit dem Gefühl, das Richtige zu tun. Immer denken überall schrecklich viele Menschen, sie haben recht. Eines der Grundprobleme unserer Welt.
Was uns betrifft, die Autoren dieses Buches: Wir haben auf keinen Fall recht! Nichts in diesem Buch ist verbindlich für dich. Es ist nur unsere Sicht der Dinge. Finde deine eigene Sicht.
Vertraue auf die Stimme deines Herzens.
Manchmal entscheidet ein Herz logisch nicht richtig, emotional aber sehr wohl. Dann kannst du nicht erklären, warum du jemanden nicht magst oder warum dir eine Anweisung des Ausbilders Unbehagen macht. Vertraue deinem Gefühl.
Jeder macht Dinge, die nicht für andere gut sind.
Der Ausbilder genauso wie du.

Auf der anderen Seite: Selbst wenn du dir ganz sicher bist, daß eine vom Ausbilder oder von einem Mitschüler gemachte Äußerung, eine Anleitung oder ähnliches gar nicht stimmen kann, so prüfe es nach! So arbeitet Wissenschaft. Ideen und Phänomene, die eigentlich nicht sein dürften, werden untersucht und siehe da: Manchmal kommen neue Erkenntnisse dabei heraus. Die größten Erfindungen seit Jahrhunderten wurden auf genau diesem Wege gemacht: Man stolpert über eine vermeintliche Ungereimtheit. Man prüft sie aus einem neuen Blickwinkel und häufig entdeckt man dabei: Oh, es funktioniert!

Trau dir zu, nein! zu sagen und
trau dich ebenfalls, etwas Neues auszuprobieren, was dir widersinnig erscheint. Vorgestern noch war die Welt eine flache Scheibe, gestern noch nannte die Medizin Akupunktur und Homöopathie verächtlich „Esoterik", heute fangen alle Glaubensgebäude an zu wanken und schon immer haben wache Menschen festgestellt, daß es gut ist, den eigenen Erfahrungen mehr zu trauen als den Dogmen scheinbarer Autoritäten, Staaten oder Kirchen.
Nur das, was du selbst erlebt hast, kannst du verinnerlichen und leben. Was nützt dir das Wissen von Frank, Zoran, mir oder tausend anderen? Es kann dich nur anregen, selbst Wissen zu erwerben. Wissen erwirbst du, indem du Erfahrungen machst. Indem du ausprobierst.

Index
Stichwort- und Personenregister

Abaton Vibra 156
Ablauf einer Klangmassage 106
Absetzen, klingende Schalen 59f
Abstellposition der Klangschalen 52f
Alte Klangschalen 35
Ankling-Möglichkeiten 51f
Anspielenergie, Richtung 58
Anspieltechnik 71ff
Anspielübung, Blind 76f
Apalliker 32
Assam-Schalen 35
Äther und Erde 39f
Ätherische Öle 69
Auflösung eines Ungleichgewichts 57f
Aufzeichnungen zur Klangmassage 112
Aura 93ff, 105, 110
Ausbilder 11, 29
Ausbildungen in Klangmassage 149ff
Ausklang der Klangmassage 111
Ausschwingen der Schalen, Übung 79f
Ausstattung für Klangmasseure 45ff
Auswahl der Schalen für die Massage 101f
Autismus 32
Baden mit der Klangschale 120
Bauchbeschwerden 32
Baukunst, christliche 19f
Behandlungsfolge 114
Behandlungsraum 65
Beistelltischchen 52f
Bengalen-, Bengali-Schalen 35
Beratung und Klangschalenkauf 38
Bewegen, klingende Schalen 60
Bihari-Schalen 35
Biorhythmustöne 136
Blindes Spiel 55, 76f
Blockade der Klangschwingungen 57f
Bön-Schamanismus 31
Buchtips 156
Buddhismus 31
Chakra, Chakren 138ff
Chirurgie 28
Clap Tzu 62, 156
Clearen 100f
Cousto, Hans 23, 43, 123ff
Cramer, John 17
Dämonen 44
Decken und Kissen 69
Definition Klangmassage 21
Dehnen und räkeln 111
Descartes 18
Didgeridoo 12, 23, 44
Dobretzberger, Fritz 124
Drei-Säulen-Prinzip 71ff
Dritte Säule 80f
Drogenkonsum und Klangmassage 63
Duftlampen 69
Durchblutungsstörungen 32
Eigen-Klangmassage 115ff
Einsatzgebiete der Klangmassage 31
Elektroanlagen im Massageraum 67
Elektrolyt-Haushalt 61
Elektrosmogbelastung 25
Elementale 44
Emoto, Masaru 26f
Endokrinsystem und Töne 43
Energetische Raumreinigung 68
Energiefeld des Menschen 93ff
Energieparasiten 44
Engel, dunkle 44
Entwicklung von Instrumenten 36
Erde und Äther 39f
Erfahrungsaustausch 150
Erstes Anspiel 105
Erstverschlimmerung 33
Erweckung 111
Esoterik 21, 40
Evolution der Klangkultur 23
Extraktion, schamanische 44
Farben und Hormonsystem 43
Farbengestaltung des Massageraumes 67
Feng Gong 68
Feng Shui 20, 33, 156
Fernabnahmegesetz 38
Finger, lauschende 57
Fluß 77ff, 109f
Fokussieren 100f
Freude, das Prinzip 82
Fußbad in der Klangschalen 119f
Füße, Klangmassage der 107f
Fußreflexzonenmassage 145f
Gedanken, Kraft der 74f
Gelenkbeschwerden 32
Geomanten 20
Geschützte Namen 21
Gimzweski, Prof. James 25
Gold 40
Gongs 12, 23
Grenzen der Klangmassage 32
Handhaltung mit Klangschale 50ff
Handreflexzonen, Klangmassage der 113. 145
Hara 145
Harmonikale Gesetze 25
Hefezellen singen 26
Heilkultur 26
Heilung und Krankheit 28
Hess, Peter 21, 23
Himalaya-Klangschalen 35
Hintergrundstrahlung, kosmische 17
Hölzer im Massageraum 67
Homöopathie 32
Hyperaktive Kinder 32
Indien 35
Inquisition 19
Institution Kirche 20
Instrumentenbau 36
Japanische Rin-Klangschalen 35
Kauf von Klangschalen 37f
Kirchen und Klangmassage 19f, 22,
Kissen und Decken 69
Klang in der Sinneswahrnehmung 21
Klänge und Wirkung 24
Klangkörper, Kirchen als 20
Klangkultur 11
Klangmassage Bauchseite 113
Klangmassage der Aura 93ff
Klangmassage der Füße 107ff
Klangmassage erleben 14
Klangmassage Handreflexzonen 113
Klangmassage nach Peter Hess 21
Klangmassage und Geschichte 23
Klangmassage und Tiere 90
Klangmassage, Definition 21f
Klangmassage, Grenzen der 32f
Klangmassage, verschiedene Ansätze 29
Klangmasseur und Setting 63
Klangmasseure, Ausstattung 45ff
Klangphysik der Kirchen 19f
Klangschalen neben dem eigenen Ohr 77
Klangschalen und Soundeigenschaften 35
Klangschalen und Wirkung 25
Klangschalen, verschiedene 34ff
Klangschalen, Wirkung prüfen 38f
Klangschalen-Bad 119f
Klangschalen-Herstellung 24
Klangschalenkauf 37
Klangschalenreinigung 70
Klangschalenzubehör 34ff
Klangwelle 80f, 109f
Klöppel 45
Koha-Verlag 27
Koma 32
Kombination der Planetentöne 126ff
Konzentrationsstörungen 32
Konzerte, Reaktionen auf 22
Kopfschmerzen 32
Kopfstütze an Massagetischen 62
Kosmetische Klangmassage 116
Kosmische Oktave 23
Krankheit und Heilung 28
Kristallklangschalen 34
Kuh 90
Kultur und Sprache 17
Lärm 21
Lauschende Finger 57
Lebenskrisen 32
Liebe und Klangmassage 29
Liebe, das Prinzip 82f
Liegepositionen 103
Lindner, David 155
Lourdes-Wasser 41
Manipuri-Schalen 35
Männliches Prinzip 39f
Marketing 156, 160
Marketingdenken 40ff
Marquardt, Hannse 145
Massageliegen 61f
Medizin, Traditionelle Chinesische 28, 141f
Meridiane und Klangmassage 141f
Meridianzonen-Sequenz im Hara 145
Metalle und Klangschalen 40ff
Metalle und Planeten 41

Metallgehalt, Überprüfung des 42
Metallgemische 35
Methodik des Buches 13
Mondtöne 136
Monochord 12
Nachgespräch 112
Nanotechnologie 26
Nepal 35
Newton 18
Oktavieren 17, 123ff
Orientierungsgespräch 99f
Orientierungspunkte zum Aufsetzen der Schalen 137
Orissa-Schalen 35
Paravent 66
Paul, Johannes 124
Pelling, Andrew 25
Pferd 90
Pflanzen im Massageraum 67
Pharmaziekonzerne 26
Phonophorese 142f
Planetenschalen-Klangmassage 21, 30
Planetenstimmgabeln 142f
Planetentöne 43ff, 123ff
Planetentöne und Farben 43
Planetentonschalen 35
Plate, Frank 11f, 23, 155
Positionieren der Klangschalen 105
Prinzipien der TCM 144
Prosic-Götte, Zoran 126, 155
Quellen 156
Rahmentrommel 68
Räkeln und Dehnen 111
Räucherungen 69
Raumreinigung, energetische 68
Reflexzonenmassage 145ff
Reiki 64
Reimer, Kay 4
Reinigung der Klangschalen 70
Resonanz, das Prinzip 83f
Resonanzraumsingen 50
Rhythmik 77f, 109f
Rin-Klangschalen, japanische 35
Rückgaberecht 38
Rutengänger 20
Schalensets 48
Schallwelle, kosmische 17
Schamanische Arbeit 44
Schamanismus und Klangmassage 20, 31
Schlafstörungen 32
Schlegel 45
Schritt-für-Schritt-Anleitung 98ff
Schule, welche? 150
Schwangerschaft und Klang 18
Schwertmeister, Anekdote 76f
Seelen, verirrte 44
Selbständig machen 47ff
Selbstheilungskräfte 31
Selbsthilfe mit Klangschalen 115ff
Setting 61ff, 98f
Shiatsu 12, 145
Singende Zellen 25
Sinnkrisen 32
Socke, Hund 90
Soundeigenschaften von Klangschalen 35
Spiegel 67
Spiegel Online 26
Spielrichtung 80f
Sprache, Klang und Kultur 17ff
Streß 32
Subjekt-Objekt-Trennung 18ff
TCM 28, 141ff
Tempelglocken 35
Therapeutische Klangmassage 30
Tibet 35
Tibetische Klangschalen 35
Tiefenentspannung und Klangmassage 31
Tiere und Klangmassage 90
Tonakupunktur 142f
Traditionelle Chinesische Medizin 28, 141ff
Transformation durch Klangschalen 44
Transzendenz 20
Traumzeit-Klangmassage 21
Traumzeit-Verlag 156
Überschuß 57f
Umgang mit dir selbst 82ff
Umland, Rena 4
Unebener Stelle, Anspiel an 54f
Ungleichgewicht, Auflösung eines 57
Unterleibsbeschwerden 32
Urknall 17
Vader, Katze 90
Verantwortung, Klangmassage und 13
Verhaltensauffällige Kinder und Klangmassage 33
Virginia, University of 17
Vollbad mit Klangschale 120
Wahrnehmung 50
Wahrnehmung der Aura-Felder 95
Wahrnehmungen leben 86
Wahrnehmungsübungen 86ff
Wahrnehmungübung: Kraft der Gedanken 74f
Wandstärke und Schwingungsverhalten 37
Wasser, Körper und Klang 24
Wasserkristall 26f
Weibliches Prinzip 39f
Weiterbildungen für Klangmasseure 151
Wellness 23
Wellness-Klangmassage 30
Whittle, Mark 17
Wirkung der Klangschalen 25
Wirkung von Klängen 24
Wirkung von Klangschalen prüfen 38f
Wirkungsweisen, Überblick über die 135
Zellen, singende 25
Zubehör für Klangmassage 45ff
Zweite Säule 77ff

Bildverzeichnis

Alle Photos im Buch von David Lindner mit Ausnahme von:

S. 26/27 Masura Emoto mit freundlicher Genehmigung des Koha-Verlages aus dem Buch: *Die Heilkraft des Wassers*

S. 45 rechts, S. 58 rechts unten, S.59, S. 72, S. 73 oben, S. 74, S. 94, S. 117-119: Doris Lindner

S. 73 unten: Sophia Messina

S. 62 Foto rechts: Von der Firma Clap Tzu zur Verfügung gestellt

S. 157 unten, zweites Foto von links: Alexander Lauterwasser

Die Autoren

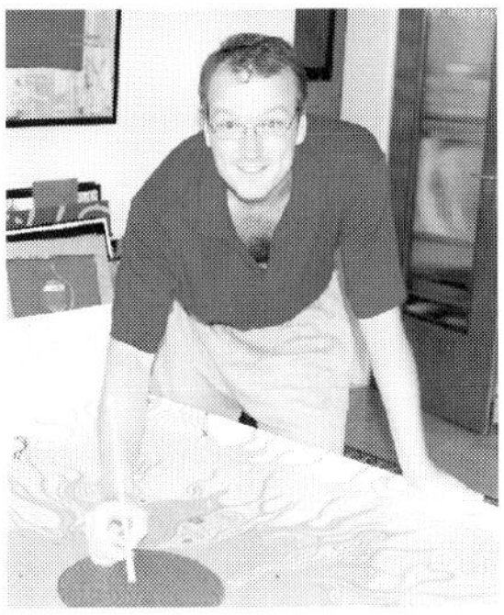

David Lindner

beschäftigte sich mit Studien der Naturheilkunde, Traditioneller Chinesischer Medizin, Neuer Physik, Psychologie und Sprachwissenschaften. Er geht den schamanischen Weg als freier Künstler, Feng Shui-Berater und arbeitet als Schamane der Gegenwart. David bildet Interessierte in der Traumzeit® -Klangmassage und schamanischen Techniken aus.

David ist erfolgreicher Autor mehrerer Sachbuchseller sowie lyrischer Werke. Er spielt als Klangkünstler mit Didgeridoos, Klangschalen und Gongs auf über einem Dutzend CD-Produktionen.

In seinem Traumzeit-Verlag produziert er Autoren, Forscher und Künstler mit innovativen Projekten. Immer wieder vereint David bisher noch nicht in Berührung gebrachtes Wissen und Erfahrung auf liebevoll-poetische wie praktisch-realisierbare Weise in neuen Projekten und inspiriert so zahllose Menschen, neue Wege zu gehen.

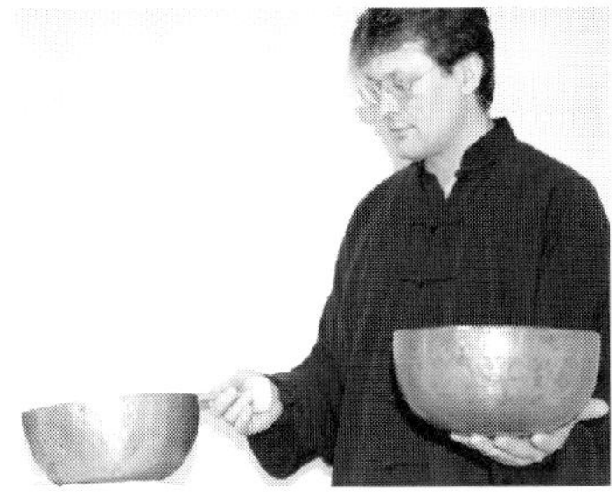

Frank Plate

beschäftigt sich seinen Jugendtagen mit Yoga und anderen Bewegungstechniken, alternativen Heilweisen, Philosophien, Religionen und Spirituellem. Langjährige Ausbildungen in Yoga, Schamanismus und Meditation bildeten eine gute Grundlage für die Klangarbeit.

Nach einem schweren Motorradunfall beendete er sein reguläres Arbeitsleben als technischer Leiter eines Rechenzentrums. 1993 gründete er seine Firma *Abaton Vibra*. Von Beginn an bildeten die Klangschalen die Grundlage des Handels. Frank importiert Klangschalen, Gongs und anderes aus Asien.

Seit 1993 entwickelte er die Klangmassage mit Planetenschalen und lehrt seine selbstentwickelten Techniken seit 1997. Dabei ist ihm wichtig, daß seine Seminarteilnehmer ihre eigene Intuition entwickeln, ihre vorhandenen Talente mit der Klangmassage kombinieren und frei von Dogmatismus und Gurutum ihren eigenen Weg mit den Klangschalen gehen.

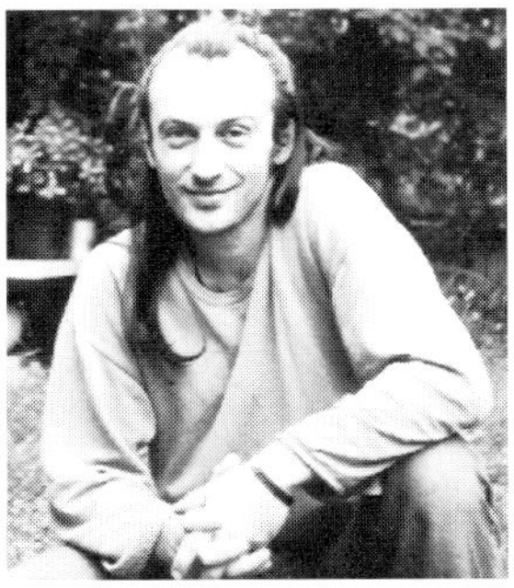

Zoran Prosic-Götte

Geboren 1971 im ehemaligen Jugoslawien. Er ist seit 2002 Mitglied vom *Abaton Vibra*-Team. Zoran wurde in der Klangmassage von Frank Plate ausgebildet und verfügt über die Erfahrung einer täglichen Praxis als Klangmasseur, Berater und Verkäufer.

Seit 2001 ist Zoran als Reiki-Lehrer tätig.

Er ist eingeweiht ins Magnefied Healing.

Zoran wohnt in Fellbach bei Stuttgart und auf Samothraki in Griechenland.

Kontaktadressen
Bezugsquellen
Ausbildungen

David Lindner
Traumzeit-Verlag
Im Langgarten 24
D-66484 Battweiler in der Pfalz
Fon: 06337-2090399
Fax: 06337-2090398
eMail: info@traumzeit-verlag.de
www.traumzeit-verlag.de
www.klangmassage-ausbildung.info

Frank Plate
Abaton Vibra
Jahnstraße 40
70771 Leinfelden-Echterdingen
Fon: 0049 (0) 711-701356
Fax: 0049 (0) 711-7078715
eMail: info@abaton-vibra.de
www.abaton-vibra.de
www.klangmassage.de

Zoran Prosic-Götte
Fellbacher Straße 168
70736 Fellbach
eMail: zooran@gmx.de

Massagetische von Clap Tzu
Clap Tzu Massagetische
Bernhardstr. 12
26954 Nordenham
Fon: 04731-87 14 0
Fax: 04731-87 14 20
eMail: info@claptzu.de
www.claptzu.de

Ouellen & Buchtips

Joachim-Ernst Berendt
- Das Dritte Ohr. Vom Hören der Welt (rororo)
- Nada Brahma. Die Welt ist Klang (rororo)
- Ich höre - also bin ich. Hör-Übungen. Hör-Gedanken (Goldmann)

Ann Weiser Cornell: Focusing - Der Stimme des Körpers folgen (rororo)

Hans Cousto: Die Oktave - Das Urgesetz der Harmonie (Simon + Leutner)

John Diamond: Lebensenergie in der Musik. Band 1 und Band 2 (Verlag für angewandte Kinesiologie)

Dobertzberger/Paul: Farbmusik - Leidfaden für eine kombinierte Farben- und Musiklehre (Simon + Leutner)

Ursula Georgii: Energiearbeit mit Aura und Chakra. 56 praktische Übungen für Erdung, Kontakt und Reinigung. (Ryvellus)

Michael Harner: Der Weg des Schamanen. Das praktische Grundlagenwerk zum Schamanismus (Econ bei Ullstein)

Karl F. Liebau: Handbuch für Naturheilkunde (Pflaum Verlag München)

Hanne Marquardt: Reflexzonenarbeit am Fuß (HAUG)

Choa Kok Sui: Energetischer Selbstschutz. Psychische Immunstärke gegen bewusste und unbewusste Übergriffe (Ansata)

Bücher zum Thema Feng Shui:
Ab Anfang 2007 ist im Traumzeit-Verlag eine komplette Buchreihe zum Thema Feng Shui geplant, die detailliert von der Grundlagen bis zu den Geheimnissen des Feng Shui eine umfassende Aus- oder Weiterbildung vermittelt. Ansonsten finde ich die Bücher von Günter Sator gut für den Einstieg. Der Callwey Verlag produziert hochwertige Feng Shui-Bücher, die schön und hilfreich sind.

Und zum Thema Marketing:
David Lindner: Von Kunst leben - Marketing für kreative Freiberufler (Das Geheimnis der Erfolgs) im Traumzeit-Verlag.

Von Profis als das umfassendste Buch zum Thema Klangschalen empfohlen

4. Auflage in Vorbereitung!

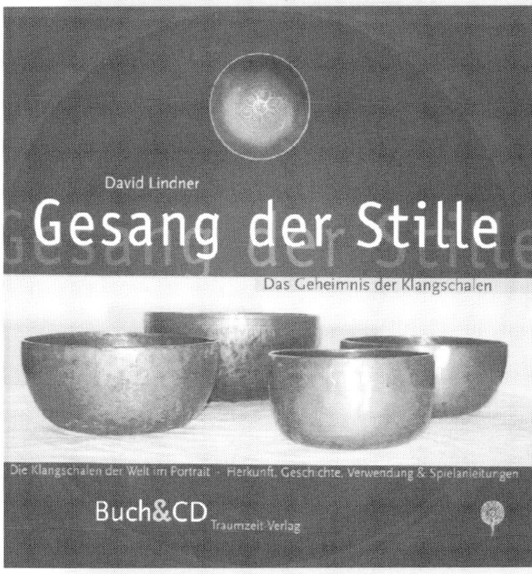

Wollen Sie mehr über Ihre Klangschale erfahren? Wollen Sie wissen, welches Potential in ihr steckt, wie man sie nutzen und heilsam anwenden kann? Oder sind Sie erst auf der Suche nach einer geeigneten Klangschale und wollen Sie sich grundsätzlich orientieren?

Gesang der Stille - Das Geheimnis der Klangschalen hilft Ihnen in jedem Fall weiter. Es ist das erste Fachbuch über die Welt der Klangschalen. Mit Portraits von über 40 Klangschalen-Typen. Es berichtet über ihre Herkunft und Geschichte, zeigt seltene Bilder aus der Klangschalen-Herstellung und gibt umfangreiche Spielanleitungen.
Des weiteren bietet es Anleitungen für Einsatz und Verwendung von Klangschalen weit über das normale Musikinstrument hinaus.

Das Buch ist reich mit sinnlichen und informativen Bildern illustriert und geht, wie bei allen Projekten von David Lindner, den Weg zwischen Poesie und Fakten, den Weg der inneren Wissenschaften.

Danke an alle LeserInnen und Händler und Klangarbeiter! Sie haben dieses Werk auch ohne Werbung in die dritte Auflage empfohlen!

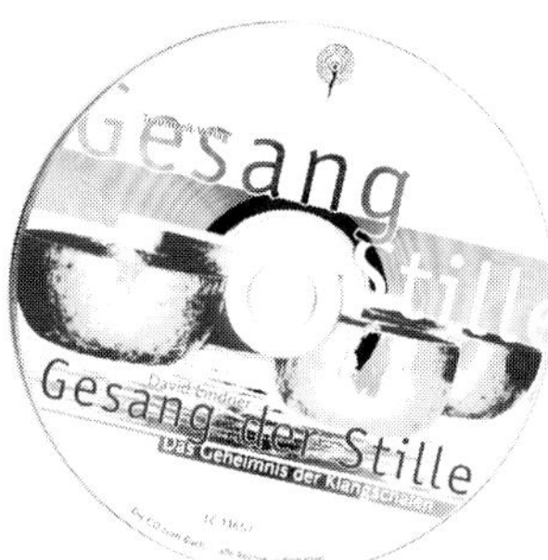

Als besonderes Bonbon enthält das großformatige Buch eine Audio-CD.
Auf dieser CD sind alle Klangschalen, die im Buch vorgestellt werden mit hochwertigen Klangbeispielen dokumentiert. So können Sie sich nicht nur ein Bild, sondern auch einen exzellenten Höreindruck von Klangschalen verschaffen, von denen Sie wahrscheinlich bisher noch gar nicht wußten, daß es sie überhaupt gibt.

Aus dem Inhalt:

- ✓ Geschichte
- ✓ Herstellung (mit spektakulären Fotos aus Indien)
- ✓ Planetentonschalen
- ✓ Tibetische Schalen
- ✓ Indische Schalen
- ✓ Japanische Rin-Schalen
- ✓ Tempelglocken
- ✓ Glasklangschalen
- ✓ Wasserspringschalen
- ✓ Spielanleitungen
- ✓ Klangschalen-Pflege
- ✓ Klangschalensound sichtbar gemacht von Lauterwasser
- ✓ Klangschalen und Feng Shui
- ✓ Klangschalen und Kinder
- ✓ und ... und ... und ...

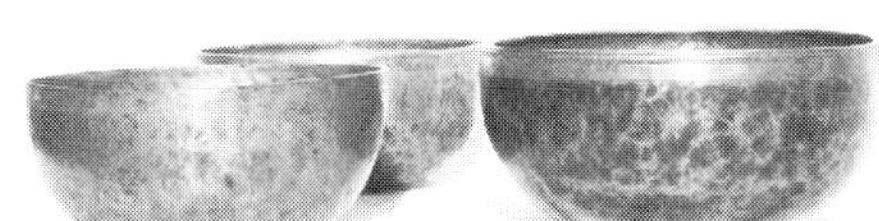

David Lindner
Gesang der Stille
Das Geheimnis der Klangschalen

76 Seiten Feng Shui Format
Hardcover
Über 100 Fotos und Abbildungen, größtenteils in Farbe

Inklusive Audio-CD
€ 19,80 (D)
ISBN 3-933825-21-0

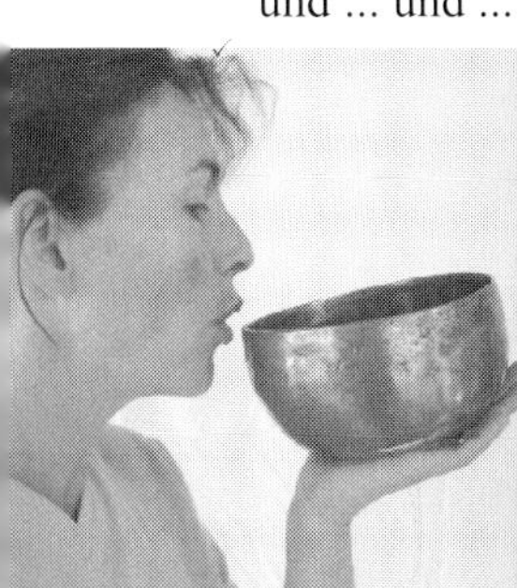
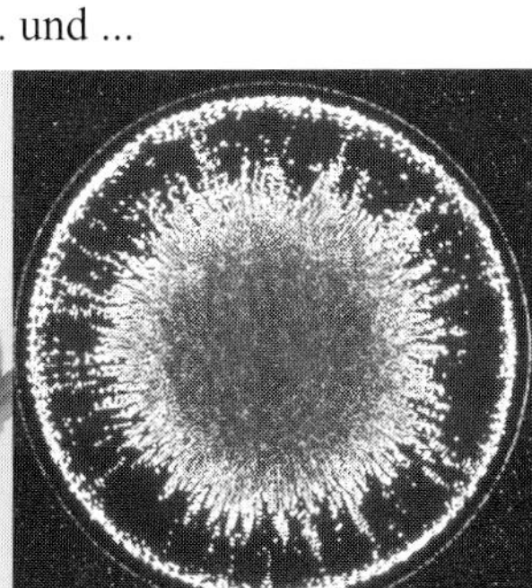
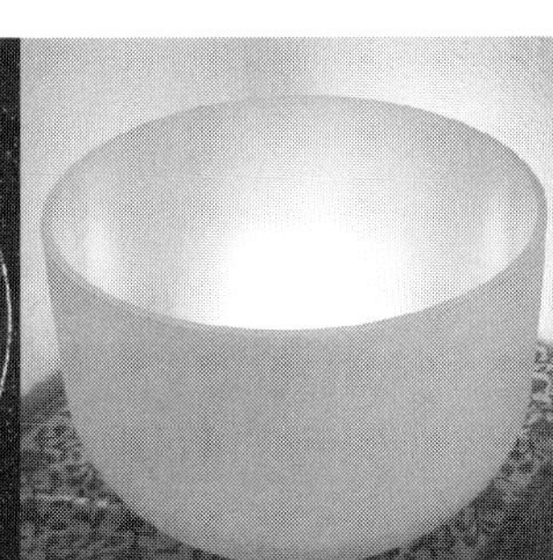
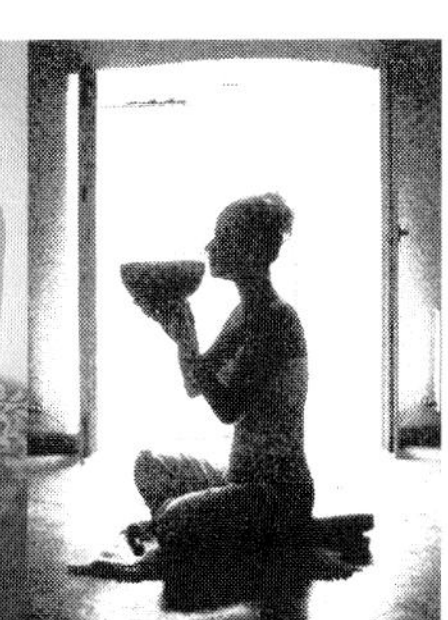
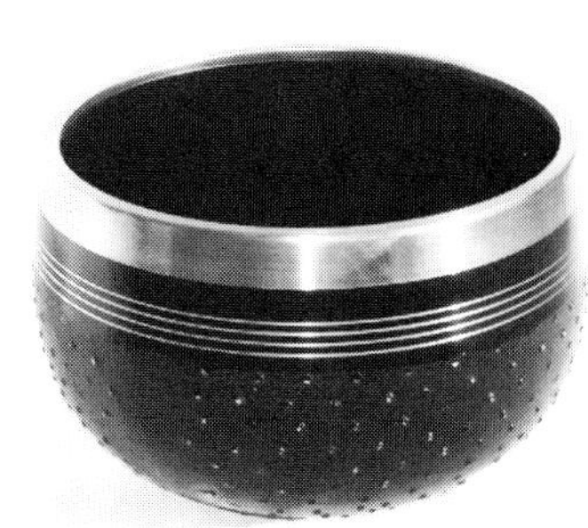

Weitere Titel im Traumzeit-Verlag:

Kunst-Marketing
Oberton singen
Schamanismus
Klangmassage
Planetentöne
Klangschalen
Didgeridoo
Kornkreise
Poesie
Gongs
Sitar

Traumzeit-Verlag
Die Seele des Klanges

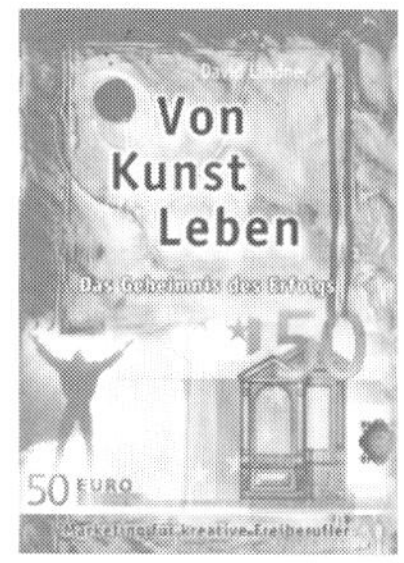

David Lindner
Von Kunst leben
- Marketing für kreative Freiberufler
Das Geheimnis der Erfolgs **2.Auflage**

Der Künstler, Autor, Verleger und spirituelle Lehrer David Lindner begreift Marketing als Methode, sich und seine Kreativität zu entwickeln - als Weg zu persönlichem und beruflichem Wachstum. Die Begeisterung und die Power, die dabei in diesem neuen Bestseller rüberkommen, begeistern.
Lindner versteht es, positive Energie, Leidenschaft und Lebenskraft in seinen Lesern zu aktivieren und das Leben als Kreativer als großes aufregendes Abenteuer anzugehen.
Natürlich werden ausführlichbekannte und neue Marketingmethoden gezielt für Kreative aufbereitet: AIDA, Pressearbeit, Corporate Marketing, Adressmanagement, Direktmailing, Anzeigen, Public Relation u.v.m..
304 Seiten, Hardcover **ISBN 3-933825-14-8 18.00 €**

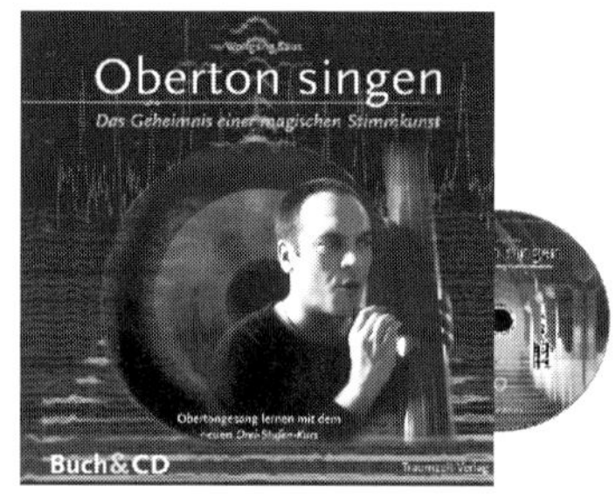

Neu!
- Obertongesang lernen mit dem neuen "Drei-Stufen-Kurs" von Klangforscher und Sänger Wolfgang Saus.
Es ist leichter als Sie denken: In diesem Buch wird erstmals das Geheimnis um die Entstehung der Obertöne im menschlichen Gesang entschlüsselt und für Laien praktisch lernbar gemacht.
-Die Welt der Obertöne: Wissen, Praxis, Forschung.
-Der Obertonschieber: Die neue Erfindung, mit der eigene Obertonkompositionen möglich sind.

Wolfgang Saus: Oberton singen
Das Geheimnis einer magischen Stimmkunst
Buch mit Lehr-CD
132 Seiten mit festem Einband
ISBN 3-933825-36-9 21.95 € 2. Auflage !

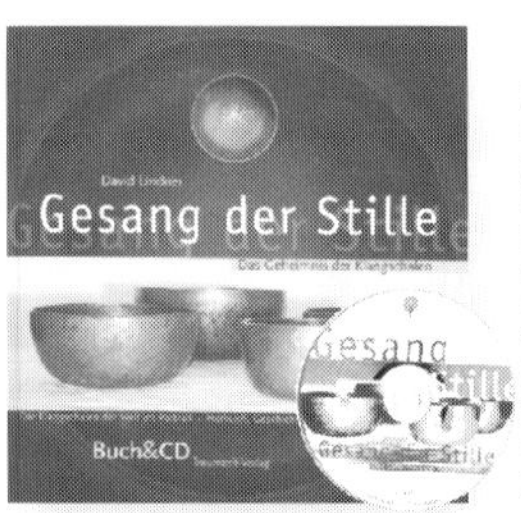

David Lindner: **Gesang der Stille**
- Das Geheimnis der Klangschalen
Nach "Traumzeit" der neue Bestseller von David Lindner. Das umfassendste Buch für alle, die mehr über Klangschalen und ihre Verwendungsmöglichkeiten erfahren wollen.
Über fünfzig verschiedenen Klangschalen der Welt, Spielanleitungen, Herstellung, Einsatzgebiete, Medizin und Therapie, Kinder, Feng Shui. Buch mit CD, fester Einband, Grossformat, zahlreiche Farbfotos.
ISBN 3-933825-21-0 19,80 €* Bestseller!

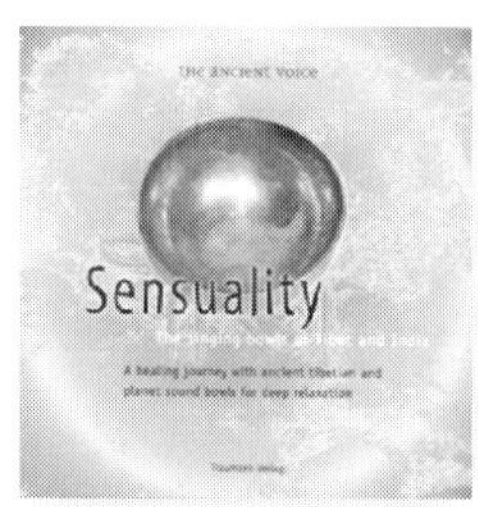

The Ancient Voice
Sensuality
Sinnlich belebende Klangschalen-Kompositionen mit alten tibetischen Klangschalen und Planetentonschalen. Die sehr hochwertigen Aufnahmen schwingen tief in die körperliche Wahrnehmung.

Für Tiefenentspannung, Chill out und Wellness in der Vereinigung archaischer Klangkunst und modernster Aufnahmetechnik.
CD, ca. 68 Minuten, 12seitiges Begleitbooklet
ISBN 3-933825-27-X 18,00 €

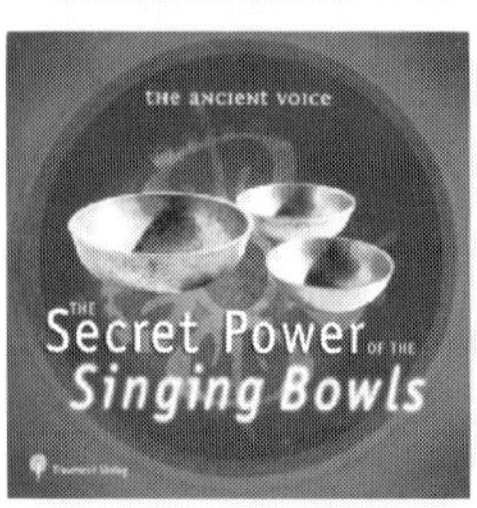

The Ancient Voice
The Secret Power of the Singing Bowls
Entspannend & energetisierend: Eine Hörreise in die schwingende Welt der Klangschalen. Erstmals auf einer CD die verschiedensten Klangschalen aus Tibet, Indien, Japan, China und Kristallklangschalen mit ihren harmonisierenden Effekten. Authentisch in der Wiedergabe und deshalb sehr wirksam: Als würden die Instrument vor Ihnen angespielt.
CD , über 70 Minuten Relax-Musik
ISBN 3-933825-29-6 19,50 €* Bestseller!

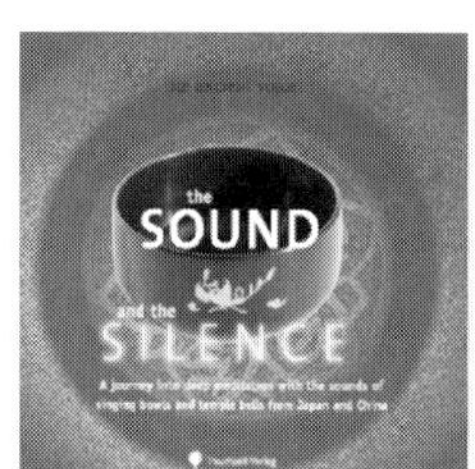

The Ancient Voice
The Sound and the Silence - Klang & Stille
Meditative CD mit den sehr selten zu hörenden, edlen japanischen RIN-Schalen sowie chinesischen Tempelglocken, deren perfekte Sounds ordnend und klärend auf den Hörer wirken. Zwischen dem reinen Klang der Schalen und der Stille des Verklingens lösen sich die Gedanken auf und es bleibt: Raum fürs DA-Sein.

CD, ca. 65 Minuten, 12seitiges Begleitbooklet
ISBN 3-933825-22-9 18,00 € Topseller!

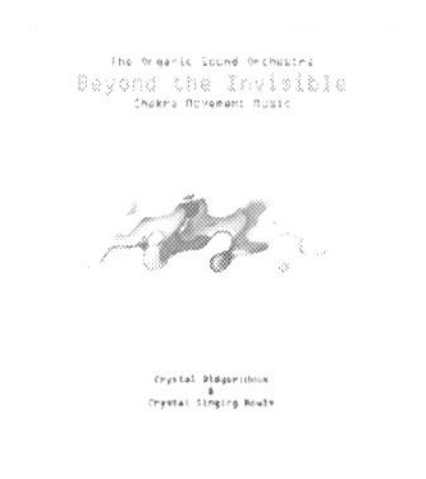

The Organic Sound Orchestra
Beyond the Invisible
Chakra Movements Music

Weltpremiere: Kristallklangschalen und Kristalldidgeridoos öffnen die Chakren in Deinem Körper und führen zu energetischer Aktivierung. Für Klärungen, schamanische Reisen, energetische Übungen: Keine Musik - Medizinsound!

CD, ca. 66 Minuten in limitierter Edition im edlen Folder, mit 12seit Begleitheft,
ISBN 3-933825-29-6 22,00 €*

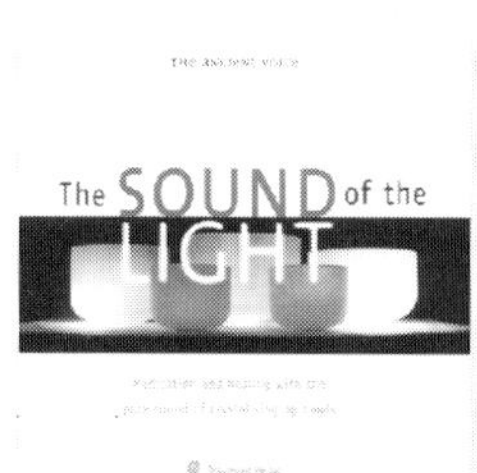

The Ancient Voice
The Sound of the Light
Kristallklangschalen entfalten auf dieser CD ihren überirdischen, klaren und alles durchdringenden Sound. Wirkt klärend, gut für Raumreinigung, schamanisches Reisen. Energetisch sehr kraftvoll befreien die Kristallklänge von inneren Blockaden.

CD, ca. 66 Minuten, 12seitiges Begleitbooklet
ISBN 3-933825-25-3 18,00 €

*Unverbindliche Preisempfehlungen

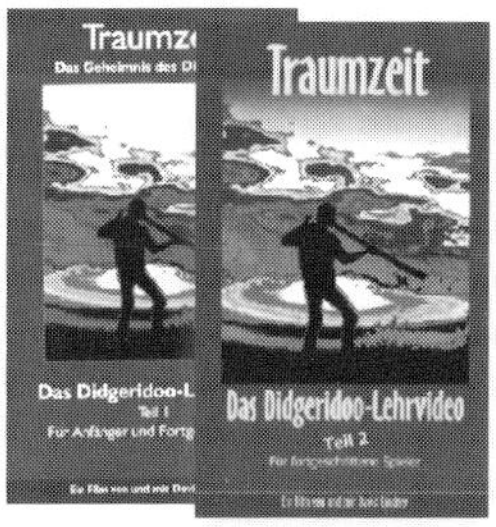

Traumzeit - Die Didgeridoo-Lernvideos
von und mit David Lindner. VHS-Videos,
je ca. 45 Minuten, lehrreich und unterhaltend. Mit ergänzenden Informationen im Video-Innencover.

Teil 1 - Für Einsteiger
- Grundton, Atmung, Sounds
ISBN 3-933825-07-5 19,90 €*

Teil 2 - Für fortgeschrittene Spieler
- Sounds, Übungen, Rhythmen
ISBN 3-933825-08-3 19,90 €*

Im Set: **ISBN 3-933825-09-1 32,90 €***
Beide Videos jetzt auch auf der DVD:
Didgeridoo lernen ISBN 3-933825-46-6 29,95 €*

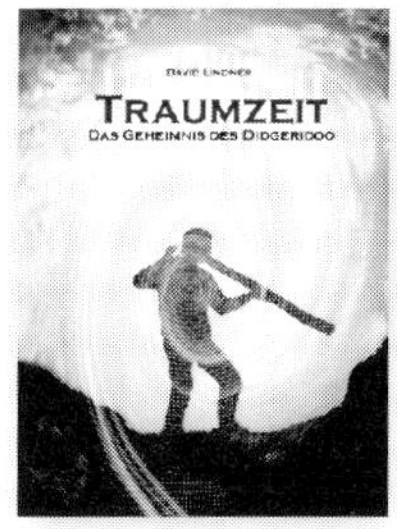

David Lindner
Traumzeit - Das Geheimnis des Didgeridoo
Der Bestseller in 4. Auflage, jetzt aktualisiert und erweitert. Mit 242 Seiten in Farbe und festem Einband. Umfassende Spielanleitungen für Einsteiger bis Fortgeschrittene - Kultur - Hintergründe - Praktische Tips - Medizin und Therapie uvm. Inklusive CD mit Didgeridoo Lernkurs.
Das einzige Buch zum Didgeridoo, das fundiert Wissen und Spirit vereint. Von namenhaften Didgeridooprofis als Standardwerk empfohlen. Liest sich wie ein Roman: Mit über 100 Fotos und Abbildungen ein sinnliches Erlebnis.
Buch und CD: ISBN 3-933825-40-7 22.85 €

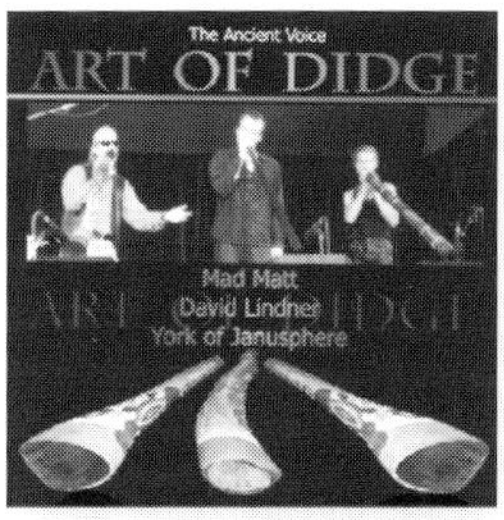

Mad Matt, York of Janusphere & David Lindner
Art of Didge
- Drei Profis spielen Didge
Solos, Duos, Trios mit Didgeridoo pur für Fans. Das kreative Album zeigt die ganze Bandbreite des Didgeridoo mit kraftvoll-meditativen, kreativ-experimentellen und rhythmisch-rasanten Kompositionen. Auch gut zum Nachspielen.

CD: ISBN 3-933825-11-3 15, 95 €*

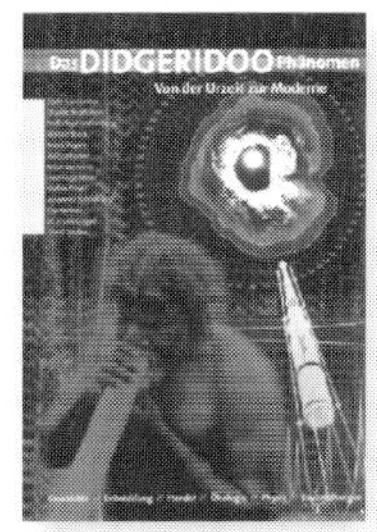

Didgeridooprofis aus aller Welt schreiben erstmals über ihr Wissen zum Didgeridoo in **2. Auflage !**
"Das Didgeridoo-Phänomen"
Das erste wissenschaftliche Werk über das Didgeridoo mit einem Beitrag des Ureinwohners Djalu Gurruwiwi, Hüter des Didgeridoo, sowie Kapiteln von Charlie McMahon, Bruce Rogers, Prof. Lloyd Hollenberg, Fred Hageneder u.a.m. Mit detaillierten Schritt-für-Schritt-Bauanleitungen und Projektierungsmethoden für Dein eigenes Didgeridoo.

Buch, Grossformat, fester Einband, 288 Seiten, über 200 Fotos und Abbildungen
ISBN 3-933825-26-9 26,90 €
English Version: The Didgeridoo Phenomenon ISBN 3-933825-42-3

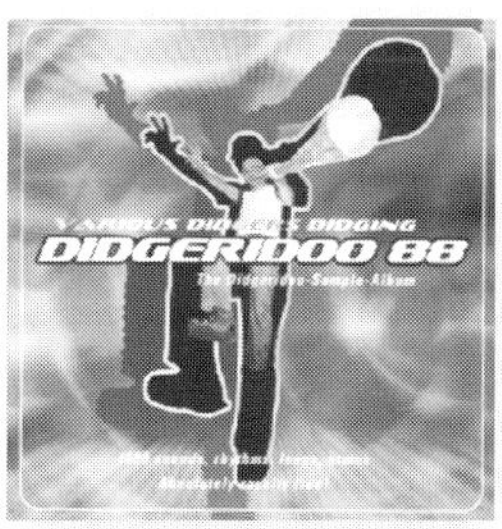

Various Didgers Didging
Didgeridoo 88 - 1600 lizenzfreie Sounds zur Verwendung in Deiner Musik!

Samples, Loops, Pattern, Atmos, Rhythms, geordnet nach Tonart und Tempo im WAV-Format fertig zur Verwendung.

CD-ROM mit 1600+ Sounds von Profis eingespielt auf original australischen Didgeridoos
ISBN 3-933825-31-8 49,95 €*

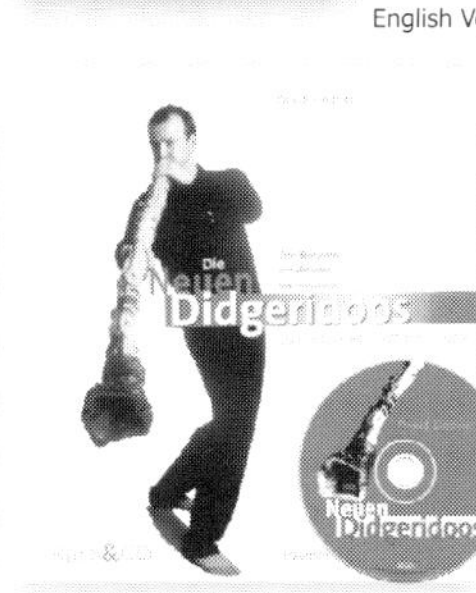

David Lindner
Die Neuen Didgeridoos - Das Musikbuch zur Evolution des Didgeridoo. Mit CD.

Ein Sammlerstück für jeden Didgeridoofan: Entwicklung, Stile, Szene, Baukunst. Mit den Portraits zehn neuer Didgeridoo-Bautypen und einer fetzig-experimentellen Musik-CD mit Kompositionen für zehn neue Didgeridoos.

Buch und CD, limitierte Auflage, fester Einband, 76 Seiten Grossformat, zahlreiche Farbfotos
ISBN 3-933825-13-X 22,00 €

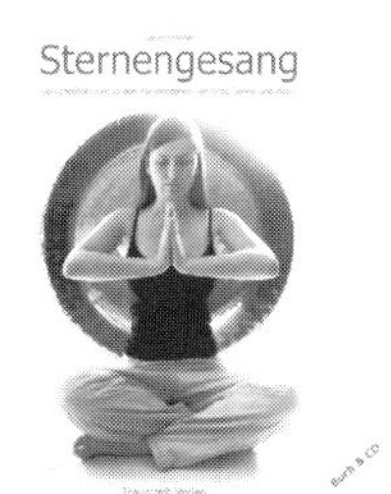

David Lindner: **Sternengesang**
Planetengongmusik zum Entspannen & Abfliegen. Für schamanische Reisen & energetische Übungen. Mit neuartiger Aufnahmetechnik wurden die Wirkungen der Planeten-Gongs Erde, Sonne und Mond auf CD gebracht. Beim Hören entfalten sich obertonreiche Klangwelten, die tiefenentspannend auf Körper und Psyche wirken. In seiner Reduktion sehr sinnliche wie spirituelle Musik.

Hardcover-Schmuckbuch mit CD 2. Auflage !
Planetentöne, Gongs & Meditationen
ISBN 3-933825-12-1 19,95€ inkl. CD!

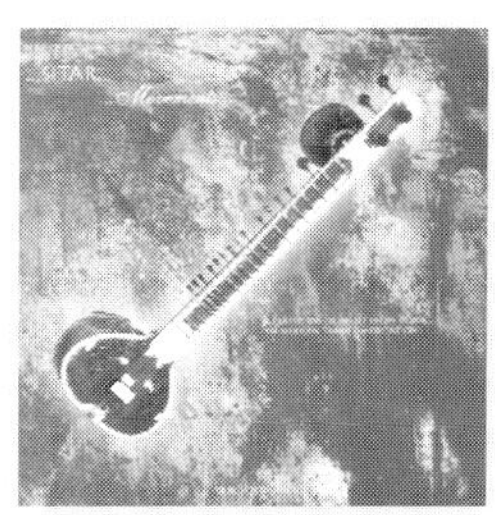

Harry Payuta: **Sitar ... Movements ...**

Das große Instrument der indischen Klassik in modernen Trance-Goa-Blues-Stimmungen. Das ist Sitar für westliche Ohren. Der kosmische Schamane Payuta legt hier ein perfekt inszeniertes rhytmisch-schwebendes Album vor. Wenn Du gerne reist (auf dieser oder in den anderen Welten), dann ist dieses Album eine echte Inspiration ... macht Fernweh!
CD, über 60 Minuten
ISBN 3-933825-32-4 18,00 €*

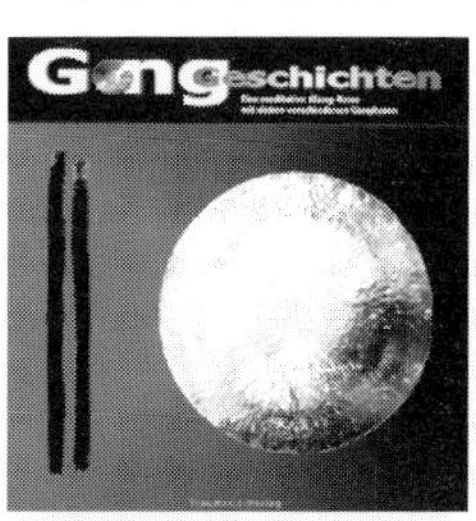

David Lindner & The Ancient Voice
Gong-Geschichten
Sieben verschieden Gong-Bautypen erstmals auf einer CD. Eine Klangreise, abwechslungsreich und kreativ wie ein Hörspiel.
Mit Planetengongs, Feng Gongs, Tamtams, chinesischen Operngongs, Bronzegongs, Bali-Kuppelgongs. Hochwertige und authentische Klangqualität.

CD, über 70 Minuten Klangreise
ISBN 3-933825-20-2 18,00 €*

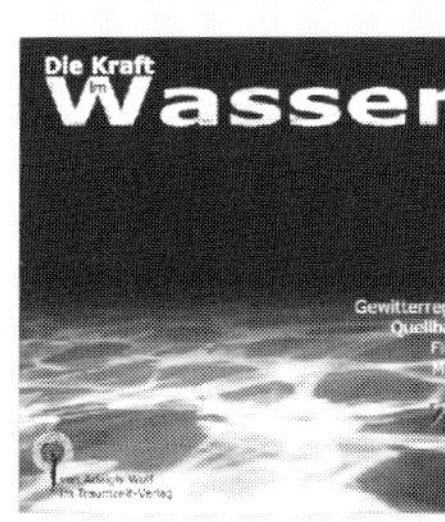

Adalgis Wulf
Die Kraft im Wasser
Authentische Natursounds von Gewitterregen, Quellbach, Fluss und Meeresrauschen. 2. Auflage !

Lauschen Sie den Wesen des Wassers.
Für Entspannung, zur Belebung und Raumklärung, für Feng Shui und schamanische Reisen. Es wurden keine Musik und Effekte hinzugefügt, die Obertöne des Wassers entfalten eigene Stimmungen, Rhythmen und wahre Klangwelten.
CD, ca. 60 Minuten reiner Energiesound
ISBN 3-933825-34-2 14,95 €*

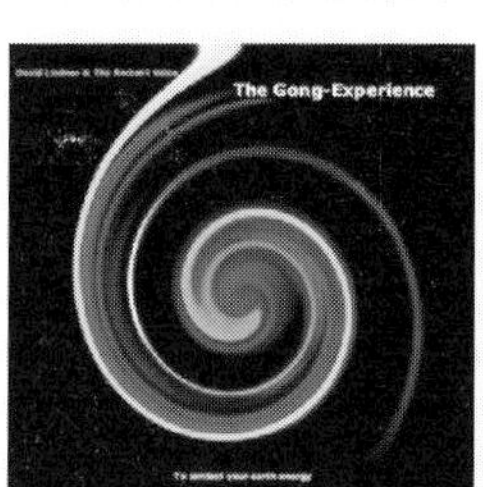

David Lindner & The Ancient Voice
The Gong-Experience
Geh in Berührung mit der Kraft der Erde

Fünf verschiedene Gongtypen sparsam mit einzelnen Instrumenten wie Didgeridoo, Obertongesang, Trommel oder Natursounds kombiniert. Die Grenzen des technisch Reproduzierbaren: Kräfte und Töne der Gongs für die Erweckung Deiner Erdenergien.

CD, über 70 Minuten Klangereignis
ISBN 3-933825-20-2 18,00 €*

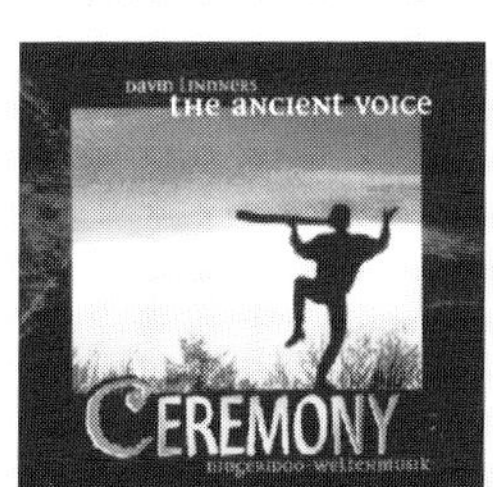

The Ancient Voice
Ceremony - Didgeridoo-Weltmusik
Zum Entspannen, Träumen, kreativ arbeiten - sehr atmosphärisch. Mein Tip: Ein warmes Vollbad, Kerzenlicht, diese CD einlegen und die Seele geht auf die Reise. Didgeridoo kraftvoll und klar, voller Spirit und Herzpower, kombiniert mit über dreißig Instrumenten aus aller Welt. Sound pur. Entspannen ohne elektronisches Beiwerk.

CD, ca. 70 Min., im edlen Digipak Bestseller!
ISBN 3-933825-10-5 15,95 €*

2006: Die Klangreise geht weiter ...

Die Planetenton Klangmassage Meditation

2001 produzierten wir "Sternengesang", ein innovatives Klangprojekt, das sanfte Gongsounds mit einer Nähe und Intimität wiedergab, die Hörerinnen ein einmaliges Klangerlebnis eröffnete.

Es war ein Anfang, doch wir wollten tiefer hinein in eine Thematik, an die sich die größeren Verlage und Plattenlabel nicht herantrauten. Um die Wirkung aller Planetentöne zu vergleichen, mußten wir ein Mammutprojekt wagen:
„Die Planetenton Klangmassage Meditation"

Die erste CD-Komplettdokumentation aller Planetentöne unseres Sonnensystems, zweier Mondphasen, des Erd- und Sonnentones, des Sterntages und des platonischen Jahres.

Mit diesen 18 Klangmassage-Meditationen zu je fünfundzwanzig Minuten Länge, eingespielt mit Paiste Planetengongs ist es möglich, die Wirkspektren der verschiedenen Planetenschwingungen gezielt für Meditationen, Trancereisen wie auch therapeutisch-medizinische Einsatzgebiete als auch einfach zur entspannenden Klangmassage zu nutzen.

Die Grundtonschwingung der legendären Paiste Planetengongs ist – als stände der Hörer direkt vor dem jeweiligen Gong - als Bassdruckwelle bei der Wiedergabe durch qualitativ hochwertige Lautsprecher körperlich spürbar und vermittelt so eine durchdringende Klangmassage. Das ruhige Anspiel mit viel Raum für das Lauschen in die Tiefe der Obertöne vermittelt Ruhe und geleitet in einen meditativen Trancezustand.

Konzipiert für
Klangmasseure
Ärzte
Heilpraktiker
Physiotherapeuten
Schamanisch Praktizierende
Heiler
Seminarleiter
und all jene Menschen,
die ihre Hörwelt erweitern wollen.

Die CD-Reihe

Planetenton Klangmassage Meditation Teil Eins
Platonisches Jahr - Sterntag - Erde
ISBN 3-933825-48-2

Planetenton Klangmassage Meditation Teil Zwei
Sonne - Mond sideral/synodisch - Tageston & Pluto
ISBN 3-933825-49-0

Planetenton Klangmassage Meditation Teil Drei
Merkur - Pluto - Mars & Uranus
ISBN 3-933825-50-4

Planetenton Klangmassage Meditation Teil Vier
Jupiter - Mars - Erde & Sterntag
ISBN 3-933825-51-2

Planetenton Klangmassage Meditation Teil Fünf
Venus - Saturn - Jupiter & Mond sideral
ISBN 3-933825-52-0

Planetenton Klangmassage Meditation Teil Sechs
Neptun - Uranus - Sonne & Jupiter
ISBN 3-933825-53-9

Die Planetenton Klangmassage Meditation
6er CD-Schuber mit allen sechs Teilen
ISBN 3-933825-54-7

Die Planetenton Klangmassage
- Eine Klangreise durch unser Sonnensystem
Buch & CD
ISBN 3-933825-47-4

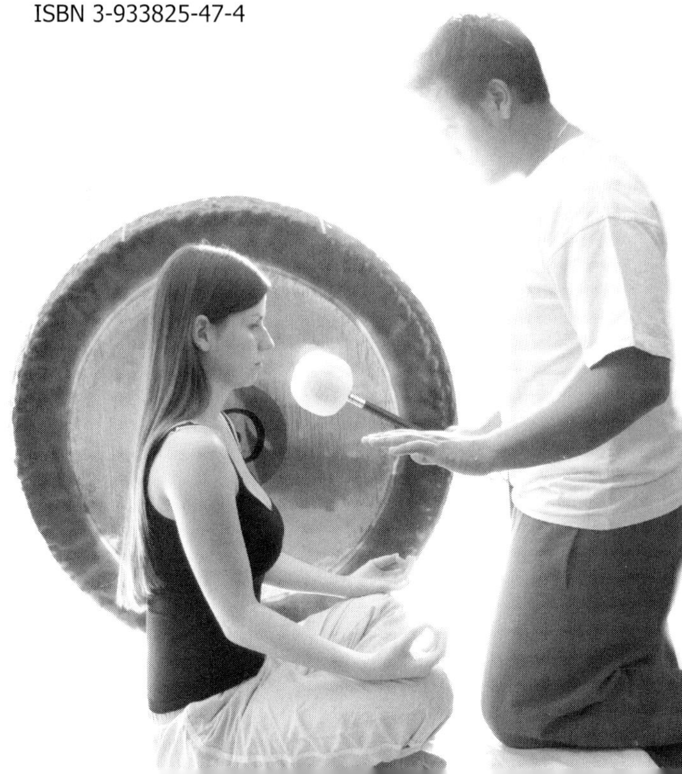

Mehr Infos im Internet:
www.traumzeit-verlag.de